がん免疫療法の誕生

科学者25人の物語

監訳 **河本宏**
京都大学ウイルス・再生医科学研究所
再生免疫学分野 教授

訳 **三枝小夜子**

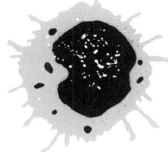

A
Cure
Within
Scientists
Unleashing
the Immune
System
to Kill
Cancer

Neil Canavan
The Trout Group LLC

メディカル・サイエンス・インターナショナル

Originally published in English as *A Cure Within* by Neil Canavan
© 2018 by Neil Canavan; published by Cold Spring Harbor Laboratory Press,
Cold Spring Harbor, New York, USA

© First Japanese Edition 2018 by Medical Sciences International, Ltd., Tokyo

Authorized Japanese translation of the English edition © 2018 by Neil Canavan; published
by Cold Spring Harbor Laboratory Press. This translation is published and sold by
permission of Cold Spring Harbor Laboratory Press, the owner of all rights and/or legal
authority to license, publish and sell the same.

Printed and Bound in Japan

本書を私の両親グレッグとジーン，私の兄弟クリスとマークに捧げる。

グレッグ・キャナヴァン（1922〜1971）
ホジキンリンパ腫（1962年），非小細胞肺がん

ジーン・キャナヴァン（1927〜2015）
膵がん

クリス・キャナヴァン（1956〜）
びまん性大細胞型B細胞リンパ腫

マーク・キャナヴァン（1962〜）
びまん性大細胞型B細胞リンパ腫

私は今，父が世を去った年齢よりも8歳上だ。

こんないまいましい病は，もうたくさんだ。

監訳者序文

　2018年10月1日，ジム・アリソン氏と本庶 佑氏が「免疫チェックポイント阻害因子の発見とがん治療への応用」でノーベル生理学・医学賞を受賞と発表された。いずれは来ると思っていたが，今年来たか！ がん免疫療法は，長年「効果がほとんどない」とみなされていたが，最近大きなブレイクスルーがあり，「効果がある医療」になった。ノーベル賞受賞という形で，誰もがそうとわかるようになった。

　それにしても，この『がん免疫療法の誕生』という本，何というグッドタイミングな出版だろう。出版社が言えば自画自賛になるが，私は監訳者だから言わせてもらってもいいだろう。今年3月頃に，株式会社メディカル・サイエンス・インターナショナルの藤川良子さんと水野資子さんから，本書の原書 "A Cure Within" について「翻訳する価値があるでしょうか」という相談を受けた。一読した後，「専門家にとっても，一般の人にとっても，面白いと思う」と意見した。結果として，ノーベル賞の受賞と出版時期が重なったのは，全くの僥倖ではある。

＊＊＊

　本書の面白さは「人」が描写されていることだ。科学であれ医学であれ，これは人がする事である。本書はプロのサイエンスライターがインタビューにもとづいて記した，がん免疫療法の開拓者25人の物語である。まず，25人のラインアップが素晴らしい。臨床応用の話だけでなく，樹状細胞のラルフ・スタインマン氏や，制御性T細胞の坂口志文氏などのような免疫学の基礎分野での研究の紹介もあり，バランスがいい。

　25人それぞれが，出自も，経歴も，性格も，驚くほど個性的だ。それぞれ限られたエピソードに絞り込んで，歯切れよく書かれている。一方で，医学的な話も，きっちりと書かれている。分子の発見，治療法開発の経緯から，業界の裏事情まで，情報がふんだんに盛り込まれている。専門家でも，最初から最後まで楽しめるに違いない。

　本書を読んでもうひとつ感じ取れるのが，同分野の研究者たちが形成する「コミュニティ

ー」の大切さである。時には競争的ではあるが，原則的に，みな仲良しだ。全く異なる出自／来歴の人々が，「がんを免疫で治したい」という共通項で世界中から集まる。これは切磋琢磨の場や情報交換の場として分野の発展性には欠かせないものであるが，ここで強調したいのは，そういったコミュニティーは，人生を豊かにしてくれる存在でもあるという点だ。そして本書には，バンド活動，美術，ゴルフなどの「趣味」の話がよく出てくる。これも人生を豊かにする大事な要素だというメッセージだ。

　もうひとつ，この本を味わい深くしているのが，各科学者が描く手描きの解説図。絵も字も到底上手といえないものばかりではあるが，だからこそ，生の声を聴いているような臨場感が醸し出されている。

＊＊＊

　さて。ここから，がん免疫療法について少し述べようと思う。ここ最近のがん免疫療法の飛躍は，人類にとって一大事だ。とは言え，まず主張したいのは，がん免疫療法の飛躍は「長い歴史があってこそ」という点である。

　20世紀初め，感染症が契機となりがんが自然退縮するケースがある事に気が付いたコーリーは，細菌由来の成分で免疫を活性化するという試みを行った。しかし，標準医療になるほどの効果はなかった。1960年代後半にT細胞とB細胞が，1970年代初めにナチュラルキラー（NK）細胞が発見された。それまで，これらはリンパ球として「ひとくくり」にされていた。そして1970年代から1980年代にかけて，サイトカインという免疫細胞を増やしたり活性化する物質が次々と同定され，それらを用いてT細胞やNK細胞を体外で培養できるようになった。本書にも登場する米国のスティーヴン・ローゼンバーグ氏は，1980年代から，サイトカインの一種であるIL-2を用いて患者のT細胞やNK細胞を体外で培養し，患者に戻す，という治療法を施行してきた。このような治療法を「養子免疫療法」という。一定の成果が得られ，彼のグループはその後もずっと改良を重ね，取り組みを続けている。しかし残念ながら，それらの治療は標準医療として承認を受けるには至っていない。

　一方で，ちまたにはローゼンバーグ氏の真似事のような方法で，がん免疫療法をうたう医療機関が少なからず出現した。転移のない初発のがんであれば，外科的切除，放射線照射，抗がん剤などで根治も望める。しかし，転移巣のあるがん患者や，再発したがん患者に対しては，上記の3大療法は，ほぼ無力だ。唯一，免疫療法だけは，転移や再発の有無を問題にしない。そのことから，藁にもすがる気持ちの患者に対し，効果があるかどうかの検証もしないで免疫療法を施す医療施設が現れたのである。これらの医療ががん免疫療法の印象を悪くしてきた感は否めない。

　もちろん，欧米でも日本でも，大学病院や一部のしっかりとした市中病院では，検証可能

な医療としての免疫療法の開発がずっと進められてきた。そういったがん免疫療法の研究者がいたからこそ，今日の大発展があるのだ。「がんの免疫療法＝眉唾もの」と思っていた読者がおられたら，本書を読んで，正統な医学としてがん免疫療法の開発にずっと取り組んできた人々がいたという事，そしてそのおかげで以下に述べる「ブレイクスルー」に至ったという事を理解して頂ければと思う。

さて，そんな清濁入り混じったがん免疫療法の世界に燦然と現れたのが，抗CTLA-4抗体イピリムマブである。2018年にノーベル賞を受賞したジム・アリソン氏が開発を主導してきた薬物であり，これは免疫のブレーキ役の仕組みをブロックして，免疫を増強する作用をもつ。このような作用をもつ薬物は「免疫チェックポイント阻害薬」と呼ばれる。

イピリムマブは，2011年に米国で悪性黒色腫（メラノーマ）に対する治療に使用が承認された。この承認は，人類史に残る金字塔だ。承認のベースとなった2010年の報告の中では，切除不能のメラノーマ患者の生存曲線のカーブを見ると，ほんのすこし右にずれただけ——つまり少し延命しただけのように見える。しかし，これまでと大きく違う点があった。生存曲線のカーブが，下がってはくるものの，基線まで落ちないのだ。すなわち，長期生存する患者が出てきたということである。その割合はせいぜい20％程度ではあったが，これは「もとから体に備わっている免疫を増強するだけで，がんが治るケースがある」という明確な証拠だった。

少し遅れて登場した抗PD-1抗体も原理は同じであり，免疫系のブレーキを阻害して免疫を増強する作用をもつ。PD-1という分子は，2018年にノーベル賞を受賞した本庶 佑氏のグループがクローニングした。抗PD-1抗体は，抗CTLA-4抗体よりもよく効き，副作用も比較的軽かった。そのため，今はより広く使われている。

さて，ノーベル賞も授与され，ブレイクスルーとして大いに注目されている免疫チェックポイント阻害薬であるが，課題はある。抗CTLA-4抗体も抗PD-1抗体も，実は特効薬というにはほど遠い。さまざまな種類のがんに対して承認されているが，奏効率はせいぜい20～30％程度である。また，副作用として自己免疫反応が高率（80％といったレベル）に出現する。さらに，長期的に見た場合の予後（治癒するのか，再発するのか）も，まだ経過観察中であり，今後どういう評価になるかは不明だ。

それでも，これらの免疫チェックポイント阻害薬が「免疫療法ががんに効果がある」という事を示した功績は計り知れない。これまで効果に乏しかった方法も，免疫チェックポイント阻害薬と組み合わせれば，相乗効果が得られるようになるかもしれない。ワクチンや養子免疫療法などのがん免疫療法との併用だけでなく，抗がん剤との組み合わせも試されている。これからの数年間で，がん治療が大きく変わると期待されているのである。

免疫チェックポイント阻害薬のほかに，本書ではCAR-T細胞の開発者も多く取り上げられている。抗体分子とキラーT細胞を結合させた治療法だ。がんに結合できる抗体分子

の根元に毒素や放射性物質をくっつけてがんを攻撃させるという話は昔からあったが，根元にキラーT細胞をくっつけたら，劇的に効果が見られるようになったのである。抗体分子にはT細胞を活性化できるようにさまざまな工夫がしてあり，これはキメラ抗原受容体（CAR）と呼ばれる。現時点ではB細胞性の白血病やリンパ腫に対して欧米で承認されており，日本でも近々承認されると思われる。奏効率は非常に高く，80～90%のオーダーだ。今後，他のがん種にも使えるようになる事が期待される。

＊＊＊

　本書に登場する人々は，すでに故人となっているラルフ・スタインマン氏を除いて，全員が今も現役の研究者として，現場で指揮をとっている。今，「人類ががんを克服する日」に世界でもっとも近い人々だと言えよう。

　なお，本書は単なる「成功者の自慢話集」ではない。がん免疫療法の業界は，長きにわたり良い成果が得られず，無視，揶揄，研究費カットなどの憂き目にあってきた。本書にはその怨念が込められている。その怨念を晴らし切れていない人も多く登場する。彼らは時折現れる著効例に励まされ，コミュニティーに助けられ，趣味の時間に癒されるなどしつつ，戦いを続けてきた。激動の業界で繰り広げられる人間模様は，誰が読んでも面白く感じられるのではないだろうか。特に若手の基礎研究者や臨床研究に携わる若手医師が読めば，人生に指針と勇気を与えてくれるであろう。

　最後に。私が御礼を言う立場でもないが，本書の編集を担当された藤川さんと水野さんは，本書の出版の最初から最後までプロデュースされてきた。素晴らしい仕事で，とても良い本に仕上がったと思う。翻訳の三枝小夜子さんは，さすがプロ。サイエンスに関する部分でもあまり修正が必要ないくらいだった。渡邉武先生（九州大学名誉教授，京都大学ウイルス・再生医科学研究所 特定研究員）には，昔の実験手技（ヒツジ赤血球を用いたT細胞の濃縮法など）についてご教示頂いた。また，増田喬子先生（京都大学ウイルス・再生医科学研究所 助教）には全編にわたって監訳を手伝って頂き，大変なご苦労をして頂いた。心より感謝する。

　2018年10月

河本 宏

京都大学 ウイルス・再生医科学研究所 副所長

再生組織構築研究部門再生免疫学分野 教授

発刊によせて

宮殿の壁に予言の言葉が現れた。「『病の皇帝』，がんの長く恐ろしい治世はまもなく終わる」。現在，全世界で年間800万人以上の命を奪っている病の前に，新たな敵が立ちはだかった。それはがんを出し抜き，打ち負かすことができる。それは常に私たちの中にあった。私たち自身の免疫系だ。

がん免疫療法——腫瘍免疫学とも呼ばれる——はまだ揺籃期にあるものの，がん治療の現状を打破する革命的な治療アプローチとしてもてはやされている。免疫系を動員してがん細胞を認識・攻撃させることは，この分野の積年の夢だった。近年，免疫療法を受けた重症患者の一部に先例のない回復が見られるようになり，患者の命を救う効果の高さが実証された。

ここまで完全な反応が見られる患者はまだ例外だが，がん患者に新たな希望を与え，免疫療法の可能性をフルに実現するために努力する科学者，医師，製薬企業の情熱を燃え立たせている。

私たちはどのようにしてここまでたどり着いたのだろう？ なぜ今になって一般の人々が免疫療法という言葉を耳にするようになったのだろう？ 最近，臨床試験の成功やFDA（米国食品医薬品局）の承認に関するニュースが相次いでいるのは，にわかブームのように見えるかもしれない。けれどもそんなことはないのである。

がん免疫療法の物語は1890年代末まで遡ることができ，今日のがん免疫療法は数十年におよぶ基礎研究と数十億ドルの投資の上に成り立っている。本書は他に例を見ない楽しい読み物であるだけでなく，新しい分野を切り開いた学術界と産業界のパイオニアたちの人生と頭の中を垣間見せて，私たちを鼓舞してくれる。本書は，がん研究の中でも世に知られず，しばしば嘲笑されてきた分野——と，それを諦めなかった少数の粘り強い科学者——が，新たな「腫瘍学の寵児」になるま

> 本書は他に例を見ない楽しい読み物であるだけでなく，新しい分野を切り開いた学術界と産業界のパイオニアたちの人生と頭の中を垣間見せて，私たちを鼓舞してくれる。

での物語だ。

　私は，腫瘍免疫学を発展させることのみを目的とする最初の（そして，つい最近まで唯一の）非営利組織である，がん研究所（Cancer Research Institute）のCEOとして，初期の実験室での成功から大々的に報じられたブレイクスルーまで，この分野の驚異的な発展を特等席から見守ってきた。私はまた，本書で取り上げられた人々のほぼ全員が，がん研究所となんらかの関係があることを誇りに思う。がん研究所の科学運営委員会のメンバーもいれば，私たちの研究プログラムから資金提供を受けている人もいる。多くの研究者が，自分の研究を続けるうえで，がん研究所の支援が生命線になったと考えている。

　本書のあちこちに，もう1人のパイオニアの名前が登場する。ロイド・J・オールド（Lloyd J. Old, M.D.）だ。彼は，この分野に自ら重要な貢献をしただけでなく，多くの研究者に関わり，導き，研究を支援し，励ました。科学者，指導者，先見の明あるリーダーとして長く卓越したキャリアを築いた彼は「現代腫瘍免疫学の父」と呼ばれる。彼のこの分野への貢献は数多く，主要組織適合遺伝子複合体（MHC）と疾患（白血病）との関連を最初に発見したことから，Epstein-Barrウイルスが上咽頭がんの発生において果たす役割の発見，腫瘍壊死因子の発見，免疫系と各種の細胞要素が機能する仕組みを理解するための鍵となる細胞表面分化抗原の概念の定義まで，枚挙にいとまがない。

　ほかの多くの人にとってと同様，私にとってロイドは思慮深い指導者だった。彼は私の友人で，相談相手でもあった。どんなときも紳士的で，学者だった。彼は，がん研究所の科学諮問委員会のまとめ役として，がん研究所のプログラムと将来の方向性を定めるうえで主要な役割を果たした。1970年の就任時に彼が最初にとった行動は，ノーベル賞受賞者や米国科学アカデミーのメンバーを含む世界の一流免疫学者を説得し，顧問としてがん研究所に参加させることだった。彼らは共に，基礎免疫学研究こそが，免疫療法によるがんの制圧への最初で最重要の一歩であることを確認した。こうした権威ある科学者との関係により，免疫学分野でのがん研究所の名声は飛躍的に高まり，優秀な研究者をこの分野に引きつけることができた。

　1971年，ロイドはがん研究所のポスドク・フェローシップ・プログラムを立ち上げた。彼は若い科学者たちを心から信用し，新しい世代の免疫学者を育てる必要性を感じていた。以来，このプログラムは1,300人以上の科学者を支援してきた。その多くがこの分野で顕著な業績をあげ，次の世代の科学者を育てた。さらに重要なことに，彼らの研究からもたらされた基礎的知識は，実験的な免疫療法をヒトで試すための科学的根拠となった。

　ロイドの先見の明と展望は，がん研究所のほかのプログラムも実現させ，幅広い科学的発見と薬物開発のニーズを満たした。なかでも彼が誇りに思っていたのは，がんワクチン共同研究プログラムだった。彼はこのプログラムを通じて，がん研究所と，彼が20年近く所長とCEOをつとめたラドウィグがん研究所との協力関係を育んだ。この協力関係は世界

の腫瘍免疫学者のネットワークが，協調した，多施設の，単一変数の，パラレルな，医師主導型の臨床試験を行うことを可能にし，ヒトで最初に行われた臨床試験で意義深いデータを得ることを可能にした。それは，がん免疫療法の分野で最初に形成されたネットワークだった。

　たいへん残念ながら，ロイドは2011年に前立腺がんで死去した。78歳だった。彼が研究に生涯を捧げた病が彼の命を奪ったことだけでも残酷な皮肉に思うが，免疫療法の正しさが立証され，スポットライトに向かって歩きだす直前のタイミングであったことが残念でならない。

　がん免疫療法の成功は，誰か一人の手柄ではない。しばしばロイドがその人物だと言われていたが，彼自身は決して認めなかった。けれども私は，この分野の多くの研究者のキャリアや人生に，彼の直接的または間接的な影響が刻まれていると思う。彼の洞察力とリーダーシップと科学的卓越の追求がなかったら，がん免疫学の今の隆盛はなかっただろう。

　現在，この分野に優秀な科学者が大勢いて，その独創的な研究により，あらゆる種類のがんの免疫療法が実現に近づいているのは嬉しいことだ。読者諸氏が彼らとその研究をめぐる物語を楽しく読まれ，がんの新しい強力な治療法への理解を深めてくださることを確信している。

　　　2017年8月

　　　　　　　　　　ジル・オドネル＝トーミー（Jill O'Donnell-Tormey, Ph.D.）
　　　　　　がん研究所（米国ニューヨーク州ニューヨーク市）CEO，科学担当ディレクター

序　論

「それは今まで何も効かなかったところで効くのです」

——ゴードン・フリーマン

(ダナ・ファーバーがん研究所)

　がんの治療法が大きく変わろうとしている。この革命——これを革命と呼ばずになんと呼ぼう——が勃発したきっかけは，新薬の発明ではなく，がん患者とその治療に関するまったく新しい考え方が登場したことだった。医師たちは今後，薬物を用いて腫瘍を(直接)攻撃するというこれまでの方法に加え，薬物で患者の免疫系を治療することにより，免疫系ががんを見つけ出し，破壊できるようにする，という選択肢を得ることになるだろう。

　この新しい医学分野はがん免疫学(immuno-oncology)と呼ばれ，このアプローチを用いたがん治療は先例のないほどの効果をあげている。

　がん免疫学の基礎には，私たちの免疫系が，細菌やウイルスに感染した場合と同じように腫瘍細胞を認識し，攻撃し，殺すことができるという考え方がある。実は，この考え方は新しいものではない。新しいのは，免疫系ががんを退治する能力を意図的に利用できるようになったことだ。

　ここで歴史を少々。1900年代初頭，ウィリアム・コーリー(William Coley)というニューヨークの高名な外科医が，術後感染症により危うく命を落としそうになったがん患者に関する症例報告を読んだ。術後感染症自体はめずらしいものではない。この症例を興味深いものにしていたのは，患者が感染症から生還しただけでなく，その後まもなく，手術で取りきれなかった腫瘍がすべて消えたことだった。少し前によく似たがんの患者の手術をしたばかりだったコーリーは，この報告に強い衝撃を受けた。その患者の手術は大成功で術後感染症もなかったが，その後，手術で取りきれなかったがんのため死去していたのである。

　がん患者が感染症を経験したあとに腫瘍が自然に退縮した症例をいくつか探し出したコーリー博士は，この知見を研究し，発展させて，がんの新しい治療法を開発した。彼の細菌製剤は，のちに「コーリー毒素」と呼ばれた。

残念ながら，コーリー毒素の効果はほとんどなかった。効果があった場合にも，どのような働きによるものなのか，誰にもわからなかった。その後，放射線療法が導入されると，コーリー毒素の人気は失われた。

　時計の針をぐっと進めて1980年代初頭，ある研究者——こちらも外科医で，名をスティーヴ・ローゼンバーグ（第13章）という——が，IL-2という薬物でがんを治療したと報告した。IL-2は人体にもともと存在する物質で，免疫系にとって欠かすことのできない要素である。ローゼンバーグ博士は，この物質を大量に使い，さまざまな腫瘍の患者を治療することができた。けれどもあいにく，その治療には強い毒性があり，コーリー毒素と同様，効果がある患者とない患者がいた。薬物の作用機序もほとんどわかっていなかった。

　がん免疫学はその後しばらく停滞した。

　そこに登場したのがイピリムマブだ。

　2011年，イピリムマブはがん免疫療法薬として初めて米国食品医薬品局（FDA）の承認を受け，そこから今日のがん免疫学革命が始まった。イピリムマブの承認の根拠となった重要な臨床試験では，余命数週間というほどではないが数カ月と宣告されていた進行性悪性黒色腫患者が，治療を受けてから何年も生存していた。こうした患者の一部をさして，腫瘍専門医は「治癒」という言葉さえ使うようになった。

　2014年には，さらに2種類のがん免疫療法薬が承認された。ニボルマブとペムブロリズマブである。ペムブロリズマブを投与された患者の1人——この治療を受けていなかったら，転移性悪性黒色腫によってほぼ確実に命を落としていたと考えられる人物——は，カーター元大統領である。本書の執筆時点では，カーター元大統領は健在で，腫瘍もない。

　この話に誇張はない。真実だ。

　過去のがん免疫療法の試みとは異なり，今日の科学者たちは薬物の働きを正確に理解しており，その知識は，患者の免疫系の働きを強化するほかの薬物やアプローチの発見に役立てられている。

　これは始まりに過ぎない。がん免疫学は現実だ。これまでに数百人の患者が，この新しい治療法によって延命している。そう遠くないうちに，この数字は数万人になるだろう。

概　略

「彼らは陰では，『あれは信じられないよ』と言っていたわけです」

—— D・ガブリロヴィッチ

（ウィスター研究所腫瘍免疫学教授）

　がん免疫学革命は起こらなかった可能性もあった。多くの研究者は，がん免疫学の基

礎にある「免疫系はがん細胞を見ることができる」という概念を忌み嫌った。免疫系ががん細胞を殺せるという概念など，問題外だった。傑出した研究者たち——高い知性を備えた人々——が，この概念について熟考した末に，基礎にある科学的原理に問題があるから，このアプローチは絶対にうまくいかないと断定した。

コーリー毒素が失敗していた。IL-2は毒性が強すぎた。がんワクチンは，理論上は科学的に理にかなっていたが，臨床ではどうしようもなく無力だった。この技術をめぐっては根強い不信感があり，一部の人々はそれをもっともだと考えていた。1990年代中頃にはがん免疫学への風当たりは非常に強くなっていて，研究にかなりの進展があった研究者でさえ，そのデータが本物であることを同僚に納得させることができなかった。

「ミシェル（サドレン，第17章）は私をすし詰め状態の会議室に引き込み，新たに得られたデータを見せてくれました。私は椅子から転げ落ちそうになりました。最初は間違いだろうと思いました」

——ホセ・バセルガ
（メモリアル・スローン・ケタリングがんセンター医長，最高医務責任者）

それでも研究者たちはデータを出し続け，懐疑的だった人々の一部は態度を軟化させるようになった。彼らを信用したわけではなかったが，少なくとも聞く耳は持ち，待っていた。
臨床試験の結果が出るのを。
最初のがん免疫療法薬——トレメリムマブという薬物だった——が動物実験を終え，ヒトでの臨床試験が始まると，ごく一部の患者が反応しはじめた。文句なしにすばらしいというわけではなかったが，なにかではあった。しかし，この薬物はいくつかの重大な副作用を生じるおそれがあった上，臨床試験が進むにつれ，全体的に効力がないことが明らかになった。この革新的ながん免疫療法薬を開発していた企業は支援を打ち切った。
ほぼ同じ時期に，別の企業も，失敗に終わったトレメリムマブとよく似たデザインのがん免疫療法薬の臨床試験を行っていた。イピリムマブというこの薬物の予備的な試験結果もよくなかったが，イピリムマブには3つの強みがあった。

1. イピリムマブを発見した人物が，人を納得させるのがうまいカリスマ的な人物で，ノーという返事を受け入れないタイプだったこと。

2. 臨床試験で最初にイピリムマブを使用した臨床医が，患者の言葉に慎重に耳を傾けるという稀有な能力をもっていたこと。彼は，検査の結果が思わしくなかった患者が，気分は良くなったと言っていたことを聞き逃さなかった。

3. 最後に，製薬会社の社内にイピリムマブの擁護者がいたことだ。彼らは，従来の基準では奏効していないことになるイピリムマブが，実際には奏効していることを確信した。イピリムマブの効果を認めるためには，がん治療薬の効果を統計的に証明するのに世界中で用いられてきた基準を考え直し，書き直さなければならない。おそろしく骨の折れる議論だったが，彼らはやってのけた。

　簡潔に言うと，がん免疫学革命は，少数の特殊な人々が成し遂げたことだった。狂信的ではないにしても，揺るぎない信念をもつ人々だった。そういう人々でなければならなかった。当時は，彼ら以外にはだれもそれを信じていなかったからだ。

　本書は彼らの物語だ。

　本書は研究者へのインタビューのみにもとづいて執筆された，がん免疫学の開拓者たちの物語だ。本書は失敗と復活，救済と成功の物語だ。本書は科学についての本である。発見と，直観と，狡智の物語だ。地球上で最も才能に恵まれた医学者たちの人生と思考を垣間見るものだ。

　本書は科学の教科書ではない。率直に言って，誰が，いつ，どこで，どのように，何をしたかを，裏付けとなる膨大な量の引用とともに厳密に検証した記録でもない（少しはあるが）。本書は命の本だ。この技術は多くの命を救っていて，これからも救い続ける。だから，本書は命を言祝ぐ本だ。がん免疫療法を実現するために人生を捧げてきた，生きて，息をして，考える，魅力的で，傲慢で，愉快で，頑固で，執念深く，喜びにあふれ，飲みすぎの，あるいは一滴も飲まない，一流の人間の物語だ。

　最後に，本書で取り上げる話はがん免疫療法だけではない。物語に沿って多くの問題——性差別，政治，資金調達など，科学コミュニティーが抱える問題——が提起される。道の途中で，「闇夜の話（すべてがうまくいかないときにどうするべきかの助言）」や，美術史，第三次中東戦争，スターリン，レスポールのギター，イルカ，ニワトリ，スター・トレックなどの逸話を拾い上げることもできる。

　本書は人間についての本だ。驚くほど小人数の，互いに密接な関係がある，猛烈に頭が良い，情熱によって結ばれたグループだ。

　そうした人々が，たまたま科学者だった。

＊＊＊

本書の読み方

・本書は1つの物語ではない。がん免疫療法の技術は非常に幅広く，その発見の物語は

しばしば技術そのものと同じくらいユニークだ。時間も空間も関係者も重複している発見もあるが、そうでない発見も多い。各章は前の章とは無関係に始まり、独立の物語になっているので、基本的にどんな順序でも読めるはずだ。

・1章だけ、ほかと違ったスタイルの章がある。ラルフ・スタインマンを紹介する第10章だ。この章だけが違っているのは、スタインマン博士がすでにこの世にないからだ。がん免疫療法に革新をもたらした研究者で、鬼籍に入っている人々は少なくないが、私は本書の執筆を思いついたときから、存命中の人々に語ってもらうスタイルにすることに決めていた。しかし、本書で取り上げる技術はスタインマン博士の貢献を抜きにしては語れないものが多く、彼を除外することは考えられなかった。

・ほとんどの章の表題ページの向かい側には手書きのイラストが添えてある。本書で紹介した科学者の多くが図を描いてくれた。科学者は、こうした図を「漫画 (cartoon)」と呼ぶ。

　イラストに教育的な意図はなく、細部まで描き込まれてもいない。どれもあわただしく——ほとんどが私の目の前で、ほんの数分で——描かれたもので、私に科学を教えてくれるためのものではない。単に、私がなにか描いてほしいとお願いしたときに、科学者たちの心に思い浮かんだものをちらっと見せてくれたにすぎない。

　だからこれらのイラストは、私があこがれのスターにもらったサインだと思って眺めてほしい。

謝　辞

　最近の政治的見解を本についての言葉に置き換えるなら，「この本は私のものではない。誰かの本であるとすれば，私たちの本だ」ということになる。

　最初に，当然のことだが，本書に登場してくれた科学者と医師たちに感謝したい。彼らは私たちを生かしている万華鏡のような分子の相互作用を解明しようと人生を捧げ，そのようにして得られた知見を利用して人間の苦しみを軽くしてくれている。

　数年におよぶ研修，日々の長時間の仕事，研究室で過ごす週末や休日の作業，天才的な洞察，粘り強さ，恐ろしいもの，切迫したもの，未知のものに直面したときの精神の回復力，そうした体験が，この最高にすばらしい人々を作り上げている。

　私にはそのようなものがない。あったらどんなに良かったか。その1つ1つに対し，私は畏敬の念を抱いている。

　私は少々身構えてもいる。本書で取り上げるに値する研究者で，実際には取り上げられなかった人は大勢いる。そうした人々には頭を下げるしかない。本書を通じて明確に示したつもりだが（自分自身のへそを発見したというような話を除き），1人の人間で完結するような発見は1つもない。科学は連続体であり，堆積物であり，交響曲だ。ソリストが立ち上がってスポットライトを浴びても，彼らはすぐに着席する。ソリスト以外のオーケストラのメンバーに，私は言いたい。あなたが奏でる音は聞こえている。あなたの姿は見えている。あなたなしで音楽はないことを，私は知っている，と。

　次に，無数の匿名の人々がいる。患者たちだ。臨床試験に参加する患者なしではデータは得られず，ブレイクスルーもなく，治療もない。実験に参加してくれる勇敢な人々がいなければ，私たちは今でも水銀粉を使って梅毒の治療をしていただろう。

　本書への直接の貢献者に話を戻そう。私の言葉が科学的におかしくないことを確認してくれたニューヨークのマウントサイナイ病院のジョシュア・ブロディ（Joshua Brody）博士には本当にお世話になった。ありがとう，ジョシュ。

　その他，ゲイブ・ドルステン（Gabe Dolsten），マックス・チューリカ（Max Choulika），ブリタニー・コレイア（Brittany Correia），コートニー・パウエル（Courtney Powell），マリア・アレクサ

ンダー (Maria Alexander)，ミンドン・ラウエ (Mindon Laue)，スティーヴン・レゴ (Stephen Rego)，パトリック・リヴァーズ (Patrick Rivers)，メリル・ホートン (Meryl Houghton)，サラ・ワイスブロッド (Sarah Weisbrod)，メギー・パーセル (Meggie Purcell)，レベッカ・ジョン (Rebecca John)，マイケル・ジブラルター (Michael Gibralter)，それからコールド・スプリング・ハーバー研究所出版局のジョン・イングリス (John Inglis)，マーラ・マズーロ (Mala Mazzullo)，リンダ・サスマン (Linda Sussman)，デニス・ワイス (Denise Weiss)，キャスリーン・バベオ (Kathleen Bubbeo)，ジャン・アージェンティン (Jan Argentine)，アイネズ・シアリアーノ (Inez Sialiano)，ウェイン・マノス (Wayne Manos)，ロブ・レドモンド (Rob Redmond) は，いろいろな場面で私を助けてくれた。

　ごく個人的なことだが，ダーニ・ジョイ・ジェロ＝ブレット (Dani Joy Gero-Brett) に感謝する。彼女のミドルネームが，私の言いたいことのすべてだ。彼女の愛情と限りない献身なしでは，私はとっくの昔にどうにかなっていただろう。

　最後に，トラウト・グループの設立者で私の上司であるジョナサン・ファスバーグ (Jonathan Fassberg) に感謝したい。彼の先見の明，洞察，励まし，経済的支援がなければ本書は存在しなかった。なぜなら——誓って言うが——私はこの本を書きたくなかったからだ。

　本を書くのはたいへんだし，最先端科学について書くのはなおたいへんだ。そして最先端の科学者たちが語った言葉を解釈し，読みやすい言葉に置き換えて，最先端科学についての本を書くことは……そのために 2 年近くの時間を要したと言えば十分だろう。その間，私の睡眠時間は大幅に削られ，飲酒量はそれ以上に増えた。

　執筆中，私はジョナサンの揺るぎない支援を受けていた。彼の目には医療革命の到来が見えていて，そのことをすべての人に——投資家にも，医師たちにも，患者自身にも，どんな人にも——知らせることの大切さを知っていた。彼はすべての人が現在起きていることを知り，明確なビジョンをもった人々がそれを実現させることを願っていた。彼は私を雇用し，信用し，私がこうあるべきと思う方法で物語を記述する自由を与えてくれた。

　その結果が本書だ。私からの永遠の，心からの感謝をジョナサンに捧げる。読者諸氏が手にしているのは，私がこれまでに書いたなかで最も重要な言葉だ。

目　次

セクション 1　CTLA-4

第1章　ジェームズ・アリソン ——— 3
CTLA-4を発見：免疫チェックポイント阻害薬の開拓者

第2章　ジェド・ウォルコック ——— 13
イピリムマブ臨床試験を先導

第3章　アクセル・フース ——— 23
がん免疫療法における治療効果判定法の見直しを提唱

セクション 2　PD-1

第4章　本庶 佑 ——— 35
PD-1を発見

第5章　ゴードン・フリーマン ——— 43
PD-1のリガンド, PD-L1を発見

第6章　スザンヌ・L・トパリアン ——— 51
抗PD-1抗体の臨床試験を先導

セクション 3　免疫監視機構

第7章　ロバート・シュライバー ——— 61
免疫監視機構の存在を証明

セクション 4　ワクチン

第8章　ドルー・パードル ——— 73
GVAX：がん細胞を用いたがんのワクチンを開発

第 9 章　エリザベス・ジャフィー —— 83
　　　　　GVAXで膵臓がんに挑戦

セクション 5　基礎的な発見, 概念実証

第10章　ラルフ・スタインマン —— 93
　　　　　樹状細胞を発見

第11章　タック・マック —— 109
　　　　　T細胞受容体を発見

第12章　フィリップ・グリーンバーグ —— 119
　　　　　養子免疫療法の開発

第13章　スティーヴン・ローゼンバーグ —— 129
　　　　　養子免疫療法の元祖

セクション 6　キメラ抗原受容体発現 T 細胞 (CAR-T 細胞)

第14章　ジーリグ・エシュハー —— 141
　　　　　CAR-T細胞の創始者

第15章　パトリック・フー —— 151
　　　　　CAR-T療法の固形がんへの応用に挑戦

第16章　カール・ジューン —— 163
　　　　　CAR-T療法で白血病を治療

第17章　ミシェル・サデライン —— 175
　　　　　臨床応用に向けたCAR-T療法の技術開発

セクション 7　ビジネス・アット・ザ・ベンチ：1個のタンパク質, 　　　　　1個のウイルス

第18章　パトリック・バウエル —— 189
　　　　　二重特異性抗体の開発

第19章　ロバート・コフィン ―― 199
　　　　　腫瘍溶解性ウイルス療法の開発

セクション 8　制御性 T 細胞（Treg）

第20章　坂口志文 ―― 209
　　　　　制御性 T 細胞を発見

第21章　ジェフ・ブルーストン ―― 217
　　　　　制御性 T 細胞を用いた細胞療法を開発

セクション 9　細胞とシグナル：良くも悪くも

第22章　デヴィッド・マン ―― 229
　　　　　IDO の免疫系での作用を解明

第23章　ドミトリー・ガブリロヴィッチ ―― 239
　　　　　骨髄由来抑制細胞（MDSC）の発見

第24章　トム・ガジュースキー
　　　　　インターフェロン遺伝子刺激因子（STING）を ―― 247
　　　　　がん免疫療法に応用

第25章　ロランス・ジトヴォーゲル
　　　　　マイクロバイオーム（腸内細菌叢）を用いてがん免疫療法を強化 ―― 257

エピローグ ―― 267

用語解説 ―― 269

索引 ―― 279

セクション 1
CTLA-4

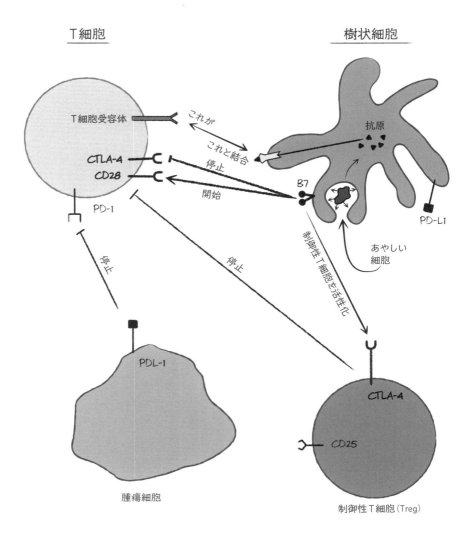

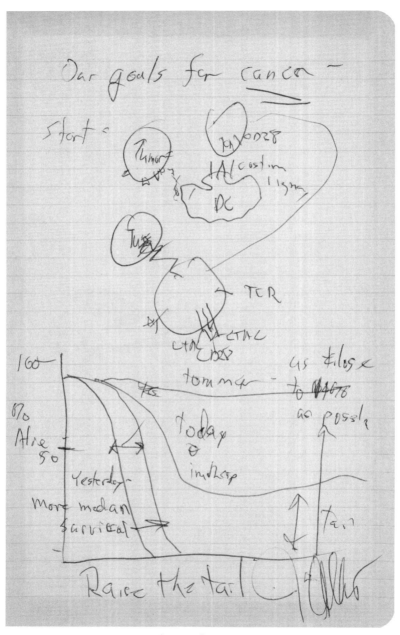

ジェームズ・アリソン
『長期生存率を上げる』

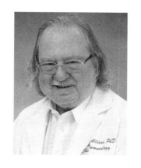

第1章

ジェームズ・アリソン (Ph.D.)

MDアンダーソンがんセンター (テキサス州ヒューストン) 教授, 免疫部門長

CTLA-4を発見：
免疫チェックポイント阻害薬の開拓者(パイオニア)

「私は, がんを無視することで治療しようと提案したのです」 ────J・アリソン

　ジェームズ・P・アリソン (James P. Allison) は1948年にテキサス州アリスで生まれた。

　アリソンは母音を長く延ばす, ゆっくりとしたテキサス訛りで,「アリスはとても小さな街です」と言う。「ウエスタンブーツとメスキート (北米西部産のマメ科の低木) とサボテンと, たくさんの牛の街です。知らない人が地図上で探すのは難しいかもしれません……パリート・ブランコやフリーアの近くなのですが, お分かりいただけるかどうか」。

　アリスは子ども時代を過ごすにはよさそうな街だが, この地で科学への愛が芽生えたのは不思議だ。アリソンもその点はすぐに認め,「私は幸運だったのです」と言う。「父が田舎医者だったので, 父を通じて医学と科学に出会うことができました。私には何かがあると信じてくれる恩師にも恵まれました」。

　アリソン少年の庇護者たちは彼のために特別な教育プログラムを用意し, 8年生 (中学2年生) 以降は夏休みにテキサス大学オースティン校で科学プログラムを受けられるようにした。この時期の授業と教師たちが, 未来の科学者に強い影響を与えることになる。

　「影響を受けた先生が2人いました」とアリソンは振り返る。「1人はアーネスティン・グロスブレナー先生です。8年生のときの代数の先生で, いろいろ力になってもらいました」。もう1人の教師からは, 良い意味だけでなく悪い意味でも刺激を受けた。「高校で物理と化学を習ったラリー・オリア先生です。厄介なことに彼はチャーチ・オブ・クライストの職務者で, 学校で進化論を教えられないようにしていたのです」。

　アリソンはそれに断固として逆らった。「私は自分で進化論を学んでいました。生物の授業で進化論を教えないなら, 自分は高校の生物の授業は受けないと言ったのです」。彼の決心は地元の教育委員会に歓迎されなかった。「激怒されました」とアリソン。「それでも私

左の図中から抜粋：がんにおける私たちのゴール (our goals for cancer), 腫瘍 (tumor), T細胞受容体 (TCR), 樹状細胞 (DC), テール (tail, ここでは生存率を意味する), できるだけ100％に近く (as close to 100% as possible), 生存率 (% alive), より新しい外科手術 (more modern surgical)

は，進化論なしに生物を教えることは，ニュートンなしに物理を教えるようなもので，どうやって授業をするのか理解できないと反論しました。結局，彼らが折れました」。アリソンはテキサス大学オースティン校の通信教育で生物を学ぶことを許可された。

信仰の擁護者

　数年後，アリソンは再び科学教育の大義を擁護することを求められた。「博士号を取得し，ポスドクを終え，オースティンで暮らしはじめたときに，アーネスティング・グロスブレナー先生から電話がかかってきたのです」。8年生のときに数学を習ったグロスブレナー氏はテキサス州議会議員になっており，州の教育委員会の仕事をしていたが，ある問題を抱えていたのだ。「マイク・マーティンというとんでもない奴がいて，学校で創造科学〔訳注：創造主（神）が世界や生物を造った，とする学問〕を教えることを要求する議案を提出してきたので，助けに来てほしいということでした」。

　グロスブレナー議員はアリソンが地元の教育委員会と衝突したときのことを覚えていて，科学を擁護するために彼に再び立ち上がってほしいと期待していた。彼は恩師の期待に応え，テキサス州議会の委員会の前でマーティンと討論することになった。

　「マーティンは『フォードを野原に放置すれば錆びてゆくだけで，キャディラックにはならない』といったばかげた話を始めました。そのレベルの主張でした。だから私は，『ではマーティンさん，あなたの創造科学で，細菌が抗生物質への耐性を獲得する仕組みを説明してください。腫瘍細胞が体の免疫系から逃れる仕組みを説明してください。創造科学で何かを説明してみせてください。何かを予想する例を示してください。科学の本質は，化石記録の不完全さをあげつらうことではなく，何かを予想することにあるのですから』と反論しました」。

　討論が進むと，マーティンはうっかり本音を口にした。世俗的人間主義者の陰謀により，創造論者の思想が抑圧されているというのだ。その言葉にかっとなったアリソンは，「『それは違います』と言いました。『創造科学が思想の自由市場で敗北したのは，役に立たないからです』」と一蹴した。

　アリソンはさらに攻撃に転じ，過去に政治的または宗教的な理由から科学を歪めようとした人々の話をした。例えば，ソ連では長年，ダーウィンよりラマルクの思想のほうが重視されていた。獲得形質が遺伝するというラマルクの主張は，人間は努力によって完璧になれるという社会主義・マルクス主義思想と相性がよかったからだ。

　「私の言葉にマーティンはすっかりうろたえてしまい，自分は共産主義者ではないと繰り返すことしかできませんでした。幸い，私は討論に勝ち，議案は否決されました。愉快でしたね」。

科学者よ，汝自身を知れ

　アリソンは，8年生のときには科学者になりたいと思っていた。しかし，「父がまだ私を医師にしたがっていたので，大学に入学した当初は医学部進学課程でした」と言う。だが，それは長くは続かなかった。「医師が決断するときのプレッシャーは並大抵のものではないと，すぐに気がついたからです。医師になったら，毎日，人の命に関わる決断をしなければなりません。その決断は常に正しくなければなりません。間違いは許されないのです」。対照的に，科学者が考えることは，たいていは間違っている。それこそが科学の道の本質であり，実際，ほとんどの実験が失敗に終わる。「科学者は，ときどき正しいことを思いつけばいいのです。そのほうがずっと好ましいと思いました」。

　研究分野の選択はそう簡単ではなかったが，アリソンはここでも自分の気持ちを尊重して決めた。彼はパズルが好きで，ものを分解するのも好きだ。「私は免疫学者ではなく生化学者としての教育を受けてきたのですが，免疫学に興味をもつようになりました」。3人目の恩師に出会うという幸運にも恵まれた。「学部生の頃，ビル・マンディー教授のコースを履修したのです。とても素晴らしい，カリスマ的な先生でした」。

　当時はT細胞が発見されたばかりだったが，マンディー氏は，T細胞はあまり

> 抗体 (antibody)：免疫系のB細胞が抗原*を認識したときに産生する大型のタンパク質である。抗体が認識できるものは多岐にわたる。実際，B細胞は10億種類以上の特異性の異なる抗体を作ることができる。それぞれの抗体は特異性が非常に高く，認識して結合する抗原は，ふつうは1種類だけである。これは，膨大な数の多様な群衆の中からたった1人の宿敵を見つけ出すのに似ている。
> 抗原 (antigen)：抗体あるいはT細胞受容体が認識できる分子で，有機物でも無機物でも（プラスチックでも）よい。アレルギーを起こす抗原をアレルゲンといい，その代表例は花粉である。「低アレルゲン性 (hypoallergenic)」をうたう商品は，アレルゲンをほとんど含まないため，免疫系によって無視される。

重要ではないと考えていた。「彼はB細胞が好きだったのです。ひたすら抗体*を研究していました」（抗体はB細胞に由来する。上記参照）。一方アリソンは，T細胞に関するすべてに，どうしようもなく惹きつけられた。「この細胞が私たちの体内を巡回し，リンパ節をとおり，体内のほかの細胞や組織と連絡し，これまでに存在しなかったようなものも含め，あらゆるものから私たちを守り，私たちを殺すことなくそれをやってのけるのです。研究テーマとして，じつにおもしろいと思いました」。

イピリムマブへの道

　勉強を終えたアリソンは，テキサス大学MDアンダーソンがんセンターの教員として本

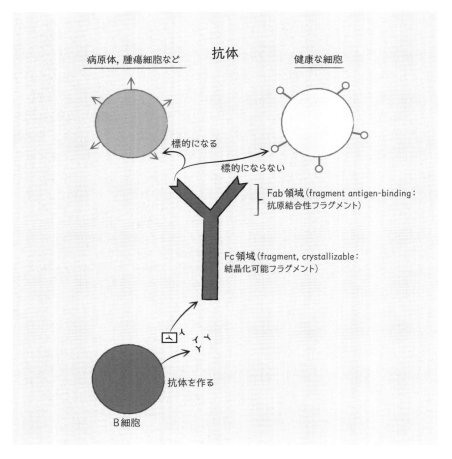

格的に研究を始めた。最初に手がけたのはT細胞受容体（T-cell receptor：TCR，「第11章　タック・マック」参照）のタンパク質構造の解明だ。「これはT細胞の表面に存在するスイッチです。T細胞を始動させるイグニッション・スイッチ（車のエンジンをかけるときの点火スイッチ）です」。

> 私は基本的にT細胞を調節する方法に興味をもっていました。どうやって始動させるのでしょう？　どうやって止めるのでしょう？

T細胞が，それのもつ受容体とぴったり合う抗原と出会うと，T細胞受容体シグナルが活性化する。「私は基本的にT細胞を調節する方法に興味をもっていました」。T細胞は免疫系の刺客だ。「どうやって始動させるのでしょう？　どうやって止めるのでしょう？」

　10年の歳月と，数えきれないほどの実験のあと，アリソンは第2の活性化経路を見つけた。それは，有効な免疫反応に必須のT細胞受容体と抗原との結合とは異なる経路であり，

共刺激シグナルと呼ばれる。彼はこのシグナルについて次のように考えた。T細胞受容体-抗原の結合がイグニッション・スイッチなら，第2のシグナルはアクセルだ。エンジンの回転速度を急激に高め，T細胞を前進させて，標的との交戦状態に入らせる（そして殺させる）のだ。

「そのシグナル，つまり分子の正体は大きな謎でしたが，樹状細胞という非常に特殊な細胞の上にあることはわかっていました」（「第10章　ラルフ・スタインマン」参照）。樹状細胞は，T細胞に腫瘍抗原の存在を教える細胞である。腫瘍ではなく樹状細胞が教えるのだ。アリソンが調べていた共刺激分子は，今日ではCD28（訳注：細胞の種類を見分けるときに使われる抗体の名称。この抗体はCDに番号をつけて分類される）として知られている。

「それを少しいじってみました」とアリソン。「ところがCD28をクローン化したところ，すでに知られていた別の分子に遭遇したのです。CTLA-4（cytotoxic T-lymphocyte-associated protein number 4：細胞傷害性Tリンパ球関連タンパク質4，名前についてはp.220参照）です」。当時，この分子については，ごくわずかな手がかりしか得られていなかった。CTLA-4についてわかっていたのは，活性化したT細胞でのみ産生され，休止状態のT細胞では産生されないということと，CD28と同じリガンド*，つま

> リガンド（ligand）：受容体の相手方である。良き友人のようなものだ。友人どうしがそうであるように，リガンドと受容体は一緒に何かをする。一般的には，リガンド（多くはタンパク質の形をとる）がパートナーの受容体（多くの場合，細胞の表面にある）と結合すると，細胞内のシグナル経路が活性化されたり抑制されたりする。

り樹状細胞の上にあるB7-1とB7-2というリガンドと結合するらしいということだけだった。彼らのライバル研究室は，CTLA-4受容体とリガンドとの結合が，CD28とリガンドとの結合よりも強いことを明らかにしていた。この関係から，ライバルグループはCTLA-4も共刺激分子であると提案していた。

「ライバル研究室はヒト細胞で研究していました。私たちはやや遅れをとっていましたが，マウスの遺伝子をクローン化して，その遺伝子産物に対する抗体を作りました」とアリソンは言う。面白いことに，シカゴ大学のジェフ・ブルーストン（第21章）も同じ研究をしていた。「ジェフと私はそれぞれに，CTLA-4がもう1つのアクセルではなく，CD28とは対照的な，負の調節因子であるという結論に達しました。つまりブレーキです」。

さらなる研究により，ライバルグループが重要な観察事実を間違って解釈していたことが明らかになった。彼らは，T細胞の活性が高まったという観察にもとづいて，自分たちが使っている抗体がアゴニスト（訳注：刺激を入れることができる分子）だと結論づけていた。「けれども実際には，負のシグナルを阻害していたのです」。彼らの抗体は，新たな活性を刺激するのではなく，抑制効果を阻害することで，もとからあった活性を回復させていたのだ。

ひらめきの瞬間

「がんに関して言えば、ひらめきの瞬間は、腫瘍があるのに第2の(活性化)シグナルが伝達されないのはどういう仕組みなのだろうと考えはじめたときに訪れました」。アリソンはこんなふうに考えた。免疫系には、自己の細胞でも反応することができる仕組みがいくつか組み込まれている。通常は自己の死細胞の処理は自然免疫系の反応だけで行われる。しかし時として、死んでゆく細胞が獲得免疫系の反応を誘導することもありうるのではないか、と彼は考えた。

獲得免疫系が作動するときは、細胞のばらばらの破片(腫瘍に特有の抗原)は、樹状細胞(DC)のような抗原提示細胞によって処理され、細胞表面に「提示」されて、T細胞により認識され、攻撃の標的とされる。提示された腫瘍特異的抗原を認識するT細胞が樹状細胞に結合し、第2のシグナルが伝達され、本格的な免疫反応が刺激される[注]。

「ひとたび完全に活性化したら、T細胞はそれ以上の指示がなくても殺戮を続けます。そういうものなのです」とアリソンは言う。しかし、この性質は、一方ではなんらかの時点で殺戮を終息させる仕組みがT細胞に備わっていることを強く示唆している。そのような、自己に対する免疫反応を野放しにしていたら、自分自身まで死なせてしまうからだ。

どうやって免疫反応を収束させるのだろう?

「誰もが正のプロセスしか見ていませんでした。まずはT細胞受容体シグナルがあり、続いてCD28共刺激シグナルがあり、さらには細胞周期の進行とサイトカインの発現のカスケードがあります。これらはいずれも正のプログラムです」とアリソン。「ここで気づかれていなかったのは(私自身もしばらくは気づいていなかったのですが)、これら一連の反応が同時にCTLA-4遺伝子を誘導することで負のプログラムも始動させていたことでした。これがやがてシステムをオフにするのです」。CTLA-4は免疫反応を制限する「チェックポイント」として働く、とする理論の誕生である。

この「オフスイッチ」チェックポイント仮説を裏づける証拠は、ごく単純な実験からもたらされた。「マウスのCTLA-4遺伝子をノックアウトしたところ、このマウスは生後約3週間で死んでしまうことがわかりました。免疫反応を止めることができず、T細胞が増えすぎてしまったのです」。

アリソンはこの観察にもとづき、次のように考えた。活性化したT細胞は腫瘍を発見できるのだが、免疫細胞側の樹状細胞が、強力な免疫反応が起こるのを抑制しているのではないだろうか? アリソンにとっての次なる論理的なステップは、この抑制を取り除くことだった。

注:樹状細胞の働きは、上記のようなT細胞の活性化ではなく、自己免疫を回避する自己寛容のプロセスと関連していることが多い。それゆえ、本書で取り上げる研究の多くは、T細胞の活性を増強するという、より困難な仕事に向けられている。

「私はこう考えたのです。CTLA-4がリガンドに結合するのを阻止するような抗体を作って，ブレーキがきかないようにしてみよう。そうすれば，免疫系を好きなだけ働かせ続けることができるはずだ，とね」。

それはうまくいった。いくつもの段階を踏んで到達したひらめきの瞬間だったが，ひらめきであることには変わりない。

難航した橋渡し

しかし，そのひらめきの瞬間には，アリソンは腫瘍を殺す問題には取り組んでいなかった。「がんについては，常々，何かしたいと考えていました。私は家族の多くをがんで亡くしていますし，自分でも前立腺がんを経験しています。けれども，私が実験をしていたのはがんを治療するためではなく，T細胞が働く仕組みを知るためでした。自分たちが突き止めたことは，がんの治療に利用できるのではないかと考えるようになったのは，実験が終わってからでした。

アリソンは，T細胞が精密な機構によって本格的に活性化し，やめろと指示されるまで殺戮を続けることを明らかにした。一方，T細胞自身がCTLA-4という分子を出して，攻撃をやめろという指示を樹状細胞から受け取ろうとする。自制するのだ。ならば，臨床への橋渡しは簡単だろう。どんな種類のがんでもかまわない。どんな抗原でもかまわない。必要なのは，CTLA-4チェックポイントを抑制してブレーキを離させることだ。

それは挑発的なアイディアで，受けはよくなかった。「ニクソンが『がんとの戦い』を宣言し，DNAシークエンサーが登場して以来，誰もが『塩基配列を決定しよう。がん細胞についてすべてを知ろう。がんの原因を知ることで，がんに打ち勝とう』と言うようになりました」とアリソン。そして，がん治療に革命が起き，いわゆる「分子標的療法」が誕生した。当時は分子標的療法のアプローチこそが約束の地への道だと考えられていた。「私はそんな時期に，個々のがん細胞を詳細に調べる必要はなく，がんの原因を知る必要もないと言っていたのです。免疫系は，それが腎がんか，肺がんか，前立腺がんかは知りません。Ras（変異タンパク質）によるものか，上皮成長因子受容体の変異によるものかも知りません。ただ，そこにあってはいけないということだけを知っているのです」。

> 「免疫系は，それが腎がんか，肺がんか，前立腺がんかは知りません……ただ，そこにあってはいけないということだけを知っているのです」

アリソンのアプローチは，言い換えれば，腫瘍を直接治療しない，ということだった。「私はがんを無視することで治療しようと提案しました」，彼は得意げに言う。「治療するのはが

んではなく免疫系なのです。ここがポイントです。免疫系に自由にやらせるのです」。つまり，抑制因子を除去して，免疫系に最後まで仕事をさせるのだ（ただし，免疫系はがんがそこにあることを知っているものとする。この点については別の章で詳しく述べる）。

このアイディアはシンプルで，裏付けとなるデータもあったが，納得してもらうには足りなかった。アリソンはその後の2年間のほとんどを製薬会社やバイオ企業回りに費やしたが，そのネガティブな反応はだいたい同じだった。1つは，この薬物が製薬会社の好む低分子ではないことで（抗体は巨大分子で，作るのに多額の費用がかかる），もう1つは，それが免疫療法の一種であること，すなわち過去の研究で有効性が否定されたアプローチだったことだ。

反論があった。不毛なやりとりやニアミスもあった。アリソンは，「この物質に関する特許は，ブリストル・マイヤーズ スクイブが申請したものがすでに1件ありました」と回想する。「ただ，彼らの生物学研究は遅れていて，CTLA-4を正の方向の（活性化する）分子だとしていました」。アリソンは機構を正しく理解していたため，知的財産権上は問題なかったものの，目をとめてもらえるまでにはかなりの苦戦を強いられた。「最終的に，メダレックスという小さな会社が興味を示してくれました。彼らは免疫グロブリン遺伝子をヒトの遺伝子に置き換えたマウスをもっていたので，最初からヒト抗体を作ることができました。だからオーケーと言ったのです」。遺伝子改変マウスから作った「ヒト型」抗体はヒトに安全に投与することができるのだ。

第1相臨床試験はヒト型CTLA-4抗体を使って行われた。一般に，第1相試験では薬物の投与量と毒性に関するデータを得るためのもので，効果についてのデータは評価の対象にはならない。「あの臨床試験の客観的奏効者は3人で，そのうちの1人とは治癒後にUCLAで会いました。年に一度の検診の10回目を受けに来ていたのです。今は治癒から14年です」。アリソンはそう言って，テキサスの空のように朗らかにほほ笑んだ。

ヒッピリムマブとザ・チェックポインツ

彼らはどうやって薬物の名前を考えるのだろう？誰も知らない。「研究を始めたときには『MDX (Medarex) -010』と呼んでいました」とアリソンは言う。その後，どうしたわけかFDAが「イピリムマブ (ipilimumab)」と名付けた。「少々がっかりしました。私は当時バークレーにいたので，頭に"H"をつけて『ヒッピリムマブ (Hippi-limumab)』としたらどうかと提案しましたが（訳注：バークレーはヒッピー文化発祥の地），採用されませんでした。がんの治療薬の名前としては不真面目だと思われたのかもしれません」。

アリソンは薬物の新しい名前についてFDAに影響を及ぼすことはできなかったが，自分が参加するブルースバンドについては，名前をつけさせてもらえた。「ザ・チェックポインツ」だ。「バンドの全員が免疫療法に携わっています」とアリソン。「MDアンダーソンの悪性黒

色腫部門長のパトリック・フー（第15章参照）はご存知ですか？ 彼がキーボード担当です。シカゴ大学のトム・ガジュースキー（第24章参照）がリードギター担当で、バンドのまとめ役です」。ほかのバンドメンバーには、メインボーカルのレイチェル・ハンフリー（バイオ医薬品会社サイトミクス・セラピューティクスの最高医務責任者）、ドラマーのダーク・スピッツァー（セントルイス・ワシントン大学外科講師）、ベースのジョン・ティマーマン（UCLAデヴィッド・ゲフェン医学校准教授）がいる。ジェームズ・アリソンはハーモニカ担当だ。

「毎年、米国腫瘍学会でライブをするほか、がん免疫療法学会でも演奏しています。3年前からシカゴのハウス・オブ・ブルースを会場にしていますが、チケットは完売になるんですよ」。

アリスという小さな町の、知りたがりの少年には、こんなすばらしい未来が広がっていたのだった。

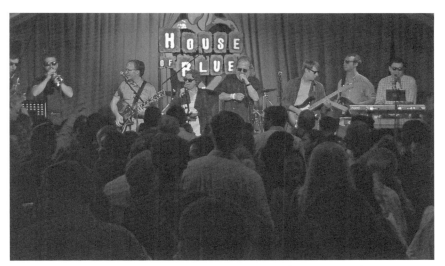

がん免疫療法学会のハウスバンド「ザ・チェックポインツ」の2017年6月4日のライブ。バンドメンバーは左から順にフェラン・プラット（M.D.,Ph.D.）、ジェイソン・ルーク（M.D.）、トム・ガジュースキー（M.D.,Ph.D.）、レイチェル・ハンフリー（M.D.）、ジェームズ・アリソン（Ph.D.）、ジョン・ティマーマン（M.D.）、ブラッド・レインフェルド、パトリック・フー（M.D.）である。ドラマーのダーク・スピッツァー（Ph.D）もいるのだが、写真には写っていない（許可を得て複製 ©Society for Immunotherapy of Cancer）。

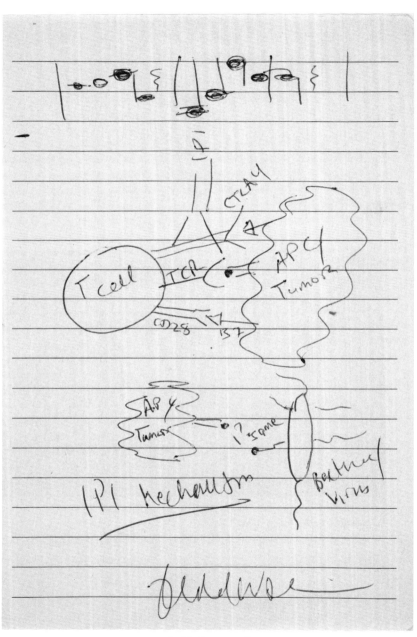

ジェド・ウォルコック
『イピリムマブ』

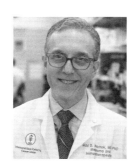

第2章

ジェド・ウォルコック (M.D., Ph.D.)

メモリアル・スローン・ケタリングがんセンター
(ニューヨーク州ニューヨーク) 悪性黒色腫・免疫療法部門長

イピリムマブ臨床試験を先導

「誰もが私たちをいかれたやつらだと思っていました」　　　　　　　　　　──J・ウォルコック

「1970年代の終わり頃，私の親友の一人は，免疫療法などといったら，抗生物質が発見される前の梅毒治療のようなものだと言っていました」── A・ホートン (ウォルコック博士の恩師)

　世界最高のがん免疫研究者の一人であるジェド・ウォルコック (Jedd Wolchok) は，1965年にニューヨーク市スタテンアイランドで生まれた。
　「そうなんです」とウォルコックはいつものいたずらっぽい笑みを浮かべた。「スタテンアイランドなのです。あそこで生まれたと言える人は非常に少ないですし，そのことを認めない人もいるでしょう (スタテンアイランドは，ごみ埋立地があったことで有名)」[注]。
　冗談はさておき，ウォルコックは故郷の小さな島を出てから目覚ましい成功をおさめた。彼は現在，メモリアル・スローン・ケタリングがんセンター (MSKCC) 悪性黒色腫・免疫療法部門長で，権威あるMSKCCのロイド・J・オールド臨床研究部門長でもある。

恩師

　ウォルコック博士は自分一人の力でマンハッタンのMSKCCにたどり着いたわけではない。しかし，偉大な業績をあげた人々の多くがそうであったように，彼の優秀さは幼い頃から際立っていたし，成功をもたらしたのは彼自身の努力以外の何ものでもない。
　「父は全米トラック運転手組合の職員で，朝から晩までブルックリンのニューヨーク市立大学コミュニティー・カレッジで労働経済学を教えていました」とウォルコックは言う。「で

左の図中から抜粋：T細胞 (T cell)，T細胞受容体 (TCR)，抗原提示細胞あるいは腫瘍細胞 (APC/tumor)，イピリムマブの作用機序 (IPI mechanism)，細菌あるいはウイルス (bacteria/virus)
注：スタテンアイランドはニューヨーク市を構成する5つの行政区の1つで，フレッシュ・キルズごみ処分埋立地があったことで知られる。処分埋立地の広さは890ヘクタールで，世界最大級の埋立地だった。

すから，働きづめの暮らしがどんなものかはよく知っていました」。彼の父ハロルドは，退職後の今でも，全米トラック運転手組合での仕事の副産物として，自動車修理に関するラジオのトーク番組の司会をしている。

母エレインは，生涯，ニューヨーク市立小学校の教師として働き続けた（想像しただけでも疲労困憊するような話だ）。

そして叔父がいた。「母の弟のアーウィン・イェーガーは，45年間，この国で最高のAP生物学（Advanced Placement：アメリカの成績上位の高校生が受講できる大学レベルの授業）の教師の1人でした。彼は私に個人教授をし，助言をし，鼓舞してくれました……私は彼に科学を教わったことで，科学を好きになったのです」。ウォルコックによると，イェーガーには医師になるために必要なすべてが備わっていたが，教師になることを選んだことで，大きな目標を達成する運命が導かれたのだ。

「叔父に生物学を教わった生徒の中から何百人という博士が出ました。誇張ではありません。私は彼らに会いましたから。いずれも素晴らしい人たちです」。米国臨床研究学会（ASCI）の元会長で，骨髄移植のスペシャリストとして敬愛されているミシガン大学のデヴィッド・ギンズバーグもその1人だ。「私は最近ASCIの会長に就任したのですが，そのときに（ギンズバーグ氏に）お会いすることができました」とウォルコックは言う。「すばらしい再会でした」。

次の恩師とがん免疫の揺籃期

ウォルコックの免疫学研究は，彼のキャリアの中でこれ以上考えられないほど早い段階から始まっていた。彼は高校生の頃から夏休みにコーネル大学の免疫学研究室で研究を行っていたのだ。大学1年生のときには，免疫療法分野の創始者の1人であるロイド・オールド（1933〜2011）に出会った。オールド博士は彼をアラン・ホートンに紹介した。1984年当時，ホートンはMSKCCの免疫学部門長だった。

その頃に免疫療法を研究していた人々は，米国国立衛生研究所（NIH）の科学者を除き，典型的な発明家のような見た目をしていた。彼らは一匹狼で，一点を凝視して思索にふけり，深夜にゴソゴソと作業をしていた。

「MSKCCで研究を始めたのは19歳のときでした」とウォルコックは言う。当時，ホートン博士は終身在職権を取得したばかりで，悪性黒色腫細胞上の標的を認識することが明らかになったモノクローナル抗体についての研究をしていた。ホートンは，開発された抗体を用いる第1相臨床試験の研究責任者でもあった。「彼は日中はクリニックで，抗体を入院患者に注射するのを見ていました。……その後，患者から採取したサンプルが研究室に戻されます。患者の血液中の抗体の量を測定する薬物動態学的分析をデザインすることが，

その夏の私の仕事でした」。

つまり彼は，大学1年生だった19歳のときから，本物の患者が参加する臨床試験に研究者として参加していたというのだ。これは驚くべきことだ。ウォルコックは，「今日なら，同じような第1相試験が行われる場合，薬物を作るのはバイオ企業か製薬会社でしょうし，患者は基本的に外来で治療を受けるでしょう。また，製造は，ニューヨーク州ライにあるスローン・ケタリングの小さな研究所ではなく，立派な工場で行われるでしょう」と言う。そして薬物動態学的分析のデザインや効果の解釈はもちろん専門家チームに任され，そのチームには研究機関の外部から高額な報酬が支払われるだろう。簡単に言えば，19歳の大学1年生のサマースクールのプロジェクトのような形で行われることは絶対にないということだ。

けれどもこの経験が，免疫学のブラックボックスともいえるものの探究に生涯を捧げることを，ウォルコックに決意させた。ブラックボックスの中身が解明できない可能性や，その発見が腫瘍学の役に立たない可能性など，彼には思いもよらなかった。

「あの夏，科学と医学がどのように交わるかを目にしたことで，私のその後の人生が決まりました……私は，研究者として成長するごく初期の段階からがん免疫に取り囲まれていたので，このアプローチの有効性を確信していました。不可能かもしれないと本気で思ったことなど一度もありませんでした」。

> 不可能かもしれないと本気で思ったことなど一度もありませんでした。

ウォルコックにホートン博士について尋ねると，「彼は私にとっていちばん重要な恩師になりました」と言った。恩師について語るとき，彼の声ははっきりわかるほど優しくなる。「彼は長年，ロイド・J・オールド臨床研究部門長と悪性黒色腫部門長をつとめながら（今はウォルコックが同じ地位にある），筋萎縮性側索硬化症（ALS）と戦っていたのです」。

20年ほど前にALSの診断を受けていたホートン博士の病状は悪化してゆき，2007年に研究室の主宰者としての地位をウォルコック博士に譲った。

昇進は突然で，負うべき責任は格段に重くなった。ウォルコックはごく普通の様子で，「ワクワクする気持ちもなくはなかったのですが，彼の庇護下で自分のこまごました研究をしていたときのほうがよかったです」と言う。「研究室を率いるのは非常に面白いことですが，これまでより広い視野をもち，ほかのスキルも身につけなければなりません。2007年時点の私がそれを望んでいたかというと，そうではありませんでした。成り行き上，引き受けざるをえなかったのです。研究室には20人のスタッフがいて，私が引き受けなければ翌日にも職を失ってしまうからです」。

イピリムマブとの出会い

がん免疫の物語で印象的なのは，かつてその世界が非常に小さかったことと，今でも多くの点で小さくあり続けていることだ。

ウォルコックは回想する。「以前ここで働いていた上級研究員のポリー・グレガー（Polly Gregor, Ph.D.）が会合でジェームズ・アリソン（第1章）と会った後で，私に『あの人が抗CTLA-4抗体分子（イピリムマブのこと）をもっているから，私たちが調べているDNAワクチンの活性を高めるために，CTLA-4抗体分子の研究を始めるといいかもしれない』と言ったのです」。これがすべての始まりだった。

その後まもなくジェームズ・アリソンがMSKCCにやってきて，ウォルコック博士と企業スポンサーのメダレックス社〔のちにブリストル・マイヤーズ スクイブ（BMS）社に買収された〕と共同して，イピリムマブの最初の臨床試験が始まった。

2004年に開かれた研究者の初回の会合では，今後の道筋を考え，自信と不安がないまぜになった気持ちになったとウォルコックは言う。

「私は会合に参加しながら，この薬物は非常に強力なのだと考えていました。免疫系に重要な変化を起こす可能性がありましたが，恐ろしい副作用があることも明らかになりはじめていました」。なかでも厄介な副作用の1つに，グレード4の極めて深刻な大腸炎があった（ちなみにグレード5は大腸炎による死亡である）。「こういう強い副作用があることをよく理解したうえで，しっかりと対応するようにと指示され，その指示を真剣に受け止めました」。

毒性とは無関係な問題もあった。それはどういう仕組みで効力を発揮するのか，ということだった。イピリムマブは化学療法薬ではなく，腫瘍標的薬でもない。作用するのは腫瘍ではなく免疫系だ。化学療法，放射線療法，分子標的薬治療など，あらゆるがん治療の奏効率は，RECIST（response evaluation criteria in solid tumors：固形がんの治療効果評価基準）という標準的な手法によって測られる。RECISTは一定の期間に腫瘍の縮小率を測定する。イピリムマブの最初の臨床試験のプロトコル書類では，その期間は12週間だった。

しかし，免疫チェックポイント阻害療法への患者の反応は，ほかの治療法への反応とは異なっている。反応はもっとゆっくりしていた。そのため，たとえ効果があっても，RECISTでは捉えることができないのだ。しかし，それに気づくのには時間がかかった。

死なない患者（ひらめき）

ウォルコックが最初にイピリムマブでの治療を試みた患者の1人に，転移性悪性黒色腫の男性患者がいた（イピリムマブの最初の臨床試験に参加した患者の全員が，同じ疾患の同一ステージだった）。患者はプロトコルどおりに薬物を投与されて帰宅し，指示されたとおり12週間

後に戻ってきて，腫瘍が退縮したかどうかの判定を受けた。腫瘍は退縮しておらず，むしろ増悪したように見えた。これは偽増悪のせいだった[注]。

しかし 当時，偽増悪という現象があることなど知らなかったウォルコックは——そんな現象は誰も見たことがなかった——残念だがこれ以上自分たちにできることはないと患者に告げ，帰宅させた。

ウォルコックは，患者が退室する直前に言っていたことを思い返していた。検査の結果は思わしくなかったが，彼は，気分は良くなったと言っていたのだ。

「よくわかりませんでしたが，単純に，気分が良くなったのなら身体も良くなるかもしれないと思いました」。しかし，8週間後の診察にこの患者がピンピンして現れたときには，楽観的であることがトレードマークのウォルコックでさえさすがに驚いた。RECISTの基準によれば，投薬後12週目に見られた所見から判断したら，その8週間後の診察時には患者は死に瀕しているはずだった。それなのに，このとき彼のがんはほとんど消えていたのである。

「皮肉なことに，この臨床試験の公式記録では，彼は無効例として数えられました」とウォルコックは言う。患者はそれから8.5年生きたが，そのほとんどの期間，がんの画像所見は見つからなかった。「この分野の研究者の多くが同じような経験をしており，もっと良い方法で薬物の活性を判断する必要があるのではないかと気づきはじめました」。

BMS社がこの問題について考えていた頃，イピリムマブの競争相手にあたるトレメリムマブという薬物の評価を行っていたファイザーでも，ほぼ同じような会話が交わされていた。

「男性が参加したイピリムマブの臨床試験は失敗と報告されました。実は，（標準的な）奏効率を用いた臨床試験が2つあったのですが，どちらも失敗に終わりました」。ファイザーのトレメリムマブの臨床試験でも，ウォルコックがイピリムマブの臨床試験で目撃したのと同じような現象が起きていたのだ。ファイザーの臨床チームにはウォルコックのように将来の成功を確信するメンバーがいなかった。彼らはトレメリムマブが効果を生じることはないだろうと結論し，開発を打ち切った（ファイザーの名誉のために言っておくと，ほとんどの企業とほとんどの臨床医ならば手を引いていたはずだ）。

けれどもイピリムマブには強みがあった。BMS社には強力な擁護者チームがいたのだ。

「社内にはイピリムマブの擁護者チームがいて，絶対にゴールまで完走させると心に誓っていたのです」とウォルコックは言う。彼らがイピリムマブをそこまで支持したのは，ウォルコック博士の執心を盲信していたせいではなく，それまで見たことのないものを目の当たりにしたからだ。臨床試験に参加した時点で余命数週間と言われていた転移性悪性黒色腫の患者たちが，治療後何年も無病で生存することができた（ただし，その割合は多くはなく，約

注：X線画像から増悪と判定されてしまうのは「偽増悪（pseudoprogression）」のせいだった。偽増悪はチェックポイント阻害薬の使用に関連した現象で，初回治療後にT細胞の浸潤により腫瘍が腫大するため，大きくなったように見えるのだ。

20%だった)。疾患管理上，ここまでの改善は先例がなかった。

ウォルコックは，「問題は，それが効いたかどうか，ではありませんでした」と言う。「一部の患者に効くことはわかっていました。ただ，効果を測る方法がわからなかったのです」。

BMS社が前進を決めたのは大英断だった。「彼らは，臨床試験を拡大して，患者がどのくらい生きるかを測定しようと言いました。数週間や数カ月の話ではありません。データを取得するまでにさらに数年かかりました」。

費用もかさんだ。

ウォルコックは創薬に高額の値札（リスク）がついていたことを認めて，「年月はお金と同じですから」と言う。「洞察と展望がすべての扉をこじ開けたのです。CTLA-4が成功していなかったら……ほかの免疫療法の開発で生き残れたものがあったか，見当もつきません」。

がん免疫療法の治療成績から，治療の成功とは何かを再定義する必要が出てきたため，ウォルコックらは治療成績の新しい基準を提案した。新しい基準は，臨床医におけるがん免疫療法の結果の見方にパラダイムシフトを起こし，これは現在実施されているがん免疫療法の臨床試験に用いられている。

名誉回復（「ふざけやがって」[原著編集者注]）

努力するのはつらい。誰も信じてくれない努力は苦痛でしかない。

ウォルコックは「この技術に批判的な人は大勢いました」と言うが，本当の意味で彼を苛立たせた人物はたった一人だ。「同じアパートに住んでいるバイオテクノロジー・アナリストの親友です」。2006年頃，イピリムマブのデータがあまりよくなかったときのことだ。「私はそのとき，アパートの前に車を停めて荷物を下ろしていました。週末は出かけていたのです。車のルーフに手を伸ばしているところに友人が来て，通りすがりにこう言ったのです。『ウォール街が君の薬を嫌っているよ』」。

> 「ウォール街が君の薬を嫌っているよ」
> ——バイオテクノロジー・アナリスト

ウォルコックは頭に血がのぼった。「彼の言葉のどの部分に腹が立ったのか，自分でもわかりませんでした。この薬が私のものだと見られていることに対してか，それとも，ウォール街が『私の薬』について何か言っていることに対してなのか」。彼は当時を思い出し，顔をしかめた。「『ウォール街のやつらが悪性黒色腫にならなきゃいけどね』とでも言ってやりたかったですね」。

原著編集者注：念のために言っておくと，本書に登場するような，高い教育を受け，誠実で，献身的な人々は，まかり間違っても「ふざけやがって」などという下品な言い方をすることはない。決して。彼らは。絶対に。

この会話からしばらくして彼の名誉は回復した。

「事態が好転しはじめてから2週間後，彼が私のところに来て，『君が正しかった』と言ったのです。『君の広報係になりたい』とも言っていました」。回想するウォルコックの顔には，いたずらっぽい笑みが浮かんでいた。「彼はこうも言ったのです。『君は講演ツアーに出て，思いっきり言いたいことを言ってまわればいい。君には語るべき物語がある。なぜあれだけの情熱を注ぎ，脇目もふらず，ゆるぎない確信をもつことができたのか，なぜ途中で投げ出さなかったのかを人々に語るべきだ』とね」。

これ以上愉快な復讐があるだろうか。

ウォルコックらが携わったイピリムマブの重要な臨床試験の結果は，スティーヴン・ホディ (Stephen Hodi) 博士を筆頭著者とする論文として，世界最高峰の医学誌の1つ "*New England Journal of Medicine*" 2010年8月19日号の表紙を飾った。

嬉しいこと，つらいこと

「今はとても楽しいです」とウォルコックは言う。多くの人が，がん免疫療法を（少なくともチェックポイント阻害薬については）支持するようになったからだ。「なかでも嬉しいのは，2000年にここに来てからようやく，衝撃的な診断を受けてしまった人たちと有益な話し合いができるようになったことです。効果があるかもしれない夢物語ではなく，実際に効果があるいくつかの新しい治療法について話し合えるようになりました」。

本書の執筆時点でFDAが承認しているがん免疫療法薬は7種類で，来年にはさらに数種類が承認される予定である。「重篤な患者さんと，現実の具体的な希望について話し合えるという事実が，何よりも嬉しいのです」。

つらいことは？

「いちばんつらいのは，良好な治療成績が得られないときです」とウォルコックは言う。「この前の日曜日の午後も，ここの救急救命室に来ていた若い女性に，脳膜の内側に悪性黒色腫のびまん性の転移があると告げる電話をかけなければなりませんでした」。

薬が効かなかったのだ。

「電話をかける前，私は妻に『人としての責任を果たさなくては』と言ったのを覚えています。電話をかけるのは私でなければなりませんでした。この女性のことを知らない救急救命室の内科医に伝えてもらうのは嫌だったのです。そのとき私は160キロ離れた場所にいました。そうでなければ対面して伝えたかったのですが，それがいちばんつらい部分です……私たちは全員の力になれるわけではありません。もっと努力しなければなりません」。

闇 夜

「闇夜」という見出しは，本書で多くの章に登場する。本書の目的の1つは，恩師となる可能性のある人々の経験を引き合いに出して，新進の研究者たちを勇気づけることにあるからだ。叙述の一部として闇夜が出てくる章もあれば，本章のように，失敗しそうで，うんざりするほど複雑で，やればやるほどわからなくなる実験を繰り返すことの恐怖に直面し，疑念にかられ，暗澹たる気持ちになっている，高級学位をもつ人々に向けて，より一般的な助言をする章もある。

「『このプラスミド精製をあと1回やって，塩化セシウムと臭化エチジウムの試験管から何も得られなかったら，もうピペッターを置こう』と思っていた日々のことをよく覚えています」とウォルコックは言う。「けれども，人々の未来を形作るのは，そうしたつらい瞬間なのだと思います。困難の先を見て，『自分はこれに耐えたいから耐えるのだ』と自分に言い聞かせ，途中の小さな勝利の1つ1つに感謝するのです」。それができないなら，諦めるべきだ。

重要なのは作業そのものではないことを，心にとめておかなければならない。

ウォルコックは，「昔は，1つの遺伝子の塩基配列を決定すれば博士号を取得することができました。今は，封筒にサンプルを入れて送る時代です」と言う。そうした作業は，今では外部委託ですますことができる業務になっている。もちろん，進んだ技術を学ぶのは悪いことではないが，博士課程の目的は問題へのアプローチ法を身につけることにある。「問いを発し，それに答えていくこと。両側の壁以外何も見えず，光もないような隅に追い込まれたときに出口を見つける方法を身につける，ということです。後ろを振り返ったり，屈み込んだり，上を見たり，壁の高さを確かめたりできるようになること……文献に戻って，ほかのやり方を見つけられるようになること。つまり重要なのは，思考プロセスを学ぶことなのです」。

逃 げ 場

ウォルコック博士のスケッチ（本章のタイトルページの左ページ参照）の上のほうには音符が描き込まれている。がん研究の重荷を耐えがたく感じるとき，ウォルコックは研究を脇に置き，チューバを手に取る。

「すすんでチューバを選んだわけではないのです」とウォルコックは言う。「もともとトロンボーンを吹いていたのですが，中学生のとき，楽団の指導者が私のところに来て，『なあ君，われわれはチューバ吹きが必要なんだ』と言ったのです。彼はとても良い人だったのですが，すごい体格をしていました。状況的に拒否権はなさそうだと思った私がそれを承諾しようとすると，彼は面白いことを言ったのです。『チューバ吹きになれば，みんなが椅子の埃を払って君に勧めるようになるぞ』とね。」

本当に？

「もちろん」。椅子の埃を払って勧める動作は，感謝と敬意を意味する。ウォルコックが所属する腕ききのボランティア・オーケストラ「ブルックリン・ウインド・オーケストラ」などでは特にそうだ。「競争のないアンサンブルで，席を拒まれることはめったにありません」とウォルコックは言う。「実を言うと，チューバ吹きは少ないのです。一般的な楽器ではありませんからね。あんなに重い金属の塊を運んで回るのですから。私だって，大柄なわけではないし……きっかけはどうあれ，私自身は楽しんでいますよ」。

音楽は彼の逃げ場であり，帰る場所でもある。

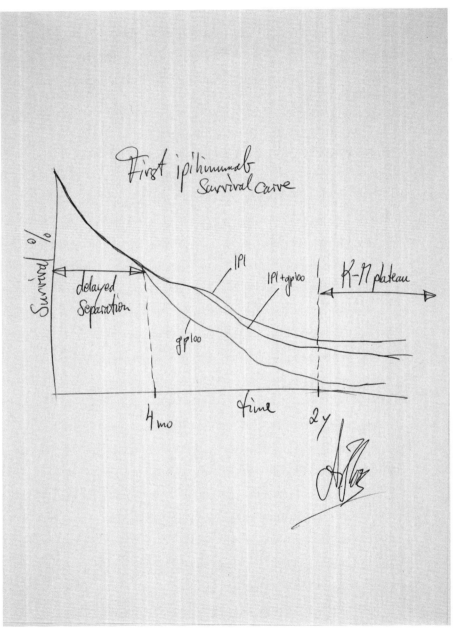

アクセル・フース
『イピリムマブの最初の臨床試験の生存率曲線』

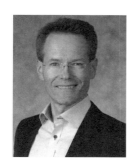

第3章

アクセル・フース (M.D., Ph.D.)

グラクソ・スミスクラインがん・がん免疫治療領域長（ペンシルベニア州カレッジビル）

がん免疫療法における治療効果判定法の見直しを提唱

「これは解決できる問題でした」　　　　　　　　　　　　　　　―― A・フース

　アクセル・フース（Axel Hoos）は1969年にドイツ，ヘッセン州のゾントハイムという人口200人ほどの小さな村で生まれ，なだらかな丘や森に囲まれて育った。

　「とても小さな街です」と言うフースの口調は歯切れよく，お気に入りのこざっぱりとした青いスーツによく合っている。実際，街はとても小さく，フース少年は周囲の森で過ごすことが多かった。森にはブナやカバノキが茂っていて，彼はその中を走っていた。長距離競技の選手だったのだ。彼は今でも走って体を鍛えている。

　フースは「トレーニングにより能力は向上します。酸素の処理能力が高まり，筋肉がうまく機能するようになり，そして高速で体を動かすとエンドルフィンが出て，いい気分になります」と言ったところで話を止めた。あまり社交的でない彼は，おそらくこれまで言葉にしたことのない感覚を表現するのに最適な言葉を探していた。「飛んでいるような気分です。その感覚は，私を現実から少しだけ引き離してくれます。走るという行為のみを生きることができるのです」。

　ゾントハイムの森を「飛んで」いたフース青年は，ある日，そこから立ち去らなければならないと気づいた。彼は，大きいことが，インパクトのあることがしたかった。それはゾントハイムでは成し遂げられない。「だからこの村から出ました」。簡潔な言葉の背後には，故郷の街や，自分の足音しか聞こえない森の静寂への思いが隠されている。彼は情熱を表に出さないタイプで，明確な目標を鎧の下に隠している。

　彼のこの姿勢は，イピリムマブの物語にとってなくてはならないものだった。ジェームズ・アリソンが手練れの発見者で，ジェド・ウォルコックが臨床の先駆者なら，アクセル・フースは創薬の専門家にして，社内の擁護者だった。

左の図から抜粋：差が見られはじめるまでの期間（delayed separation），カプラン-マイヤー曲線上の水平状態（K-M plateau, 長期生存を意味する），生存率（survival curve），時間（time），gp100（gp100というペプチドワクチン投与群），イピリムマブ（ipilimumab），gp100 ＋ イピリムマブ

擁護者の誕生

「高校生のときに好きだった科目は哲学でした」とフースは回想する。「ドイツ文学も好き
でした」。どちらも惹かれた部分は同じだった。物語の部分だ。フースは良質な物語が好き
だった。しかし，ドイツの学校制度は生徒が多様な興味をもつことを求めていたため，フー
スは必修科目のほかに生物学も履修することにした。この選択は彼の運命を暗示するもの
だった。

「面白かったのです。哲学と文学の要素のなかで私をワクワクさせたものの1つは，物語
でした。人間の物語です。生物学を学ぶようになってすぐ，科学にも物語があることに気づ
きました」とフース。「科学には『クレイジー』な逸話がたくさんあります。ワトソンとクリック
と『二重らせん』(DNAの構造の解明)は，その一例です。あの本は強く印象に残りました」。
フースによると，『二重らせん』から得た最も重要な収穫は，ワトソンの確信だったという。「自
分が取り組んでいる研究を信じ，そこでインパクトのあることができると思うなら，それを信
じず――信じる人より信じない人のほうが多いのがふつうです――あなたに諦めさせようと
する人々に，易々と心を乱されることはないのです。ワトソンの教訓は，がん免疫にそのまま
当てはまりました。私は，科学が教えてくれる物語を通じて，科学に夢中になっていったの
です」。

こうして生物学専攻学生フースが誕生した。

けれども，それだけでは不十分だった。勉強のための勉強には張り合いがなかった。フー
スはインパクトのあることをしたかった。「私はいつも何かを動かしたい，インパクトのある
ことをしたいと思っていました」。生物学は面白いが，一般に，基礎科学は実用性を目指さ
ない。橋渡し研究ではないからだ。遠くない未来に大きな業績をあげるには，生物学を医
学に絡めていかなければならないとフースは考えた。だからそうした。彼は医師になること
にし，権威あるハイデルベルク大学で学位を取得した。これも将来を暗示する選択だった。

「ハイデルベルク大学と同じキャンパス内にドイツがん研究センター(ドイツ語ではDeutsches
Krebsforschungszentrum：DKFZ)がありました」とフースは言う。「DKFZはヨーロッパ最大
級のがんセンターで，学術科学と学術医学の両方の課程があるので，私はそこの博士課
程に進みました」(ドイツにはM.D./Ph.D.プログラムがないので，別々に取得する)。

フース博士を誕生させるための次なるきっかけは，博士論文のテーマだった。「私は分
子生物学に夢中になりました」。ふつうの生物学の基礎になる学問だ。分子生物学を履修
するのは，作戦としては良かったが，つらいこともあった。しなければならないことが大幅に
増えたからだ。だが，「このことが，表面的な研究プロジェクトより，もっと面白いことを博士
論文のテーマにしようと決意するきっかけになりました」。フースは隣のDKFZに情熱の対
象を見つけ，ヒトパピローマウイルスによる免疫制御の解明を博士論文のテーマにすること

にした。

　巧妙な選択だった。「これはDKFZが得意とするテーマでした。当時の所長がハラルド・ツル・ハウゼン（Harald zur Hausen）だったからです」。ツル・ハウゼン博士はパピローマウイルスの研究により，2008年にノーベル生理学・医学賞を受賞することになる人物だ。

　フースがPh.D.論文を書き上げるまでに3年がかかったが，その間，医学部にも通っていた。当時の生活は「基本的に夜も週末も研究していて，プライベートの時間はほとんどありませんでした」。こんな感じだったそうだ。

最 先 端 へ の 躍 進

　そこまで科学をやっても足りなかった。「私はやはり医師になる必要があることに気づきました」とフースは言う。彼は医学上の深刻な未解決問題[監訳者注]に向かい合っていた。「私はがんについて学び，やりがいのあるテーマだと思いました。というのも，患者に毒を投与するよりも——化学療法とはそういうことです——良い治療法が必要だと気づいたのです」。がんを直接叩きたいならどうするか？ 切除するのだ。

　「私は単純に，外科医になって，同時に研究もやることを考えました」。ドイツの大学では，患者の治療をしつつ研究室をもつことができる。実現の可能性はどうあれ，それが彼の計画だった。「世間知らずな考えでした。外科プログラムは非常にきつく，心身を消耗することを知りませんでした」。

　研究を犠牲にしたくなかったフースは別の方法を探した。それが，ドイツ政府からの研究助成金を受けて国際的な学術研究機関で2年間研究するという道だった。その機関とは？ ニューヨークのメモリアル・スローン・ケタリングがんセンター（MSKCC）だ。

　たしかに最先端だ。

　「私はアラン・ホートンの研究室を選びました。腫瘍免疫学です」。

　どこかで聞いたような話である。

　「私はジェド・ウォルコックと同じ時期（西暦2000年頃）に，特別研究員としてホートン博士の研究室に在籍していました。彼とはそこで知り合いました」。

　その研究室は特別な場所だった。主宰者のホートンはフースが来る前からALSと診断されていた。

　フースは当時を振り返り，「私が最初に研究室を訪れたときには，ホートン博士はすでに歩けなくなっていましたが，話すことはできました」と言う。「彼はコントローラーのついた電

監訳者注：原文は"unmet medical needs"。直訳すれば「未だに満たされていない医療ニーズ」。まだ有効な治療法が確率されていない疾患，という意味で昨今よく使われる言葉。

動車椅子に乗っていましたが，患者を診て，治療法を指示し，研究室の運営を続け，ミーティングを開き，実験のデザインについて助言をしていました。その精神力の強さと人柄は，本当に印象的でした。周りの人々に希望を与える人でした」。

フースは特別研究員として，いわゆる「遺伝子銃」の技術に取り組んでいた。抗原でコーティングしたナノサイズの金粒子を空気銃に装填して患者の皮膚に「打ち込む」というもので，ワクチン接種法の1つである。

その研究は魅力的で，革新的だった。

しかしまだ十分ではなかった。「まだ患者から何段階も遠いところにいたからです」とフースは言う。患者にもっと近づくため，彼はMSKCCの外科での地位を利用して科学者と臨床医を出会わせたのだ。「それこそが，アラン・ホートンの研究室の外科医でいることの長所でした。私は臨床科のどこにでも出入りすることができました」。フースは臨床の研究者たちに橋渡し研究プロジェクトを提案しはじめた。例えば，患者の腫瘍中のバイオマーカーで治療成績と相関する可能性のあるものを測定すれば，治療成績を予想したり，新しい治療法の標的としたり，治療に関する判断に役立ったりする可能性がある。

「橋渡し研究は多くのプロジェクトのドアを開けました」とフースは言う。結果は患者に現れた。「そのことが全員を刺激しました」。このアプローチをとることで，フースと共同研究者たちは，たった2年の間に生成したデータから20編もの論文を出版した。フースは自分でも気づかないうちに，哲学的な核をもつ学際的な協力関係において，最初のリーダー的な役割を果たしていた。

フースは「自分ではリーダーとは思っていませんでした」と言う。「私がしたことが，たまたま結果につながっただけなのです」。

ダークサイドに堕ちる

輝くような2年間のあと，フェローシップが終わり，フースはいくつかの問題と格闘した。ドイツに戻るか，アメリカにとどまるか？ 臨床医として生きるか，研究者として生きるか？ 別の外科レジデンシーの申し出もあった。今度はハーバード大学だ。それも魅力的だったが，彼はほかの方法で患者の力になりたかった。研究がしたかったのだ。

「最終的に産業界に進むことを選びました。そのほうがインパクトのあることができると考えたからです」。彼の論法にはいささか単純なところもあったが，嘘偽りのない気持ちだった。「実際の産業界がどんな場所なのかは知りませんでした。わかっていたのは，『科学的な』物語の終わりには，薬を届ける人々がいるということだけでした」。

幸い，MSKCCでのフースの直接の指導者はジョナサン・ルイス（Jonathan Lewis）で，ルイスはその頃，ボストンのアンティジェニクス〔Antigenics，今日のアジェナス（Agenus）〕社の最高

医務責任者の地位をオファーされていた。フースはルイスとともにアンティジェニクスに身を置いた。学術研究者はしばしば製薬業界を「ダークサイド」と呼ぶ。「いわゆる『ダークサイド堕ち』ですね。私自身，冗談でこのフレーズを使うことがありますが，そのように考えたことは一度もありません」。彼は，よりインパクトのあることをするために新しい道を選んだとしか思っていない。

　もちろん，誰もがそう思うわけではない。巨額のお金が動くところでは，どんな状況でも緊張が生まれるものだ。人間にはエゴがある。身構えているところもあるだろう。けれども人は皆，自分の考える最良の方法で，ものごとを行うためにベストを尽くす。別のやり方で世の中を見るのは非生産的であり，そしてアクセル・フースが，人生において非生産的なことをするとは想像しにくい。彼は単刀直入に言う。「今日の状況では，すべてが共同作業で行われます。成功するためには学術界と産業界が力を合わせる必要があるのです」。

イピリムマブへの道

　フースは産業界で働いた経験も創薬にかかわった経験もないままアンティジェニクスで働きはじめた。「ですから，大量の知識を短期間で身につけなければなりませんでした」。当時，アンティジェニクスはオンコファージ（Oncophage）という薬を開発中だった。患者自身の腫瘍組織を外科的に切除したものを治療の基礎とする，個別化ワクチンのアプローチだ。

　「科学的に理にかなったアプローチでした」とフースは言う。「これは複数の世界を結びつける方法で，この1つに外科，分子生物学，免疫学，産業界のすべてが含まれていました。私はこの点が特に気に入り，多くを学ぶことができました」。

　けれどもオンコファージはうまくいかなかった。

　「うまくいかなかった理由は，当時は誰もチェックポイント制御のことを知らなかったからです」。それは大問題であることが明らかになった。ワクチンが引き起こすT細胞の炎症性活性は免疫チェックポイントによって弱められ，これにより十分な臨床活性が得られなくなるのだ。十分にはわかっていない問題がもう1つあった。ワクチンやチェックポイントなどのがん免疫療法の効果の見え方は，化学療法や分子標的薬とは異なっていたのだ。

　「アンティジェニクスには5年ほどいました」とフースは言う。「途中から，がんワクチンを化学療法のように扱う創薬パラダイムが意味をなさないことが明らかになってきました」。

　進取の気性に富むフースは，2002年にがん免疫療法に関連した創薬に伴う問題を体系的に解決することを目標とする非営利組織「がん免疫療法コンソーシアム（Cancer Immunotherapy Consortium：CIC）」を設立した。CICの最初の仕事は，免疫療法を用いる臨床医が観察した免疫療法の臨床的なエンドポイントを評価することだった。

　多数の施設で数年がかりで領域横断的に進められたこの取り組みから，いくつかの重要

な論文が発表された。なかでも重要なのは2007年にフースが執筆した論文で、多くの免疫療法の臨床試験のデザインにパラダイムシフトを起こす基礎となった。フースはその2年後、同僚のジェド・ウォルコック、レイチェル・ハンフリー、スティーヴン・ホディらとともに「固形腫瘍における免疫療法活性の評価指針：免疫関連反応基準」(*Clin Cancer Res.* 2009;15:7412)を発表した。これは、がん治療薬への治療反応の新しい評価法である免疫関連反応基準(immune-related response criteria：irRC)を示した画期的な論文だ。

　この新しい理解が鍵となった。生まれたばかりのがん免疫薬産業は、ついにirRCという指針を手にした。この指針なしにはイピリムマブが承認されることはなく、免疫療法のアプローチが日の目を見ることもなかったかもしれない。

不　満

　その間、オンコファージの開発は失敗に終わり、フースは別の製薬会社に移った。

　「私はバイオテクノロジー分野で5年経験を積んできました」と言うフースは、いつも決然としている。「私はあの薬を開発したかった。ゴールまで完走させたかった」。彼の夢は叶わなかったが、その理由は見えてきていた。第1に、何かがT細胞の活性をオフにしていた(「チェックポイント・モジュレーター」という言葉はまだなかった)。第2に、免疫系に作用する薬物の反応の大きさを、これまで用いられていたRECISTのような手法で測定するのは困難だった(そこで上述のコンソーシアムが設立されることになったわけだが)。第3に、小さなバイオ企業にはこうした挑戦に必要な力が足りなかった。「私はアンティジェニクスでたくさんのことを学びましたが、何かが欠けていました。それは、大手製薬会社での経験でした」。

　フースはブリストル・マイヤーズ スクイブ(BMS)社に転職した。

ＢＭＳ社とイピリムマブ

　イピリムマブの初期の臨床試験についてはジェド・ウォルコックらによる報告があり、奏効率は5〜10％と低かったが、フースには、この薬物の機序はうまくいくという感触があった。しかし、「ほとんどの人は、うまくいかないだろうと考えていました」と彼は言う。それだけではない。分子標的薬療法は「魔法の弾丸」であり、誰もがそのことを知っていた。それなら、ありえないほど複雑な免疫系に手を出す必要はないのではないか？

　データを黙殺し、思考を停止する姿勢が、この分野に特有のものだった。フースはその一例として、ベストセラー"*The Emperor of all Maladies*"(『病の皇帝「がん」に挑む　人類4000年の苦闘』シッダールタ・ムカジー著、田中文訳、早川書房　2013年)を挙げる。この本はイピリムマブが承認される前年に出版されているが、がん免疫療法については一言も触れていな

い。「免疫療法になんらかの効果があることを示す情報はあったのに, 無視されたのです。主流の腫瘍専門医は免疫療法を信じていませんでした」。

心配いらない。彼らは今では信じている。その理由を説明しよう。BMS社はメダレックス社と組んでいて, 化学療法の臨床試験に熟練した臨床チームがデザインした, RECIST規準に沿った創薬プログラムに取り組んでいた。そのやり方は不適切だったので, 失敗に終わったのだ。「(臨床チームは)化学療法の臨床試験と同じ計画を立てたのです」とフースは言い, 彼らの名誉のために, 当時はどの腫瘍専門医でもそうしただろうと補足した。彼らの理解だけが不足していたわけではない。

けれどもフースらはもっとうまいやり方があると考え, 内部の利害関係者にかなりの圧力をかけて(それには2年かかった), イピリムマブのために新しい臨床開発パラダイムを考案した。「ファイザーが同じ時期にトレメリムマブというCTLA-4抗体の臨床試験をしていなかったら, 私たちは失敗していたかもしれません。転移性悪性黒色腫を対象とするCTLA-4抗体の第3相臨床試験が, 同じ時期に2つ行われていたのです」。レースは接戦だったが, 一方は失敗し, 他方は成功した。なぜか?

すべてはタイミングの問題だった。「ファイザーが失敗したとき, BMS社は自分たちのやり方を再考せざるをえませんでした。理由は明らかです。そのままでは自分たちも失敗する可能性があったからです」とフースは言う。「ファイザーが標準的なアプローチで失敗し, BMS社も標準的なアプローチをとるならどうなるでしょう?」。突然(と言っても2年後だが), 「BMS社は考え直し, 新しいパラダイムを採用しました」。

治療の奏効率の解釈を変更するまでは, (RECISTにもとづき)腫瘍の縮小率の測定値が全生存期間の予測因子とされていた。一般的には, ある治療を行ったあとの腫瘍縮小率は, 最終的な治療効果, すなわち生命予後の予測因子として有効だ。

「ここでは完全に逆でした」とフースは言う。「奏効率は低いにもかかわらず, 生命予後は良かったのです」。治療に反応しなかった一部の患者が, 生存については非常に良い傾向を示した。一部の患者は, 当初の予後説明という予測を超えて何年も生存した。寛解期間が長く, 完治したと考えられる患者もいた。「私たちは, 患者が免疫療法から得られるすべての治療効果を予測できる方法がまだ確立できていないのだと考えました。そこで, 最終的な治療効果を捉えられるように, 第3相臨床試験の主要な評価項目を「生存」に変更したのです」。

闇 夜

「ものごとの一般的な進め方の枠組みを変えるのは難しいものですが, イピリムマブについてもそうでした。6年の間には多くの困難な状況があり, 強固な意志をもって事に当たら

なければなりませんでした。結局のところ，私はインパクトのあることをしたかったのです。そしてこれは，解決できる問題でした。だから投げ出さなかったのです」。

なるほど。そして次は？

証明

長年の言い争いが一瞬にして決着することがある。きっかけは謝罪かもしれない。ハグかもしれない。統計かもしれない。

「何か大きいものをつかんだことが最初にわかったのは，BMS社の統計家のタイ・ツァンチェンが，イピリムマブの第3相臨床試験の生存率曲線を見せにきたときでした」とフースは回想する。「このデータを最初に見た人物は彼です。彼はグラフをプリントアウトして，私にこう言いました。『あ，そうそう，例の治験の生存率曲線が出ました』」。彼は紙を置いていった。

「私は生存率曲線を見ました」とフースは言い，言葉を切った。万感の思いがこもった沈黙だった。「曲線を見た途端，たいへんな結果が出たことがわかりました」。最初の数カ月間は，イピリムマブを投与された患者と対照群の患者の生存率はほぼ同じだった。しかし，追跡時間が長くなると(化学療法の場合よりはるかに長い)，免疫療法を受けた患者の曲線とそうでない患者の曲線が離れはじめたのだ(本章タイトルページの左ページ参照)。

これは良い知らせだった。彼を驚嘆させたのは，いわゆる「テール」の部分だった。化学療法の生存率曲線は，グラフの左上の端の，治験参加者が全員生存しているところから始まり，その死亡とともに，下降しながら右に伸びてゆく。がん患者が治療によって完治することはまれなので，十分に長い期間観察すると，生存者はほぼゼロになる。

一方，フースが見た曲線はそうではなかった。そこにはテールがあった。2年間，時間の経過とともに不吉に下がり続けた曲線が，以後は水平になったのだ。*Finito*。生存率曲線のテールは，患者の約20%が2年以上の長期にわたって生存したことを示していた。

フースはこの結果をじっくり考え，1つの結論に至った。「免疫療法はもはや仮説ではない。これは答え，決定的な答えなのだ。効果はある」。

> 「免疫療法はもはや仮説ではない」

2011年3月25日，米国食品医薬品局(FDA)はイピリムマブを切除不能または転移性の悪性黒色腫の治療に用いることを承認した。

長距離ランナーは，最高のレースを完走した。

＊＊＊

　大手製薬会社の創薬の進め方について知識がある人なら誰でも知っているように，どんな仕事でも，1人ではなく常にチームで進められる。だから，イピリムマブの開発に携わった人々の全員に声をかけて，それぞれの重要な寄与を聞き出そうとしたら，この部分だけで大著になってしまう。私が本書でアクセル・フースの視点から物語を紹介することにしたのは，フースの同僚の多くが，「規制当局，業界の科学者，がん免疫分野の学者たちとのやりとりの最前線に立ってきた」のは彼だと考えているからだ。フースがBMS社に来たときにはある程度の臨床インフラがあったため（メダレックス社とBMS社が手を組み，いくつかの臨床試験を行っていた），彼の主要な役割は，イピリムマブの開発者および擁護者として，たえず変化する複雑なプログラムの可動部分を調整し，拡大し，前進させた点にあったと言える。とはいえ，功績を認めるべき人の功績は認めなければならない。以下，イピリムマブの物語で重要な役割を果たした人々の名前を，本書の執筆時点での所属とともに示す。

ＢＭＳ社：イピリムマブ・チーム

　レイチェル・ハンフリー（サイトミクス）

　アパーナ・アンダーソン（スタティスティクス・コラボレーティブ）

　タイ・ヅァンチェン（BMS社）

　アクセル・フース（GSK）

　ラミ・イブラヒム（パーカー研究所）

　ケヴィン・チン（EMDセローノ）

　グレタ・グリブコフ（BMS社）

　ヘザー・ナイト＝トレント（キメリクス）

　レンツォ・カネッタ（引退）

ＢＭＳ社：メダレックス社買収の責任者

　エリオット・シーガル（ニュー・エンタープライズ・アソシエイツ）

　ブライアン・ダニエルズ（5AMベンチャーズ）

　ジェレミン・レヴィン（オヴィド・セラピューティクス）

メダレックス社：最初にイピリムマブを作ったチーム[注]

ジェフ・ニコル（バイオマリン）

ニルス・ロンバーグ（BMS社）

アラン・コーマン（BMS社）

マイケル・イェリン（セルデックス）

イスラエル・ローウィー（リジェネロン）

臨床医[注]

ジェド・ウォルコック（MSKCC）

スティーヴン・ホディ（ダナ・ファーバーがん研究所）

ジェフ・ウェーバー（NYUランゴン）

スティーヴン・オデイ（ジョン・ウェインがん研究所）

結論

「集団の仕事への個人の献身——それこそが，チームを，会社を，社会を，文明を動かしている」。

——ヴィンス・ロンバルディ

注：ロンバーグとコーマンは医薬品版のヒト抗CTLA-4抗体を作った。ジェームズ・アリソンの抗CTLA-4薬はマウス由来であった。

注：イピリムマブの初回の臨床試験で患者の治療にあたった上記の研究者たちは貴重な臨床観察を行い，新しい免疫関連反応基準の策定に貢献した。

セクション 2
PD-1

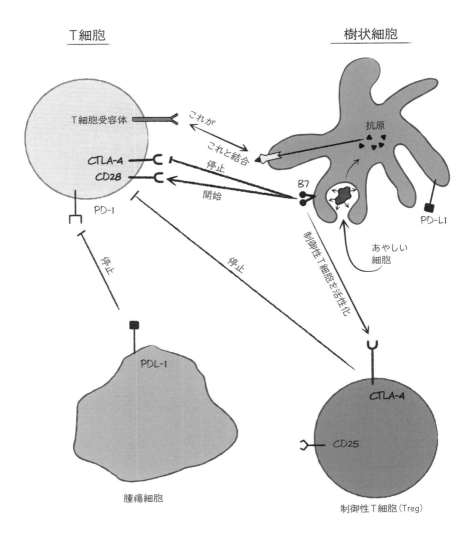

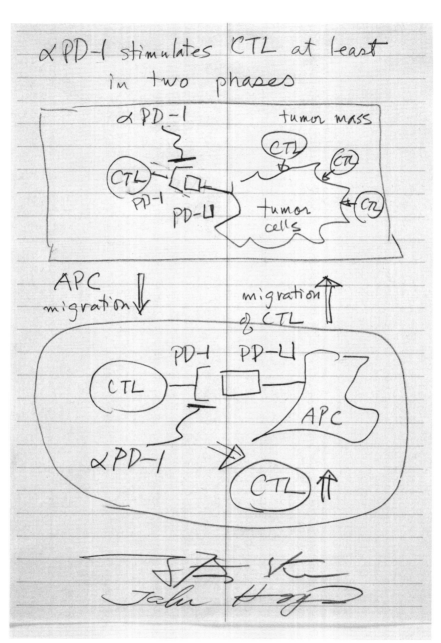

本庶 佑
『2段階の刺激：抗PD-1抗体』

第4章

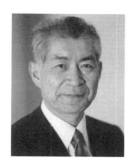

本庶 佑 (M.D., Ph.D.)
京都大学大学院医学研究科免疫ゲノム医学教授

PD-1を発見

「基礎研究? とても楽しいですよ。とても! こんなに楽しいとは想像していませんでした」

——本庶 佑

　本庶 佑(Tasuku Honjo)は1942年に京都で生まれた。

　「京都はとても良いところです」と本庶は言う。彼は静かに, ゆっくり話す。その一言一言を発しながら, 根拠となるデータを頭の中でつなぎ合わせ, 確信を込めてゆく。「歴史は非常に長いのです。1000年以上にわたり日本の首都として栄えてきたので, 史跡もたくさん残っています。街の中心を川が流れていて……気持ちのよい雰囲気を作り出しています」。

　第二次世界大戦の最中に生まれた彼は, 最初から京都の心地よさを知っていたわけではない。「幼い頃はいろいろな場所で過ごしました。父が外科医で, 国内の各地を転々としていたからです」。

　本庶が父親と同じ医師になったのは自然なことのように思われる。実際, 彼の親族には人生のお手本(ロールモデル)になる医師が大勢いた。しかし, 医師の家系に生まれたことは, 彼が医学を志す理由の1つではあったが, 決定的な理由ではなかったという。「別のことが大きなきっかけだったのです」と本庶。「野口英世博士の自伝を読んだことでした。野口博士は戦前に渡米し, ロックフェラー医学研究所で細菌学の研究に猛進した人物です」。本庶はここで言葉を切り, その先の言葉を頭の中のデータと照らし合わせて確認した。「野口博士が医科学の分野で重要な貢献をしたことを知り, 自分も医学者になりたいという夢をもつようになったのです」〔本庶少年に夢を与えた野口博士は, 子どもの頃のやけどによって深刻な障害を負ったが, 努力を重ねて一流の研究者になった。梅毒の病原体である梅毒トレポネーマ(*Treponema pallidum*)の研究で知られる〕。

　親族の医師たちと世界で活躍した日本人科学者にあこがれた本庶は, 生まれ故郷の京

左の図中から抜粋:抗PD-1抗体は, 細胞傷害性T細胞を少なくとも2つの段階で刺激する(*a*PD-1 stimulates CTL at least in two phases), 腫瘍塊(tumor mass), 抗原提示細胞(APC), 移住(migration)

都に戻り，京都大学医学部に入学した。

「私はとても幸運でした」と本庶は言う。「医学部で早石 修先生に出会いました。早石先生は酸素添加酵素（オキシゲナーゼ）を発見した生化学者です」。酸素添加酵素の発見は生化学に大きく貢献し，早石は1986年に権威あるウルフ賞を受賞した。「早石先生は世界的に有名な化学者で，国際的に活躍し，まさしく『プロの科学者』でした。私たち学生は大きな刺激を受けました」。

本庶は早石の大所帯の研究室に入ったが，早石と同じ分野の研究をしようとは思っていなかった。「私の研究分野は先生とは違っていましたが，先生は若手に自分のやりたい研究をさせてくれました。具体的なプロジェクトを押し付けられたりしない，非常にめずらしい環境でした」。

そうした環境で，本庶は良い科学者になるために必要なものを学んだ。1つ目は「好奇心」だ。「好奇心がない者は勉強することしかできません」と本庶は言う。「それは科学ではありません。科学者になるためには，何かを知りたい，それを地中から掘り出したいという気持ちが必要です」。そうやって発見するのだ。それ以外は試験勉強にすぎない。

「本庶道」で次にくる重要な格言は，難しさに関するものだ。「難しさに魅力を感じなければなりません。それが『挑戦』です」。好奇心というものは，ともするとケールで作った青汁よりも甘いキャンディーバーに惹かれてしまうものだ。最後に，正面から挑むためには「勇気」が必要だ。「この3つが科学者の基礎になります」。

これらは科学者として歩み出すのに必要な資質だ。それでは，闇夜をくぐり抜けるためには？ すべてがうまくいかなくて，勇気が無益な慰めにしか思えなくなったときには？

「それは次の段階です」と本庶は言う。「好奇心と挑戦と勇気によって始めた旅を，根気よく続けるのです。必要なのは『根気』です。あとは一心不乱に研究に打ち込むのです……そうすれば徐々に自信がついてきます」と本庶は結論づける。「逆はありません」。

> 「好奇心と挑戦と勇気によって始めた旅を，根気よく続けるのです。必要なのは根気です」

例えば，本庶は免疫系における抗体多様性について研究してきたが，近年，活性化誘導シチジンデアミナーゼ（activation-induced cytidine deaminase：AICDA）[監訳者注]という酵素の活性が，その驚異的な多様性にどのように寄与しているかを調べている。基本的に，健康な人の遺伝子は無数の抗体をデザインしていて，その1つ1つが異なる病原体を標的としている。AICDAの機構は，標的への親和性を向上させ，さまざまな病原体への対応を可能

監訳者注：AICDAは，クラススイッチという現象を誘導し，抗体がさまざまな局面で働けるようにする。また，体細胞超変異という現象を起こし，抗体が抗原に結合する親和性を向上させる作用も有する。

にしている。どういう仕組みなのだろう？（「好奇心」）。

「AICDAの機構につき，私は同じ分野の多くの人と，大きく異なる意見をもっています」と本庶は言う（「挑戦」!）。論争は10年以上続いている。この酵素の作用機序は厳密にはどうなっているのだろう？　本庶は，自分にはわかっていると言うが，ほかの人々は違うことを言っている（「勇気」!）。「意見の違いがあるのは問題ありません。私たちは徐々に証拠を蓄積しつつあり，やがて完全に証明することができるからです」（「根気」）。

けれども本庶は，ほかの人々を納得させる日のために証拠を磨き上げながらも，頭には常に「自分が間違っているとしたら？」と「問いかけること」を忘れないという。「疑うこと」は，科学研究の本質なのだ。

本庶に「特定のアイディアに自信をもちすぎている人がいます」と警告する。「私は人々が多くの時間を無駄にするのを見てきました。研究者は客観的でなければなりません。自分が正しい道を進んでいるかどうか，常に自問自答しなければなりません」。

若手研究者では初歩的なミスも起こりうる。よく見られるのは対照がない実験だ（対照実験の簡単な例として，新しい薬物に治療効果があるかどうかを見きわめる実験を考えてみよう。遺伝的に同一のマウスを2匹用意し，一方には薬を投与し，他方には投与しない。あとは観察だ。薬を投与されなかったほうのマウスが「対照」になる）。

適切な対照があれば，失敗した実験にも価値がある。「だめな実験には2種類あります」と本庶は言う。「1つは実験のデザインが下手で，何も引き出せない場合です」。例えば，対照がなければ，実験の結果が有効かどうかわからない。「もう1つは，本人が事前に予想していた結果が出なかったからだめだと思っているだけの場合です。これらは実際にはだめな実験ではありません。失敗であっても，適切な対照があれば，何かを引き出すことができるからです」。

だからくじけてはいけない。根気強くやり通すのだ。（適切な対照がある）実験により，発表されている文献とは異なる結果が出たら，失敗だったと考えてはいけない。「若い科学者は発表された論文を信じやすいので，その論文と同じ結果にならないと自分が間違えたと思ってしまいます。私にとっては，発表された論文と違う結果が得られたとしたら，それはすばらしい結果です」と言って本庶は微笑む。「面白いものを見つけたということなのですから！」。

ＰＤ-１：非常に面白いもの

観察し，オープンな心をもち続けること。PD-1の発見は，この組み合わせがもたらす恩恵の好例だ。なぜなら本庶は，これらのおかげで自分が探していたわけではない宝物を見つけることができたからだ。

「本当に偶然でした」と本庶は言う。彼が発見したPD-1は，CTLA-4と同じく，免疫系

の負の調節因子である。しかし，彼の研究室が探していたのは，そのような分子ではなく，T細胞に死を命じるシグナル分子だった。このプロセスは負の選択*と呼ばれる。

　彼らが解こうとしていた問題は，自己を標的とする（死を招くおそれのある）T細胞にプログラム細胞死を起こさせるのは，どのようなタンパク質シグナルなのかということだった。

　「私の学生の1人は，熱心にこの問題に取り組んでいました」と本庶は回想する。研究を進めやすくするため，学生はcDNAライブラリーを作成した。cDNAライブラリーとは，その細胞が実際に作っているタンパク質を表す不連続なDNA断片の膨大なコレクションだ（細胞内のDNAのほとんどは，不活化されているか，タンパク質の製造以外の機能を担っている）。本庶のチームはサブトラクティブ・ハイブリダイゼーションという手法を用い，現在PD-1（programmed cell death-1）と呼ばれているタンパク質をコードするDNA配列を明らかにした。

　しかし，DNA配列はタンパク質の機能について大したことは教えてくれない。教えてくれることの1つは，そのタンパク

負の選択（negative selection）：胸腺で起こる。胸腺は心臓のすぐ上にある小さな器官で，T細胞はここで安全性のチェックを受ける。免疫系は，ランダムな物質を標的とするT細胞を絶えず作っている。胸腺で生成したT細胞は，選抜されてから，全身に放出される。胸腺で自己抗原（自分の体を構成するタンパク質）を標的にしていると判定されたT細胞は，プログラム細胞死（アポトーシス）によって死ぬ。つまり自殺するように指示されるのだ。このプロセスが，多発性硬化症，エリテマトーデス，1型糖尿病などの自己免疫疾患（T細胞を介して免疫系が自己を攻撃する疾患）から私たちを守っている。

ノックアウト（knockout）：あるタンパク質の機能を知りたいと思ったとしよう。まずは，細胞内のそのタンパク質の構造を指示する遺伝子を特定する。そして次に，マウスのES（胚性幹）細胞という細胞の中で，その遺伝子を破壊する。次に，マウスの受精卵から発生する過程でできてくる胚盤胞に，そのES細胞を注入する。すると，ES細胞に由来する細胞が混ざったマウスが生まれてくる。運良くES細胞が生殖細胞になっていれば，その遺伝子を「ノックアウト」したマウスが生まれてくる（ただし現在ではゲノム編集によって，より簡易にノックアウトすることができるようになっている）。ノックアウトした遺伝子のせいで子宮内の子が死んでしまわないことを願う（死んでしまった場合にも，それはそれで情報になるが）。マウスが誕生したら成熟するまで観察し，ノックアウト操作により健康にどのような影響が出るか調べる。

質が細胞中のどこにあるかで，この場合は細胞の外側の膜だった。PD-1受容体タンパク質は，信号を待ち受けるアンテナのように細胞から突き出している。「それが正のシグナルなのか，負のシグナルなのか，殺しのシグナルなのか，なんのシグナルなのかはわかりませんでした」と本庶。

　そのタンパク質が免疫系の細胞でのみ発現していることは，すぐに明らかになった。しかし，PD-1が何をしているのか，どのようなシグナルを探しているかを解明するには少々時間がかかった。「その機構には非常に興味があったのですが，遺伝子ノックアウト法*という

手法を使って解明できるまでには何年もかかりました」と本庶は言う。長年にわたる努力を
なんでもないことのように言うことができるのは，ベテランの成功者だけだ。

　長い時間がかかったのは，遺伝子ノックアウトには時間がかかるうえ，できあがった変異
マウスで何を探せばよいか，具体的にはわかっていなかったからだ。目につきやすい，測定
可能な変化が起こるかもしれないし，起こらないかもしれなかった。

　実際，PD-1のノックアウト実験は難しかった。ジェームズ・アリソン（第1章）が行った
CTLA-4のノックアウトが劇的な表現型を生じたのとは異なり，PD-1ノックアウトマウスは，
少なくとも最初のうちは何も起こっていないように見えた。

　「CTLA-4ノックアウトの表現型は非常に強く，マウスは死にました」と本庶は言う。それ
らのマウスが数週間以内に死んでしまったのに対し，PD-1欠損マウスは数カ月後に軽い
自己免疫反応が見られただけだった（マウスにとって，3カ月以上は長い時間だ。博士候補生にと
っても同じくらい長い）。「学生は文字どおり泣いていました。絶望していました」。長い間，何も
起こらなかったからだ。「けれどもある日，彼は満面の笑みを浮かべて私のところにきました。
ついにうまくいったのです。マウスが発病していたのです！」

　根気と注意深い観察。「それこそが生物学です」と言う本庶は，じつに嬉しそうだった。

そしてニボルマブへ[注]

　PD-1ノックアウトマウスの表現型は，そのタンパク質が免疫系の抑制性因子であること
を示していた。免疫系のブレーキシステムと言ってもよい。「ブレーキを破壊すれば，免疫
機能を大幅に高めることができます」と本庶は言う。つまり，さまざまな治療に利用できる
可能性があるということだ。例えば，PD-1の活性を高めて（ブレーキをかけて）免疫系による
攻撃をやめさせ，自己免疫疾患の患者を助けることができる。逆に，PD-1を阻害して，深
刻な感染症や（期待されていたように）腫瘍への免疫反応を強めることもできる。

　本庶らは，同じ医学部の教授であった湊 長博と共同で，腫瘍においてPD-1の阻害を
利用する方法を研究することにし，この応用の成功に関する詳細を2002年に出版した（Iwai
et al., *Proc Natl Acad Sci* 2002;99:12293）。

注：本書の執筆時点で，PD-1とそのリガンドPI-L1の発見に関しては，知的財産権をめぐる訴訟になっている[訳注]。
本書でこれから語るPD-1の物語は，誰が，何を，いつ，どのようにして，誰と一緒に発見したかを明らかにしよう
とするものではなく，私が聞いてきた物語を皆さんにそのままお話ししている。本書に登場する物語のすべてが，そ
のようなものになっている。文献やメモや証言をつぶさに検討して誰に権利があるかを決めるのは法律家にお任
せしたい。
訳注：小野薬品とブリストル・マイヤーズ スクイブ（BMS）社は，メルク社に対して抗PD-1抗体の特許侵害訴訟を
提起して係争していたが，2017年1月，小野薬品とBMS社の特許の有効性が確認され，メルク社と和解し，ライ
センス契約を締結した。

「次の課題は臨床応用のパートナーとなる製薬会社を見つけることでした」と本庶は言う。それにはまず、この技術の特許を取得しなければならない。

「当時、京都大学には特許出願のノウハウがありませんでした」。特許出願書類を書く職員がおらず、出願のための資金もなかった京都大学は、産業界のパートナーを探すようにと本庶に言った。「そこで当時、別のテーマで共同研究をしていた小野薬品に話をもちかけたのです」。小野薬品は本庶のために特許を出願することに同意した。

本庶は小野薬品に、抗PD-1薬の開発にも協力してくれるよう依頼した。この時点ではマウス由来の抗体と妥当性が確認された標的があるだけで、ヒトに使える薬はなかった。依頼に対して小野薬品は、自分たちはがん研究の経験が不足しているので十分な経験のある協力者が必要だと言い、そこから複数の大手製薬会社を巻き込んだ話し合いが始まった。しかし、話し合いの結論は出ず、本庶のプロジェクトの費用を負担しようという製薬会社は現れなかった。「彼らは1年近く時間をかけた挙句、『絶望的です』と言ったのです」。

イチかバチかの創薬のための資金調達は、学者である本庶博士の手に委ねられた。「シアトルのベンチャーキャピタルグループに会いに行き、自分たちの発見を説明したところ、彼らは強い関心を示し、協力に同意してくれました」。けれどもベンチャーキャピタルは小野薬品をプロジェクト

> 「彼らは1年近く時間をかけた挙句、『絶望的です』と言ったのです」

から外したがった。そのことを不満に思った小野薬品は、より建設的で時宜を得た対応をするようになった。「3、4カ月後、小野薬品が戻ってきて、自分たちが開発すると言ってくれました。彼らは翻意の理由を説明しませんでしたが、あとになった聞いたところによると、メダレックス社——今はブリストル・マイヤーズに買収されています——が私たちの(2002年に出願した)特許を見つけて小野薬品に接触してきたのだそうです」。

メダレックス社は、すでに抗CTLA-4薬のイピリムマブの臨床試験を進めており、引き続いて抗PD-1薬の開発も始めていた。彼らは、ヒトの抗体遺伝子を導入したマウスを免疫することによってヒト型抗体を作る技術をもっていた。マウス由来の抗体はヒトにとって異種なのでヒトの免疫系によって排除されるが、ヒト型抗体はヒトの抗体遺伝子から作られるので、投与しても免疫反応が起こらないのだ。「メダレックス社にとって、抗PD-1薬に挑戦するのは自然なことだったのです」と本庶は言う。「彼らは小野薬品との共同開発に着手し、まもなく急速に進みはじめました」。

抗PD-1薬ニボルマブは、日本では2014年7月に切除不能な悪性黒色腫患者への使用が承認された。アメリカでも同年のクリスマスの直前に承認された。

***

簡単な話だと思われただろうか？

実際は，そうでもない。

本庶は，パートナーとして抗PD-1薬の開発に協力してくれる製薬会社を探しながら，PD-1のパートナーとなる分子，すなわちPD-1のスイッチを入れてブレーキを作動させるシグナルも探していた。

この研究は，ダナ・ファーバーがん研究所／ハーバード大学がんセンターのゴードン・フリーマン（第5章）をはじめとする複数の研究者との協力によって進められた。

「本庶道」をまとめると，必要なものは，好奇心，挑戦，根気，そして友人との協力，ということになる。

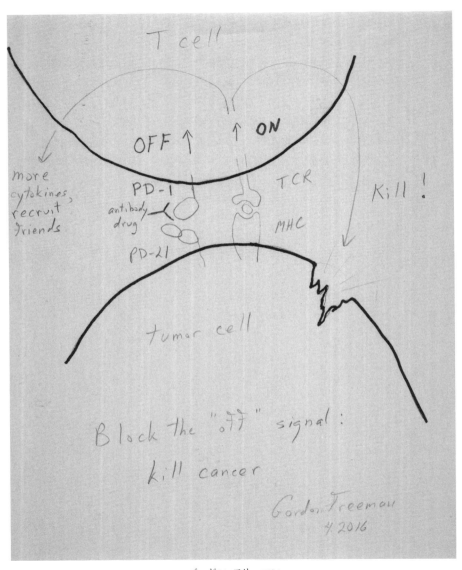

ゴードン・フリーマン
『「オフ」シグナルをブロックしてがん細胞を殺す』

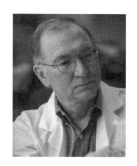

第5章
ゴードン・フリーマン(Ph.D.)
ハーバード大学医学大学院(マサチューセッツ州ボストン)内科学教授

PD-1のリガンド，PD-L1を発見

「それは今まで何も効かなかったところで効くのです」　　　——G・フリーマン

　ゴードン・フリーマン(Gordon Freeman)は1951年にニュージャージー州ハッケンサックで生まれた。

　「育ったのはフォートワースです」と彼は言う。「夏の盛りの猛暑のなかで引越しをしたことを覚えています」。引越し先はテキサス州だった。

　ジェームズ・アリソン(第1章)と同様，フリーマンはテキサス州出身の免疫学者だ。「ジム(ジェームズの愛称)はテキサス南部の出身で，フォートワースはテキサス中央北部なので，土地柄はかなり違います」と言うフリーマンの声は柔らかく，優しく，わずかにテキサス訛りがある。「私たちの本当の共通点は，高校生のときに米国国立科学財団(NSF)が後援するテキサス大学のサマープログラムに参加して，初めて第一線の科学に触れたことです」。

　彼らが高校生だった1960年代中頃は，米国の科学関連予算は潤沢だった。数年前にソ連が世界初の人工衛星スプートニクの打ち上げに成功したことで，自分たちの科学が神を信じない共産主義者たちに負けているのではないかという危機感が非常に強まっていたからだ。国による支援の範囲は広く，高校生も対象になった。「テキサス大学オースティン校の，とある教員が，優秀な高校生を対象とするサマープログラムを始めました」と言うフリーマン自身が，その対象者だった。「大学の科学者たちが，夏の間，私たち高校生に研究室で学ばせてくれました。ジムも私も，あの夏に一流の科学研究に出会ったのです」。

　とはいえ，フリーマンが科学的な手法に出会ったのは，それが初めてというわけではない。「教会のサマーキャンプに参加したときのことです」と彼は回想する。「なぜかニワトリの解剖をさせられました。よりによって，教会のサマーキャンプで解剖をやらせるとは。男子も女子もいましたが，ニワトリを解体してその成り立ちを探るのを楽しんでいたのは，1人の女

左の図中から抜粋：Tリンパ球(T cell)，サイトカインを出して友人「免疫細胞」を呼び寄せる(more cytokine recruit friends)，抗体医薬(antibody drug)，T細胞受容体(TCR)，主要組織適合遺伝子複合体(MHC)

44   セクション2　PD-1

子中学生と私だけでしたね」。

　しかし，自分たちが解剖したニワトリをその場で食べることはしなかった。いろいろまずいことになりそうだからだ。とはいえ，「結局は食べたのですよ。つまり，その日の夕食に出たので」。ただ，フリーマンとパートナーは，アイスティーとベジタリアン用メニューを選んだという。

　フリーマンが最初の恩師フレーヴィン・アーセノー[注] に出会ったのも高校生のときだった。「私たちは先生を『ミスターA』と呼んでいました」とフリーマン。「先生は第二次世界大戦の戦闘機乗りで，戦後に科学教師になりました。連邦政府が科学研究に資金を提供しはじめると，先生は高校に実験室を作り，生徒が科学的な研究をできるようにしました」。実験室を利用するためには，ぞっとするような試験に合格しなければならなかった。それは，前年のクラスが放置した実験道具を片付けることだ。洗われることなく，沈殿がこびりついた容器を何百個も洗わなければならなかった。「当時はガラス製の，再利用可能なペトリ皿を使っていたので，実験をしたいと思っても，初日はカビだらけの古いペトリ皿を洗うだけで終わってしまいます。とはいえ，それさえ終われば好きな実験ができます。私たちは高校の実験室の鍵をもらい，週末でも夜でもいつでも実験しに行くことができました。そこで実際の実験の仕方を学んだのです」。計り知れないほど貴重な体験だった。

　ミスターAに学び，NSFが後援するテキサス大学の高校生向けプログラムに鍛えられたフリーマンは，より高い教育を受ける準備ができていた。「テキサス大学での研究のおかげで，ウェスティングハウス科学コンテスト[訳注] の決勝戦に出場することができました」。科学実験のしっかりしたと基礎があり，科学者としての履歴書に書ける実績もあったゴードンが，ハーバード大学に進学できたのは意外でもなんでもない。「それ以来，ずっとハーバードにいます」。

<h2 style="text-align:center">自 然 な 流 れ</h2>

　フリーマンが免疫学の研究者になることを決意したのは，ハーバード大学で学部を終え，大学院を終え，ポスドクになったときだった。その選択を不思議に思う人もいた。「アルサス反応のような複雑な現象や，心理学のような独特な用語がありましたからね」とフリーマンは言う。けれども免疫学の謎は非常に魅力的だったし，パズルのピースを探して組み合わ

注：フレーヴィン・ジェームズ・アーセノー少佐（1925〜2008）は，戦争中は海軍艦上戦闘機ヘルキャットに乗っていた。戦後，フォートワース科学フェアを創設したほか，DDTが海洋や湿地の野生生物に及ぼす影響を調べた最初の研究者となった。彼の死亡記事には，「彼の学生の多くが研究者や医師になり，私たちの世界をより良い場所にした」と書かれた。
訳注：全米の高校生を対象とした，歴史ある科学コンテスト。現在はスポンサーが変わり，リジェネロン科学コンテストになっている。

せる新しいツールが登場したことが彼の心を決めさせた。「科学者は，その時期その時期に
できることをします。私が大学院生の頃にできたのは，ウイルスの生活環と戦略を解明する
ことでした」。例えば，SV40レトロウイルスを研究したいと思ったら，ウイルス粒子を構成す
る3個か4個の遺伝子を調べるための
ツールは容易に入手できた。

フリーマンの研究が進むにつれ，分
子生物学という新分野の登場により，道
具箱に新たな面白いツールがどんどん
入るようになり，遺伝子の塩基配列を決
定したり，遺伝子をクローニング*したり
できるようになった。こうした技術を駆
使することで，それまで手のつけようが
なかったようなタンパク質でも研究でき
るようになる。「次にできそうだと思った
のが免疫学だったのです」。

> クローニング(cloning)：この言葉は，ごくまれ
> に，はるか彼方の銀河で邪悪な軍団を作り
> 出す技術として使われることもあるが，主と
> して科学の分野で用いられる。一般的には，
> 遺伝子のクローニングでは，生物のDNAか
> ら遺伝子(タンパク質を作るための指示)を切り出し
> て，もっと単純な生物系に組み込む。例えば，
> 大腸菌(Escherichia coli)に遺伝子を組み込め
> ば，その指示に従い，特定のタンパク質を
> 大量に作らせることができる。同じタンパク
> 質が大量に手に入れば，そのタンパク質の
> 機能の解明に着手することができる。

B 7：ファミリービジネス

ポスドクになったフリーマンはリー・ナドラーの研究室に入った。ナドラーは当時，互い
によく似た構造をもちT細胞の刺激に関与する「B7ファミリー」というタンパク質群のメン
バーを特定する研究をしていた。フリードマンが参加してまもなく，彼らの研究室はB7-1
分子とB7-2分子を発見した。どちらの分子も重要であることが明らかになった。これらは
T細胞上のCD28受容体の主要なリガンド(結合相手)であり，結合によりT細胞を活性化
させることがわかったのだ。その上，CTLA-4受容体の免疫抑制活性のリガンドであること
も明らかになった。

ややこしい？ 免疫系が作用する際には，曲芸師のように巧みにバランスをとる必要があ
ることを理解していないと，そう思われるかもしれない。免疫系がまず成すべきは，病原体
を殺すことではなく，自分自身を攻撃しないことだ。それゆえ，あらゆる免疫反応には制限
がある。理想的には，炎症の原因(つまり感染)がなくなるのに十分な時間だけ攻撃の反応
が続き，あとは終息してほしい。ヒトの生体は，このバランスを維持するためにきわめて巧
妙な手法を用いている。B7分子は，その両方にかかわっている。

B7分子は次のように働く。免疫反応が始まるとき，抗原提示細胞*の表面にあるB7-2リ
ガンドがT細胞上のCD28に結合する。これが召集ラッパのような働きをし，T細胞の軍
勢を展開させて，戦場に送り込む。戦闘が激しくなると，CTLA-4受容体が現場(T細胞の

表面)に現れて停戦の条件について話し合いをはじめる。十分な数のB7-2がT細胞上の
CTLA-4受容体に結合すると、撤退ラッパが鳴る。

　フリーマンはこのファミリーの関係を利用して発現配列断片（expressed sequence tag：EST）
の相同性検索を行った。つまり、CD28について知られている構造と遺伝情報を餌として
遺伝子データベースの検索を行い、同じCD28ファミリーのほかのメンバーを釣り上げた
のだ。彼が釣り上げたのは、もう1つの刺激性チェックポイント受容体ICOSだった。
CD28との関係から、ICOSは、リガンドと結合するとT細胞を刺激するという受容体ファミ
リーの仕事をしていると予想され、実際にそうであることがわかった。

　そのリガンドは？　フリーマンは今度はB7-1を餌にして再び検索を行った。今回は、よく
わからない獲物がかかった。彼が見つけたリガンドはICOSと結合しなかった。幸い、フリ
ーマンは以前からジェネティクス・インスティチュート社（米国マサチューセッツ州ケンブリッジ）
のクライヴ・ウッド博士と共同研究をしていて、PD-1の発見者である本庶 佑（第4章）も何
度もそこを訪れていた。ウッドが融合タンパク質の作成を得意としていたことで、この謎のリ
ガンドが受容体であるPD-1と結びつくことが明らかになった。このリガンドは現在は
PD-L1として知られている。

「私たち全員に大きな功績が認められると思い
ます」[注]とフリーマンは言う。「この発見ががん
治療に革命を起こしたと思うと感慨無量です」。

> 「この発見ががん治療に革命を
> 起こしたと思うと感慨無量です」

ＰＤ-１とがん

　免疫学者になることの魅力の1つは、自分の発見が実用化されやすいこと、つまり、自分
の試験管の中に入っているものが、いつの日か薬棚におさまる可能性が高いことだ。

　「最初にPD-L1を発見したとき、応用の可能性は複数ありました」とフリーマンは言う。
端的に言うと、私たちはここでスイッチの話をしている。スイッチをオフにするとああなって、
オンのままならこうなる、という話だ。「例えば、私たちの発見を利用してオフのシグナルを出
させれば、（エリテマトーデスや多発性硬化症などの）自己免疫疾患を軽快させることができるか
もしれません」。これが第1の可能性だ。第2の可能性は、臓器移植の際にドナー細胞に
PD-L1を発現させて、移植片に対して免疫寛容の状態を誘導することだ（免疫寛容とは、免
疫系が移植組織を放っておくようにすること、許容させること、移植組織の外来細胞を「自己」として扱
わせることを言う）。その例としては、患者の免疫系がインスリンを産生する膵島細胞を破壊し
てしまう若年性（1型）糖尿病で、移植されるドナーの膵島細胞にPD-L1分子を発現させて、

注：本書の執筆時点で、PD-1/PD-L1に関連した知的財産権をめぐる係争があるが、ここで立ち入ることはしない。

移植後に攻撃されないようにすることが考えられる（「第21章　ブルーストン」参照）。第3の可能性はもちろん，シグナルをオフにさせて，T細胞の抗がん反応をもっと強くすることだ。

「免疫学は，その疾患が何を標的としているかによって，抑制する方向にも強化する方向にも応用できるのです。私たちは，こうした可能性をすべて考えました」。

結局，フリーマンにPD-L1の応用の仕方を教えたのは，この発見の情報源となった発現配列断片（EST）だった。「私たちが見つけたESTは卵巣腫瘍に由来するものだったので，最初からがんを考えました」。それは経験にもとづく推測にすぎなかった。なぜなら腫瘍塊は，がんとは別の多くの種類の支持細胞（および，浸潤してきた免疫細胞）からできているからだ。「けれども私たちがPD-L1抗体を作ったときには，振り返って卵巣がん細胞系に目をつけ，そこでPD-L1を見つけたのです」とゴードン。PD-L1の発現は乳がん細胞系でも見られ，実際，「うちの病理学者は多くの種類の固形腫瘍でPD-L1の発現を目にしました」と言う。

抗原提示細胞（antigen-presenting cell：APC）：ミクロの「指名手配書」を表面に提示する免疫細胞である。指名手配書は分子の簡単なスケッチで，通りすがりのT細胞に悪党（任意の抗原）の特徴を知らせて警戒させる。その悪党を追跡する任務を割り当てられたT細胞が手配書を読むと，T細胞が発現するCD28受容体と抗原提示細胞が発現するB7リガンドが結合し，それにより発生するシグナルによって活性化される。

シグナル伝達に関する余談：本書で取り上げるシグナルの多くがやたらと「念入り」に見えるのは，本当にそうだからだ。その理由は，あなたが不要なファイルを消そうとしてパソコンのデリートキーを押したときに，コンピューターが本当に削除するのか念を押してくる理由と同じである。取り消せない動作をするとき，あなたの免疫系はパソコンと同じように活性化の閾値を設定し，決定的で重大な動作が軽々しく行われないようにしているのだ。

免疫系（や任意の生物システム）を理解する上で必要なもう1つのことは，これらが非常によく似た活性をもつ分子ファミリーを利用していて，分子ファミリーのメンバーは構造的に（したがって遺伝的に）よく似ているということだ。人間の場合と同様，1つのファミリーのメンバーがどのような姿をしているかを知っていると，ほかのメンバーを特定することができる。

臨床試験への道

ここまで来たら臨床試験に進むのは当然のように思われる。ところが実際はそうではなかった。少なくとも，すぐには臨床試験に進めなかった。彼らを待っていたのは，ある種の闇夜だった。

フリーマンや本庶らによる発見と同時期の2001年，抗がん薬グリベック（Gleevec）がFDAによって承認された。グリベックは，これまでに開発された抗がん薬のなかで最も有

効なものの1つで，FDAは，どのがん治療法よりも短い期間でこの薬物を承認した。グリベックは免疫療法薬ではなく，突然変異によって（つまり「グレる」と）ある種のがんを生じるようなキナーゼと呼ばれる酵素の1種を標的としている。

「グリベックは特大ホームランでした」とフリーマン博士は率直に認める。「基本的に，上のほうの役人や資金提供機関は，がんを治すためにはキナーゼを標的にすることになるだろうと言っていました（キナーゼにはたくさんの種類がある）。ですからその後はキナーゼ研究の支援ばかりになりました」。

キナーゼ研究に支援が集中した結果，フリーマンは研究室のスペースの4分の1を他の研究者に明け渡さなければならなくなった。

「本当に厳しい時期でした」とフリーマンは言うが，その間も研究は続けていた。「当時の私たちの研究の多くは，PD-1が慢性感染症へ関与することを明らかにするものでした」。例えば，慢性感染症に罹患すると，免疫系は「弱モード」になることがわかった。T細胞が多くのPD-1を発現するようになり，免疫反応をオフにするシグナルを受け取りやすくなると，小規模な反乱のようなことが起こる。「例えば，肝炎になっても肝臓が完全に損傷されることはありませんが，免疫系がウイルスを完全に駆逐することもできません」。この現象はAIDS，マラリア，結核など，他の感染症でも見られる。これらはいずれも慢性感染症で，PD-1が関与している（この点については「第7章　ロバート・シュライバー」も参照）。

「この期間には，私たちの研究資金の多くは慢性感染症の研究を通じて入ってきていました。がんにおいて免疫学はまだ勢いを取り戻していなかったからです」。

数年後にそれを取り戻させたのがイピリムマブだった。その後まもなく，イピリムマブを開発したメダレックスが抗PD-1薬の開発に着手した。のちにニボルマブと呼ばれることになる薬物だ。

「イピリムマブを開発したのと同じ会社が抗PD-1薬も開発したのは，すばらしいことだと思います」とフリーマンは言う。「非常に優秀なグループでした。アラン・コーマンとニルス・ロンバーグの貢献は特に大きかったと思います」（2人とも現在はブリストル・マイヤーズ スクイブに所属している）。

抗PD-1抗体薬：誇大広告ではない

グリベックは記録的な成功をおさめ，今では多くの有効なキナーゼ標的薬が市場に出回っている。しかし，その後に出てきた抗PD-1抗体薬の臨床試験の結果も驚くべきものだった（「第6章　スザンヌ・トパリアン」参照）。

ニボルマブはまず2014年7月に転移性悪性黒色腫への使用が承認され，すぐに適応が拡大された。「今は肺がん，腎がん，悪性黒色腫について承認されています。これらだけ

でも，がんによる死亡数の約25〜30％を占めています」とフリーマンは言う。「FDAは，頭頸部がん，膀胱がん，トリプルネガティブ乳がんについても審査中です」（頭頸部がんと膀胱がんについては，その後，承認されている）。それ以外の適応についても承認される可能性がある。実際，フリーマンとの会話の少しあとに，ホジキンリンパ腫患者の治療にニボルマブを用いることが承認された。

　驚異的なデータだが，がん治療薬の開発に携わる人なら，前にも同じような状況があったことを覚えているはずだ。なかでも印象的なのはアバスチン（Avastin）だろう。アバスチンは当初，ほとんどどんながんでも治療できるように思われていたが，再評価の結果，そうでないことが明らかになった。免疫療法について毎日のように新しいニュースが入ってくる今，この薬物，このアプローチの効果も，誇張されているのではないだろうか？

　フリーマンにも心配はある。なんと言っても，これはまったく新しい薬物だ。長期的な副作用はどうなのだろう？「治療から長い時間が経過して，例えば10年後あたりに，自己免疫疾患が現れるのではないかと心配していました」。今ではイピリムマブを使った治療を受けてから10年以上たつ患者もいるが，そのような副作用はまだ生じていない。フリーマンはこの薬物の効力に驚くばかりだ。

　ただ，もう少し早かったらとは思う。「私の母は肺がんで，診断から9カ月後に死亡しました。母は標準治療と放射線治療を受けていましたが，あっという間でした」。その口調にはフリーマン博士の後悔がにじみ出ていた。「ダナ・ファーバーがん研究所で，何人かの患者と会いました。ある肺がん患者はそろそろホスピスに入るような状態でしたが，今ではバイクに乗って検診に来ます。元気ですよ」とフリーマンは言い，それから一呼吸おいて，かつて治療不可能ながん患者だったこの男性の現在の唯一の医学的問題は，太ってきたことだけだと補足した。

> 「ある肺がん患者はそろそろホスピスに入るような状態でしたが，今ではバイクに乗って検診に来ます。元気ですよ」

　もちろん，抗PD-1抗体薬は万能ではない。イピリムマブと同様，治療に反応する患者の割合は低く，せいぜい30％である（ただしホジキンリンパ腫については患者の65％が反応する）。しかし，親切な生活指導員あるいは聖職者のような表情を浮かべたフリーマンは，新たな免疫療法や，免疫療法と既存の標準療法との組み合わせによって，奏効率がもっと上がることを疑っていない。「まったく疑っていません」と彼は言う。「心の底から信じています」。

　フリーマンは現在，Tim-3という親しみやすい名をもつチェックポイント分子を研究しているが，もちろんこれも信じている。

共 同 研 究 者 た ち

　本書で紹介する研究者たちは，例外なく，共同研究者の貢献を強調する。そこには，科学は自分一人でできるものではないというメッセージが隠されている。それなら一匹狼で行きたい人間はどうすればよいのか？　コンピューター・プログラミングの道に進まれるとよいのではないだろうか。少なくとも生命科学には向いていない。

　フリーマン博士は，すでに名前が挙がっている共同研究者のほかに，イェール大学のリーピン・チェン (Lieping Chen., M.D.,Ph.D.) を挙げる。リーピンは，PD-1/PD-L1 経路ががんの標的であることを確立したほか，抗 PD-1 抗体ニボルマブのヒトでの最初の臨床試験の組織立ち上げにも尽力した。

　彼はハーバード大学のアーリーン・シャープ (Arlene Sharpe, M.D., Ph.D.) にも感謝している。「彼女が行なった実験の結果はとても重要でした。マウスを用いた実験系で，PD-L1 とその姉妹分子 PD-L2 が免疫反応を抑制することを示したのです」。つまり，シャープ博士はこの分子ペアの生物学的機能を特定したのだ。

　ペアと言えば，シャープ博士はフリーマンと頻繁に共同研究を行っているだけでなく，彼の妻でもある。

　「ハーバードの学部生時代に出会ったのです」とフリーマンは目を輝かせる。「二人ともハーバード大学医学大学院の微生物学・分子遺伝学科で博士号を取得しました。研究室は別々でしたが」。

　ありがとう，ハーバード大学。

　幸せな関係を築く秘訣は？　1 つめは距離の近さだ。「同じ研究室になったことは一度もありませんが，彼女の研究室はここから 2 ブロックのところにあります」。もう 1 つは競合のおそれがあまりないことだ。「私たちの研究は完全には一致していないのです。2000 年代初頭には，私は分子免疫学をやっていて，遺伝子を特定してその働きを解明するという研究をしていました。一方アーリーンは，マウスの免疫学とノックアウト生物学に重点を置いていました。私たちは，互いに補い合うような技術をもっていたのです」。

　そして彼らは仕事を家にもち帰らない。

　「家で仕事をしていると，娘に叱られます。娘は私たちと同じ道には進まず，国際関係の仕事に従事しています」とフリーマンは言う。「意外かもしれませんが，仕事の話はしません。子どもたちのことや，その日のことなど，プライベートな話ばかりです……」。

　科学のことは，朝になってから考えればよい。

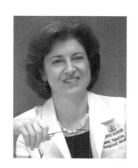

第6章

スザンヌ・L・トパリアン (M.D.)

ジョンズ・ホプキンズ大学(メリーランド州ボルティモア)外科学・腫瘍学教授，
キンメルがんセンター悪性黒色腫プログラムディレクター

抗PD-1抗体の臨床試験を先導

「あるときふとひらめいたのです。その考えは理にかなっていると思いました」

——S・トパリアン

　スザンヌ・トパリアン (Suzanne L. Topalian) は1954年にニュージャージー州ティーネックに生まれた。

　本書で紹介するほとんどの研究者と同様，トパリアンはもともと科学に興味があった。だが，決定的というほどではなかった。「科学への興味は常にありましたが，文筆業にも興味があったのです。大学では医学部進学課程に在籍していましたが，専攻したのは英文学でした」。科学と文学の綱引きはしばらく続いた。「どちらの分野の先生にも，自分のほうに来るように勧められていました」とトパリアンは回想する。「私が大学生だった1970年代には，科学以外の学問を専攻してから医学部に進学するのがクールだったのです」。

　今日の高等教育では単一の教科を必死に勉強しなければならないことが多いので，彼女のようなやり方は考えにくい。「1970年代には，多様な背景をもつ人が受け入れられていました。医学部には，科学をよく知り，夏じゅう実験室にこもっている学生もいましたが，私のような学生もいたのです」。

　綱引きに勝ったのは科学だった。けれどもトパリアンは，「著述の技術は今でも大いに役立っています」と言う。すべての論文を自分自身で書いている[注]ことは，彼女の誇りだ。

　トパリアン博士はウェルズリー大学を卒業し，1979年にタフツ大学で医学博士号を取得したあと，トマス・ジェファーソン大学病院(フィラデルフィア)で外科医になった。「一般外科のレジデントだったのですが，その間に隣のフィラデルフィア小児病院の研究室で1年間実験をしたことが大きな転機になりました」。彼女はそれまで小児外科の道に進むことを真剣に考えていたのだが，神の導きとでも呼ぶべき偶然があった。「その研究室は腫瘍免疫学

注：臨床科学ではゴーストライターを使うことはめずらしくない。大手製薬会社がスポンサーになる臨床研究では特にその傾向が強い。つい最近までこの慣行は秘密にされていたが，今では外部のライターを使う場合，そのことが(小さく)明記されることが多い。

を専門にしていたのです」と彼女は言う。「そこですっかり取り憑かれてしまったのです。私はがん免疫学に強い興味をもちました」。

行く人の少ない道

ここまで来ていたトパリアンが開業するのは容易だったはずだ。すでに腕の良い外科医になっていた彼女は，なぜ進路を変更したのだろう？

「レジデント期間を終えて開業する機会はありました。そうすることもできたのです」。実際，外科には外科の魅力があった。「そもそも外科を選んだのは，すぐに答えが出るからでした」。たしかに彼女と接していると，そのような気質を感じる。前置きを飛ばして，一気に核心に入ろうとするところがあるのだ。「外科医が患者を手術室に連れて行くときには，患者のどこが悪く，どうすれば治るかを知っているつもりでいるわけです。見立てが正しければよいのですが，手術をしてみると予想外のことも起こります。それでも，自分が正しいか間違っているかがすぐにわかる点が気に入っていました」。

けれどもやがて，トパリアンは自分のしていることの規模も視野も物足りなく感じるようになった。「問題を解決して患者の役に立てるのは嬉しいことですが，1度に1人ずつなのです」と彼女は言う。「私は，疾患と戦うにはもっと良いやり方があるのではないかと思いはじめました」。それを可能にするのが研究だった。

フィラデルフィア小児病院のモーリッツ・ツィーグラー（Moritz Ziegler）の研究室で学んだトパリアンは，すでにその研究に適した場所にいた。ツィーグラーはがん免疫学の権威で，かつての米国公衆衛生局長官C・エヴァレット・クープ（C. Everett Koop）の弟子である（科学界では，誰のもとで学んだかが非常に重要になる。その人が誰を師に選び，弟子として選ばれたかで，どの程度の教育を受けたかがよくわかるからだ）。

「私は1年間がん免疫の実験をしているうちに，免疫系は病原菌や移植臓器を認識するのと同じようにがんを認識し，拒絶できるはずだと考えるようになりました」とトパリアンは言う。「その考えは，あるときふとひらめいたものでした。理にかなっていると思いました」。この認識が彼女の次の進む道を決めた。専門分野として外科腫瘍学を学ぶのだ。しかも，がん免疫学の研究ができるところで。条件を満たすのは，米国国立衛生研究所（NIH）のがん免疫療法の巨人の一人，スティーヴ・ローゼンバーグ（第13章参照）の研究室だった。

彼女はそこで成功した。

「偉大な先生でした……今でもやりとりがありますが，先生は私にとっても同僚にとってもすばらしい恩師です。私は先生からたくさんのことを学びました。なかでも重要だったのは，臨床試験のデザインと進め方です」。NIHは臨床試験を実施するのに最高の研究機関の1つだった。「NIHは特別な場所です」とトパリアン。「臨床試験に参加しなければ患者

になることさえできないのです。ほかの研究機関では，そんなことはありません」。NIHは本当に特別な場所で，トパリアンは特別研究員の期間が終わってもとどまり続けた。その期間はじつに21年に及んだ。

目標は高く，期待はせず，霧の中を進む

　一般に特別研究員は，（改良や発見の余地はあっても）多かれ少なかれ，すでに知られている情報や技術を教えてもらえるのだが，1980年代初頭のがん免疫療法の特別研究員は，多くの点でゼロから出発しなければならなかった。「特別研究員として研究室に入って，最初にスティーヴと取り組んだプロジェクトは，患者の治療に使うためのヒトT細胞を大量に作る方法を考えることでした」。ヒトT細胞を大量に作る手法はほとんど知られておらず，既存の手法が患者の治療に使われたこともなかったが，その実現に（つまり，T細胞を増やすのに）必要なイノベーションは，がん免疫療法の重要な側面を支えるものになるはずだった。その手法は養子免疫療法と呼ばれている（「第13章　スティーヴン・ローゼンバーグ」参照）。「それが，特別研究員になって1年目の私の仕事でした」。

　プロジェクト自体は完全に新規のものというわけではなかった。研究室ではすでに組換えIL-2というT細胞増殖因子を使っていたし（ほかの増殖因子はまだ発見されていなかった），研究室内でリンパ球*の一種であるLAK細胞*を増やす実験もしていた。

　その時点でわかっていたことをトパリアンに教えたのは，ローゼンバーグの研究室でLAK細胞の研究を担当していたリンダ・ムール（Linda Muul）だった。かいつまんで言うと，患者から末梢血を採取し，必要な細胞を取り出し，その細胞にIL-2を加えて栄養培地に数日置いたものを患者の体内に戻すという操作である。言葉にすると単純だ。

　けれどもトパリアンによると，手術室で切除された固形腫瘍を持ってきてリンパ球を取り出し，正しい方法でリンパ球を増やし，これらが腫瘍を特異的に認識して殺し，サイトカインを分泌するようにして，患者の体内に戻すことは決して容易ではない。「培養には何週間もかかることがありました」とトパリアン。「ですから実際には簡単にできることではなく，私たちはその手法を開発しなければなりませんでした」（「第13章　スティーヴン・ローゼンバーグ」，「第15章　パトリック・フー」参照）。

　それは非常に難しい仕事だった。不

> リンパ球(lymphocyte)とLAK細胞(LAK cell)：リンパ球は白血球の一種である。T細胞，B細胞，ナチュラルキラー(NK)細胞は，いずれもリンパ球である。LAK細胞はサイトカインIL-2によって活性化されたNK細胞や細胞傷害性T細胞である。
> サイトカイン(cytokine)：シグナルとして働くタンパク質で，細胞に指示を出している。シグナルが伝える命令には，「こちらに来い」「行って増殖せよ」「探して破壊せよ」など，さまざまなものがある。

慣れな操作に最初のうちは失敗ばかりしていたが，謙虚で勤勉な彼女を嘲笑する人は誰もいなかった。「うまくいかないことだらけでした」とトパリアンは言う。「私はスティーヴの研究室に入るまでヒトのリンパ球を培養したことがなかったので，学ばなければならないことがたくさんありました」。けれども彼女の決意は固く，ガッツもあった。彼女は文献を読み，助言を求め，さらにまた文献を読んだ。「私は毎日のようにこの仕事をしている実験補助技師たちに話しかけました。実験台で作業をしているときにも私の相談にのってくれた彼らのことを忘れることはないでしょう」。技師たちとの交流や彼らから実地に習った技術は，非常に価値あるものだった。「あるベテラン技師は自分の実験台の隣に私のための小さいスペースを作り，並んで同じ操作をすることで私が学べるようにしてくれました」。それは先を見越したやり方だった。「私は必要なときにすぐにその技術を習得できました」とトパリアンは言う。それは，いきなり水に投げ込まれたときに運が良ければ浮かび，悪ければ沈むという行き当たりばったりなやり方とは違い，その瞬間に浮いているために必要なことを学ぶというやり方だ。

　彼女のやり方は念入りな下調べにもとづいていた。もちろん，NIHの研究室が行っていたのは未知の部分が多いハイリスク研究だったが，適切な準備と知識に基づくアプローチにより，有利な状況を作り出すことができる。「私は常に目標から目をそらさず，プロジェクトに着手する前にできるだけの下準備をするように心がけています」とトパリアン。「それでも，必ずしもうまくいくわけではないのですが」。

　長期的に見てうまくいかなかった例とは？ LAK細胞を治療に使うアプローチだ。

　特別研究員としての4年間を終えたトパリアンはNIHの上級研究員になった。これは大学の教職員に相当する地位であり，自分の研究室をもつことになる。

ＰＤ-１：高まる期待

　トパリアンがPD-1を意識するようになったのは2003年頃のことだった。具体的な部分は新しかったものの，イピリムマブの臨床試験の共同研究者だった彼女にとって，概念的には馴染みがあった。「私たちは抗CTLA-4薬の効力だけでなく，その特徴的な副作用である免疫関連の副作用についても，初期の数本の論文を書いていました。あの経験が，抗PD-1薬と抗PD-L1薬の開発に大いに役に立ちました」とトパリアンは言う。「プロセスをだいぶ加速したと思います」。

　イピリムマブでの経験は，情報だけでなくモチベーションも与えてくれた。「イピリムマブの臨床試験で腫瘍の縮小よりも先に見られたのは……免疫関連毒性でした」。それは良いことだった。薬物開発に携わる人が口を揃えて言うように，副作用がまったくない薬は効果のない薬だからだ。「みんな大喜びでした」と，トパリアンは回想する。「副作用の出現は，そ

第6章　抗PD-1抗体の臨床試験を先導　　55

の薬物が私たちの予想どおりの機序で作用し
たことを意味するからです。副作用を見て喜ん
だのは，私のキャリアでは初めてのことでした」。

　観察された副作用はセールスポイントでもあ
った。イピリムマブの副作用は恐ろしいものにな
る場合があったが，抗PD-1薬の副作用はそれ
ほどでもなかったのだ。

> 「副作用の出現は，その薬物が私
> たちの予想どおりの機序で作用
> したことを意味するからです。副
> 作用を見て喜んだのは，私のキャ
> リアでは初めてでした」。

　トパリアンは，「今では何万人という患者がイピリムマブとトレメリムマブ（ファイザーの抗
CTLA-4薬）で治療されていますが，効果と副作用の比率は理想的とは言えません」と説明
する。たしかに，重症の悪性黒色腫患者の長期的生存率が約20%というのは先例のない
良い数字だったが，深刻な副作用の割合も約20%とかなり高かった。「ですから，目を離し
てはいけないことがわかっていました。そして，基礎科学の研究で，ほかの免疫調節経路
があることもわかっていました」。そんな彼女の前にPD-1が現れた。最初に目にしたときか
ら，より良い案だと思われた。

　トパリアンが当時知っていたのは，PD-L1はPD-1の主要なリガンドである（つまり，
PD-L1の結合により「攻撃するな」のシグナルが伝わる）が，CTLA-4とは異なり，PD-L1はヒト
のがん細胞に発現し，ほとんどの正常な組織には発現していないということだった。さらに，
（イェール大学の）リーピン・チェンとの共同研究により，ヒトのがんの多くでPD-L1が発現し
ていることが示された。トパリアンが注目したのはこの点だった。「当時ホプキンズにいたリ
ーピンと，ずっとホプキンズにいるドルー（「第8章　ドルー・パードル」）が，私にPD-1の話を
するようになりました。私が*in vitro*系のヒト組織を調べることを専門にしているからです。彼
らは研究にマウスモデルを使いますが，私はマウスモデルを使いません。彼らからこの経路
の重要性を教えられた私は，その実験を始めました。私がまだNIH傘下の米国立がん
研究所（NCI）にいた頃のことです」。

　NCIという機関の性質上，大胆な発想をする研究者を擁護する環境があったことが彼
女に有利に働いた。「その点は否定できません。私はNCIという特別な環境にいました。そ
こで毎日顔を合わせる研究者たちは，全員，同じように冒険的な研究をしていました」とトパ
リアンに言う。「私たちは反応を観察しました。私たちが望んだほどではありませんでしたが，
さまざまな形の免疫療法のそれぞれに，一部の研究者が反応したことで，研究を続けること
ができたのです」。

　さらに，イピリムマブのおかげで，新しい抗PD-1薬をどのタイプの腫瘍で試すべきかも
わかっていた。「悪性黒色腫は免疫療法研究のシンボルです。免疫療法の症例研究をする
なら悪性黒色腫です」とトパリアンは説明する。「私たちはIL-2の頃から，理由はわからな
いながらも，悪性黒色腫がほかのどの固形腫瘍よりも高い率で各種の免疫療法に反応する

ことを知っていました。次が腎がんです。理由はいまだに解明されていません」。

2種類の腫瘍についての臨床研究の結果はどちらも良好で，抗PD-1薬は迅速に承認され，ほかの種類の腫瘍での活性を調べるための出発点となった。

「今は，抗PD-1薬のホジキン病，トリプルネガティブ乳がん，頭頸部扁平上皮がん，胃がん，肝細胞がんへの臨床試験において，有望そうな結果が出てます……有望そうながんの種類はどんどん増えています」。

> 「今は，抗PD-1薬のホジキン病，トリプルネガティブ乳がん，頭頸部扁平上皮がん，胃がん，肝細胞がんへの使用について，有望そうな結果が出てます……有望そうながんの種類はどんどん増えています」

慎重に前進する

残念ながら，抗PD-1薬は誰にでも効くわけではない。「これまでのところ前立腺がんは抗PD-1薬の単剤療法には反応しないことがわかっています」とトパリアン。「また，結腸がん患者の多くも反応しません……その一方で，まだ試していない種類の腫瘍もあります。現時点で多くの種類の腫瘍が抗PD-1薬に反応していることから，ほかの種類の腫瘍にも反応するものがある可能性は高いでしょう。誇大宣伝ではなく，事実に基づく予想です」。抗PD-1薬の現状をまとめると，ある程度の奏効率が確認されるがんの種類が増えているということと，これまでどの療法にも反応しなかったような，非常に進行したがん患者で反応が見られたということだ。「治療が困難な患者集団でがんの縮小が見られるのですから，楽観視する理由はあるのです」。

抗PD-1薬の展望を今後も明るいものにするためには，(1)治療により最大の恩恵を受けられる患者を見きわめるための(血液検体などに含まれる)生物学的マーカーの同定，(2)ほかの薬物との併用療法，が考えられる。「2つの問題はリンクしています」とトパリアンは言う。「腫瘍の微小環境中に，ほかの薬物との共標的にできるようなバイパス経路や耐性経路の存在を示すマーカーを発見できるかもしれません。私たちは今ホプキンズで，この研究に集中しています」。

ただ，研究には莫大な費用がかかることがある。「産業界は，私たちが今やっていることのすべてについて，非常に大きな役割を果たしています。彼らは重要な資金源です。こうした臨床試験の多くは，単一の機関では資金を提供できないのはもちろん，実施することさえできません」。それでも資金は全然足りない。トパリアンは研究資金集めに奔走している。

彼女は，「科学のための資金調達は非常に困難になっています。今の科学者は，起業家のように，あらゆる場所で資金調達の機会を見つける必要があります」と警告する。「この

数年で, NIH も資金源としてあてにならなくなりました」。助成金の申請の採択率が非常に悪いだでなく, 助成金を獲得できても翌年には削減されるかもしれない。「実績も何も関係なく, 単に, 予算に応じて調節されてしまうのです」。

だから彼女は創造的にならざるをえない。「私たちは NIH からも, 産業界からも, 財団からも, 慈善団体からも資金提供を受けています。財団のなかでも, 疾患関連の非営利団体からの資金は非常に重要になっています」とトパリアン。「資金提供機関に働きかけ, 競争的資金を獲得するために必要な時間をすべて足し合わせると, それだけで私の時間の3分の1以上になると思います」。

ぴったり合う人

助成金申請書を書き続けるのは容易ではない。1日に12〜14時間, しばしば週末まで仕事をするのは楽しいことではない。これまで誰も本気では知りたがっていなかったこと(科学者は, それを知る必要があることを人々に納得させなければならない)を苦労して解明するために人生を捧げるのは, 万人向けの仕事ではない。では, 自分には向いているのだろうか? 科学を志す者は, 早い段階でこの問題を考えるべきだ。

トパリアンは多くの若手科学者を育ててきたが,「あなたは科学者には向いていないと言ったことは一度もないと思います」と言う。「けれどもふつうは, 私だけでなく本人にも, 科学者に要求されることと彼らが仕事でやりたいことが一致していないと, はっきりわかってくるのです」。とはいえ, その決断を「全か無か」という極端な選択にする必要はない。「科学に関係のある仕事はさまざまにあり, あらゆるレベルで貢献できるからです」。ある人にとっては, 実験台で実験について考えることは最善の選択ではなく, 科学を扱う文筆家あるいは役人や法律家になるほうが向いているかもしれない。常に前向きなトパリアンは,「可能性はたくさんあります」と言う。「私は教え子たちが自分に合った進路を見つけられるように手助けします。科学に携わりたいという望みをくじくことは, 決してありません」。

科学に携わるということは, 科学者たちとかかわってゆくことだ。

じつは, スザンヌ・トパリアン博士はドルー・パードル博士と結婚している。

不思議なことに, 仕事の上で彼らと長年付き合いがある人々にもこのことは知られていない。

「たしかに, このことを知らない人は何人かいますね」。トパリアンは大げさに肩をすくめる。「なぜかはわかりません……私も彼も, 隠しているわけではありません。結婚して22年になります」。彼らは結婚しているだけではなく共同研究も行っている。スザンヌの研究発表を聞いている人は, スライドをよく見ると, どこかにパードル博士の名前が出てくるのに気づくだろう。ドルーの研究発表を聞いている人は, しばしばトパリアン博士の研究が引用さ

れているのに気づくだろう。

すべては科学の名において。

***

「私の父は科学者でも医師でもないのですが、私が医学部の学生だった頃に、学校生活について知りたがったことがありました。父が特に知りたがったのは、なかなかがんを治せるようにならないのはなぜなのかということでした。ニクソン大統領が『がんとの戦争』を宣言してから4年後の1975年のことでした。私は父に、がんは少なくとも100種類の疾患からなり、状況は非常に複雑なのだと根気よく説明しました。けれども父は、『がんは複雑じゃない。単純なはずだ。共通点を見つけるだけでいいんだ』と言っていました」。

オカルトめいているとまでは言わないものの、後年、トパリアン氏の正しさが証明された。彼の娘が20年後に『A common denominator approach to cancer therapy（免疫チェックポイント阻害：共通点に着目したがん療法の取り組み）』(Topalian S, et al. *Cancer Cell* 2015;27:450) という画期的な論文を発表したのだ。

セクション3

免疫監視機構

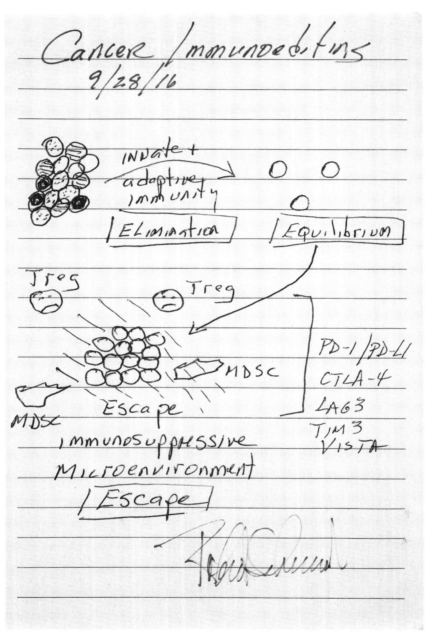

ロバート・シュライバー
『がん免疫編集』

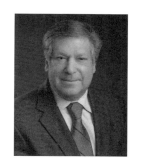

第7章

ロバート・シュライバー (Ph.D.)
ワシントン大学医学大学院（ミズーリ州セントルイス）
ヒト遺伝学・免疫療法プログラムセンター長

免疫監視機構の存在を証明

「がん免疫監視機構などというものが存在しないことは誰でも知っている」
　　　　　── R・シュライバーの初期の論文に対する査読者のコメント

　がん免疫監視機構は存在する。このことを証明したロバート・シュライバー (Robert Schreiber) は、1946年にニューヨーク州ロチェスターに生まれた。

　シュライバー博士はニューヨーク州立大学バッファロー校の学部と大学院を卒業した。博士取得後は、ラホヤ水中公園生態系保護区の美しいラホヤコーブの浜に近い、スクリプス研究所（カリフォルニア州ラホヤ）で研究することになった。

　保護区の浜はスキューバダイビングに最適だが、シュライバーはダイビングはせず、そのかわり最高のテレビ番組（あるいは最悪な映画）『ベイウォッチ』の水難監視救助隊員のように泳ぐことができる。

　シュライバーはにこにこしながら、「イルカを助けたこともありました」と言う（彼はよくこんなふうに微笑むのだ）。「私が在籍していた頃は、スクリプス研究所はまだラホヤの中心部にあったので、早い時間に到着しないと駐車スペースがなくなってしまい、離れた場所に止めに行かなければなりませんでした」。ある日、家を出るのが遅くなった彼は、研究所のはるか北に駐車しなければならなかった。そこから研究室に行くには、海岸線を歩いていかなければならない。「歩いていると、イルカが浜に打ち上げられているのに気づきました。近寄って見ると、イルカはまだ生きていました。そこで私は海に入り、イルカの体が乾かないように海水をかけてやったのです」。シュライバーはイルカの世話をしながら通りすがりの人に呼びかけ、シーワールド（サンディエゴにある水族館）に電話してもらった。駆けつけたシーワールドのスタッフにより、イルカは無事に保護された。「ずぶ濡れになったので家まで着替えに戻らなければなりませんでしたが、かけがえのない経験ができました」。

左の図中から抜粋：がん免疫編集 (cancer immunoediting)、排除 (elimination)、平衡 (equilibrium)、回避 (escape)、制御性T細胞 (Treg)、自然免疫 (innate immunity)、獲得免疫 (adaptive immunity)、免疫抑制微小環境 (immunosuppressive microenvironment)、骨髄由来抑制細胞 (MDSC)

スクリプスで特別研究員をつとめたあと，シュライバーはワシントン大学セントルイスの病理学教授となり，今もそこに勤務している。

彼が現在の地位につく前には，当然，恩師がいた。どんなに優秀な研究者でも，自分一人の力でこのレベルの業績を上げることはできない。

「父は化学者でした。コダックで働いていて，マイクロフィルムの開発者の１人でした」とシュライバーは言う。「父は大学では有機化学を学んでいたので，私も有機化学に憧れていました」。彼にとって，大人になったら何になるかという問題は，どんな科学者になるかという問題だった。医師だろうか，研究者だろうか？「進路を決めるときが来て，私は研究者になることを選びました。大学の３年生から４年生まで，私は実験室で脳を切り刻み，酵素であるNa$^+$/K$^+$-ATPアーゼを単離していました」。ちなみに彼が切り刻んでいた脳は，ヒトではなくウシの脳だ。ウシの脳はとても大きい。大きいものを切り刻んで非常に小さいものを探すのは，科学者の仕事だ。

「じつに楽しい研究でした」とシュライバーは言う。脳を切り刻む研究でも，化学の学位を取得するという目的は果たせた。ただし，有機化学ではなく，生命システムの複雑さと，医学への応用の可能性のある生化学だ。この研究が非常に面白いのはたしかだが，免疫系とは関係ない。シュライバーが免疫学に目を向けるようになったきっかけは，文字通りの「アクシデント（偶然，事故）」だった。

「私のキャリアには重大な転換点があるのです」と彼は言う。それには生化学者のジム・ワトソン（Jim Watson）教授が絡んでいる〔DNAの二重らせん構造の発見で知られるジェームズ・ワトソン（James Watson）とは無関係〕。「私はバッファローにとどまってワトソン教授のもとで学位論文を書くつもりだったのですが，教授が自動車事故で亡くなり，私が思い描いていた未来も消えてしまったのです」。

幸い，ワトソン博士には免疫学者の親友がいた。この免疫学者は自分の研究室をもったばかりで大学院生を必要としていた。「彼はこう言ったのです。『君が免疫学について考えたことがあり，この大学院にとどまって研究を続けるつもりなら，私は喜んで君を研究室に迎え入れるよ』」。それがモリス・ライクリン（Morris Reichlin）博士の研究室だった。

「彼はリウマチ学者で，タンパク質に対する抗体の研究をしていました。当時，この研究をしている研究者は彼だけでした」（ここで「タンパク質に対する」とは，「タンパク質と反応する」あるいは「タンパク質に合わせて作られた」という意味である。何かに対して作られた抗体は，その何かとだけ結合するのだ）。「彼は美しい実験系をもっていて，それを使ってヘモグロビンを比較していました」とシュライバーは説明する。その系では，血液中のヘモグロビンＡというタンパク質（正常なヘモグロビン）と，ヘモグロビンＳ（鎌状赤血球貧血の患者がもつ異常なヘモグロビン）を区別することができた。ヘモグロビンＡとヘモグロビンＳには，タンパク質の構成要素であるアミノ酸１個の違いしかなく，そうした微妙な違いに対する抗体を作るためには巧妙な仕

掛けが必要だ。

それはさておき，シュライバーはなぜ免疫学を選んだのだろう？ 用語だけでも頭がどうにかなりそうなのに。

「医学とも化学とも縁のある私には，免疫学はしっくりきたのです」とシュライバーは言う。疾患感受性の解明をめざす研究者が，その理由を門外漢に説明する必要などない。疾患からど

> 「医学とも化学とも縁のある私には，免疫学はしっくりきたのです」

のようにして身を守るのか，免疫系が身を守るどころか害をなすことがあるのはなぜなのか，知りたいと思う気持ちに異議を唱える人などいるだろうか？

魅力的な研究だが，シュライバーはがんを治療することは全然考えていなかった。

「当時，がんのことは全然考えていませんでした。私は補体*の研究をしていたからです」。

「私は補体系のタンパク質を調べていました」とシュライバーは言う。「補体第4成分（C4）を最初に精製したのが私です。C4は3本のポリペプチド鎖からなる，非常に変わったタンパク質です」。

言葉にすると簡単だが，シュライバーがこれだけの結果を得るのに1年以上がかかった。彼自身が「信じられないでしょう？」と笑って指摘するように，遺伝子の塩基配列決定法など，作業を楽にしてくれる現代的な技術が誕生する前の時代のことなのだ。

> 補体（complement）：血液中を循環する多数の小さなタンパク質で，抗体や免疫細胞が体内に侵入してくる微生物や細胞の破片を除去するのを助けている。その方法にはいくつかあり，標的に結合して免疫系の他の構成要素のための標識になったり，すでに抗原に結合している抗体による攻撃を完成させたり，集団で侵略者を直接攻撃したりする。補体は自然免疫系の一部であり，その起源は古く，数億年前まで，つまり脊椎動物の出現より前の時代まで遡ることができる。

それはうんざりするような単純作業の連続だった。当時，タンパク質の構造を調べるということは，大量のタンパク質を精製し，活性化したときに何が起こるかを観察して（多くの機械的装置と同様，タンパク質は活性化する際に変形する），その構造を導き出すことを意味した。

まずは，大量の血液サンプル（この場合はタンク一杯分）に含まれる各種のタンパク質の中から，調べようとする補体タンパク質を単離する。「装置の大きさときたら！ 私たちの精製カラム（ガラスまたはプラスチック製の管）は，ここ（本インタビューを行っていたのは中規模のスターバックス）と同じくらいの空間を占めていました！ バケツ何杯分もの血液をカラムに入れ，それをコールドルームに置いて，カラムを通ってきたタンパク質が滴り落ちてくるのを見張るのです」。

サンプルが精製カラムを流れ落ちる際に，タンパク質は大きさに従って物理的に分離される（シリアルの箱の中で，小さい粒が下に集まるのと同じようなことである）。精製カラムの先にはノ

ズルがあり，一定のペースで均等な大きさの雫を滴らせ，それを自動的に回転するフラクションコレクターが小さなバイアル瓶で分取してゆく。ポタ，ポタ，分取，次のバイアル瓶へ，ポタ，ポタ，分取，次のバイアル瓶へ……という作業がコールドルーム内で一晩中続けられる。常温で放置すると腐敗してしまう材料を扱う実験は，コールドルームの中で行わなければならないからだ。

　もちろん，科学者がコールドルームに精製カラムをセットして立ち去ることができるのが理想である。暖かいベッドでぐっすり眠ってから数時間後にサンプルを回収しに来ればいいならどんなに良いか。「残念ながら，フラクションコレクターの性能には限界があるのです」とシュライバーは言う。「目的のタンパク質がカラムから出てくるときにかぎって，フラクションコレクターが動かなくなったりするのです」。そして，せっかく精製したサンプルはコールドルームの床に滴り落ちる。「そんな事態を避けるためには，一晩中コールドルーム内に座って，精製カラムのお守りをしなければなりません。あのプロジェクトの間，私の指が何回凍傷になったか，わからないほどです」。

　それでも，実験にはワクワクした。「信じられないくらい雑多な成分が混ざり合った血液から始まり，分離ゲル上で1本のバンドとして現れる1つのタンパク質が得られて，それを還元すると3本のバンドが見えるのです」。

　ほら！これが補体第4成分だ。

　シュライバーはさらに補体の代替経路を解明し，それから彼の後半生の仕事の基礎となるも，獲得免疫*に移った。

　獲得免疫系ががんを「覚えている」能力を発揮するには，まずはそれを識別で

獲得免疫(adaptive immunity)：免疫系は自然免疫系と獲得免疫系の2つの部分からなる。自然免疫系は理解しやすい。自然免疫系(innate immune system)は，警察官が一般的に不審に見える人物を警戒してパトロールするような仕組みで，一言で言えばプロファイリングをしている。自然免疫系には，皮膚，粘膜，唾液，汗などがあり，いずれも病原体の侵入を防いだり，可能であれば破壊したりしている。ナチュラルキラー(NK)細胞，マスト細胞，食細胞などの白血球もある。これらが自然免疫系と呼ばれるのは，有害な活動を探しはするが，特定の病原体を意図的に標的としたり覚えたりしているわけではないからだ。彼らは「知っているものを見分ける」のであり，自分が見たものを学習したり，覚えていたりすることはない。

　これに対して獲得免疫系(adaptive immune system)は，特定の病原体を標的とし，その相手のことを覚えている。獲得免疫系はB細胞とT細胞からなる。B細胞もT細胞も，単一の抗原，単一の犯人を追跡する探偵のようなものである。追跡されるタンパク質(抗原)はマーカーであり，B細胞とT細胞はこのマーカーが有害な病原体の一部であることを認識する。ウイルス，細菌，寄生虫，がん細胞はいずれも抗原をもっている。獲得免疫細胞が標的抗原に出会うと，それを覚えて，次に出会ったときに破壊しようとする。獲得免疫系も自然免疫系も，がんに関連して一定の役割を担っているが，腫瘍免疫学者は特に獲得免疫系に興味をもっている。獲得免疫系ががんを覚えることができ，再び出会うことがあれば，そのがんを破壊することができるからだ。

きることが必要になる。獲得免疫系の細胞は，健常な細胞と腫瘍細胞を識別することができる。これは，化学療法にも放射線療法にも，ほとんどの「標的」療法にもできないことだ。

がん研究へ

「私のキャリアの多くの部分が，良い恩師との出会いによって導かれたものでした」とシュライバーは言う。彼が補体の研究をするようになったのは，スクリプス研究所で大きな研究室を構えていたドイツ生まれのハンス・ミュラー＝エバーハート（Hans Müller-Eberhard）の影響だった。シュライバーをマクロファージに出会わせたのは，キューバ生まれの免疫学者エミール・ウナヌエ（Emil Unanue）だった（ウナヌエはその後，スクリプス研究所からワシントン大学に移った）。マクロファージは自然免疫細胞の1つで，アメーバのように標的を丸呑みにする。

「私ががん研究に移ったのはずっとあとで，1988年頃にロイド・オールド（Lloyd Old）に出会ったことがきっかけでした」と，シュライバーは記憶をたどる。「彼の名前は，あなたの本に何度も登場することになるでしょう。途方もない人物です。聡明で，進歩的で，多くの人に影響を及ぼし，全然その気がなかった人々を，今で言うがん免疫研究の道に引き込みました。私もその1人です」。

波乱の前兆

「科学には失敗がつきものです」とシュライバーは言う。にこにこしているのは，おそらくベンチトップのすばらしい失敗のことを考えているからだろう（「ベンチトップ」という言葉は，科学者が実験を行う場所と科学者のタイプの両方を指す。理論物理学者には実験台は必要ない）。「科学で成功する人と成功しない人の違いはそこにあると思います」。科学者は研究を愛し，研究へと駆り立てられているが，科学者として成功するためには，自分の仮説を立証することではなく反証することを研究の中心に据えなければならない。「科学者の多くは，新しい知識を追い求めています」。その結果として自分の仮説が反証されるなら，それはそれでかまわない。

科学者は戦わなければならないこともある。臆病者は未知のものに立ち向かうことはできない。

例えばこういうことだ。あなたが1つのアイディアを思い付く。その裏付けとなるデータもある。ところが，独自の実験により逆の結論に達した人々が，あなたのデータを否定し，あなたは間違っていると言ってくるのだ。「私が補体の研究をしていたときにC4の3本鎖構造を発見しましたが，別のグループは2本鎖だと言っていました」とシュライバー。あなたは相手の主張に丁寧に耳を傾け，それから自説を擁護する。最初のうちは対外的には何も言

わずに，内輪でやる。あなたは実験を繰り返す。何度も，何度も，何度も。「実験のたびに3本鎖構造を見出すことで，確信を深めてゆくのです。なんの？　正しいのは自分で，彼らのほうが間違っているということです。自分のアイディアが攻撃されている時期は，自分の結果の正しさを裏付けるためにできるだけのことをしようと覚悟を決める時期なのです」。データを，あなたの盾にするのだ。

　それが，シュライバーが補体の研究の際に経験していたことだった。しかし，免疫学とがんと，いわゆる「免疫監視機構」での研究の経験は，これとは根本的に違ったものだった。彼が補体の研究をしていたときには，補体など存在しないと主張する人はいなかった。「けれどもがんの研究を始めると，100人中99人から，がん免疫監視機構などというものは存在しないと言われました。がん細胞は正常な細胞にあまりにもよく似ていて，危険を知らせるシグナルがないため，免疫系はがんを見ることができないというのです」。ウイルスや微生物への感染なら，微視的なレベルで体内に不具合が生じていることを示す警報やシグナルや秘密情報が発生するのに，がんではそれらが一切ないという。

　しかし，シュライバーの動物実験のデータは，そんなことはないと告げていた。「私たちは5年前から美しいデータを得ていました。それなのにデータを投稿すると，『あなたは間違っている』というコメントが返ってくるのです。査読者の言葉を借りると，『がん免疫監視機構などというものが存在しないことは誰でも知っている』とのことでした。私はそんな批判に直面していたのです」とシュライバーは言う。「けれどもそれこそが発見のチャンスなのです。査読者（ちなみに現在はシュライバーの親友だ）に『そんなものはない』と言われたとき，私たちは実験をしていました。証拠を手にしていたのです」。

　そこに登場したのがオシアス・スタットマン（Osias Stutman）である。

　「スタットマンの実験は……」とシュライバーは言い，言葉を切った。それから深呼吸をして話を続けた。「見事でした。問題はタイミングでした」。スタットマンの研究は，免疫系にがんが全然見えていないことを示すもので，シュライバーの仮説への反証のように見えた。スタットマンはこの結論に到達するために特殊なマウスを使っていた。風邪からがんまで，あらゆる種類の攻撃を阻止できる，免疫系がほとんど機能しないマウスだ。スタットマンはこのマウスと正常なマウス（対照群）にメチルコラントレンという発がん性物質を投与した。実験の結果，どちらのマウスも同じ率でがんになり，免疫系が機能してもしなくてもがんの発生にはなんの影響もないことを示唆していた。

　わかりやすい結論だ。タイミングになんの問題があるというのだろう？　シュライバーは，「当時は，実験に使える免疫不全マウスは1種類しかありませんでした」と説明する。いわゆるヌードマウスだ（ヌードマウスはその名のとおり無毛である。免疫系を機能できなくする遺伝子改変により，毛もなくなってしまったからだ。実験で用いられたのはCBA/Hという系統のマウスだった）。

　実は，CBA/HヌードマウスにはわずかにT細胞が残っているのである。しかしスタット

マンは実験当時，このことを知らなかった。彼はまた，CBA/HのヌードマウスがNK細胞をもつことも，メチルコラントレンを発がん性のない形に変換する酵素の活性が非常に高いことも知らなかった。だから，メチルコラントレンに曝露されたCBA/Hマウスは，正常マウスと同じ頻度でがんを発症したのである。

　まとめると，スタットマンは，それとは知らずに，決定的に間違った前提にもとづいて論争に勝とうとしていたことになる。どんなにエレガントな実験でも，前提が間違っていたらどうしようもない。「スタットマンは，CBA/Hマウスと正常なマウスに発がん性物質を投与しても，腫瘍の発生に差が見られなかったため，『よろしい。これで免疫監視機構などというものがないことが証明された』と言ったのです」とシュライバー。「彼の手元にある情報にもとづく解釈としては，それで完全に正しかったのです」。けれども結局，それはコンピューター業界で言うところの「GIGO (garbage in, garbage out：入力データがゴミなら出力データもゴミ)」だった。

　もちろん，スタットマン博士の人格とは無関係だ。

　「彼は本物の紳士でした」とシュライバーは回想する。「私がメモリアル・スローン・ケタリングがんセンターでの小さな会合に出ていたとき，彼が入ってきて後ろのほうに座ったことがありました。私はそれまで彼に会ったことがありませんでした。そこで隣に座っていた人に――たしかスタンフォード大学のロン・リーヴィ (Ron Levy) でした――『あの人は誰だろう？』と尋ねたのです。ロンは，『ああ，オシアス・スタットマンだよ』と言いました。衝撃でしたね。私が自分の結果を発表すると，スタットマンが最初に手を挙げました。私は彼を指名し，講演台の縁を強くつかんで，『さあ来るぞ』と身構えました。すると彼は立ち上がって，こう言ったのです。『私が1971年にできなかったことを，あなたは今 (1990年代初頭)，やってのけたのですね』。こんなことを言える人が，ほかにいるでしょうか？　私は彼を尊敬してやみません」スタットマン博士はどこまでも科学者だった。

　問題が決着したように見えてもなお言いがかりをつけてくる人もいる。

　「今でも困らされている研究者が1人います。私たちの結果は世界中の30前後の研究室で再現されているのですが，どうしたわけか，彼のところだけは再現できていないのです」。

　それはおそらく，マックス・デルブリュック分子医学センター (ドイツ，ベルリン) のトーマス・ブランケンシュタイン (Thomas Blankenstein) 博士である。

　シュライバーは，「彼は私たちの研究について解説論文を書き，『アヒルのように歩き，アヒルのようにガーガー鳴くなら，ウマではない』とまではいかないものの，ありとあらゆる代わりの説明を提案しています」と言って微笑むが，その目は笑っていない。「トーマスについて面白い点は――彼は非常によい科学者で，多くの人に尊敬されているのですが――，私たちの行き違いのおかげでこの分野に注目が集まり，それなりに役に立っているということです」。

がん免疫編集

シュライバーは，残りの懐疑派を黙らせるために実験を繰り返す代わりに，新たな研究を始めることにした。「2つの選択肢がありました。これまでと同様，野生型の（正常な）マウスと免疫不全マウスでの発がんを比較する実験を続けるか，その先に進み，免疫監視機構が本当にあるならどのような現象が見られるかを論理的に予想し，それを検証するかです。私たちは後者を選びました」。

がんが免疫系に「見えている」ことを認めると，最初に予想されることの1つは，腫瘍が免疫系から自分を守ろうとする時期は，最初の攻撃のときではなく，最初の免疫反応のあとだろうということだった。この予想は，さまざまな程度に免疫力を低下させたマウスモデルを使って証明された。

「私たちは，免疫系がほとんどのがんを死滅させる段階があるはずだと予想しました」とシュライバーは言う。「一部のがんは残っているかもしれませんが，免疫系はそれを休眠状態に保つでしょう」。がんが分子的に手詰まりの状態になっていると言ってもよい。実際，腫瘍専門医は，患者のがんが休眠状態にある事例や，進行が非常に遅い事例で，こうした状態を目撃している。「私たちは免疫系が休眠状態を仲立ちしていると予想し，そのことを証明しました」。

このアイディアを証明する実験は『ネイチャー』に論文が掲載された（世界で最も権威ある科学誌の1つである『ネイチャー』に論文が掲載されることは，科学者にとって非常に大切だ。この雑誌に論文が掲載されたら，どの科学者も大喜びで教えてくれる）。「最初の論文は『ネイチャー』に掲載され，次の論文も『ネイチャー』に掲載されました」。そして，免疫編集の概念が十分に明確になると，それも『ネイチャー』に掲載された。「がん免疫編集*のメカニズムに関する論文は，本当に画期的なものでした」。

「ジムの研究には本当に助けられました」とシュライバーは言う（世の人々が「アンジェリーナ」や「ブラッド」と聞けば誰のことかすぐにわかるように，がん免疫の世界では「ジム」がジェームス・アリソンを指すのは自明のことで，苗字まで言う必要はない）。「そして多くの場合，私たちの研究は彼が見ていたものを説明する役に立ちました」。シュライバーらのがん免疫編集仮説を

> **がん免疫編集**（cancer immunoediting）：腫瘍中のすべての細胞の遺伝子には，がんになるような突然変異が起きている。しかし，すべての細胞に完全に同じ突然変異が起きているわけではない。突然変異のなかには，ほかの突然変異に比べて免疫系に見つかりやすいものがある。免疫系が最初に腫瘍に遭遇するとき，T細胞はほとんどの免疫原性（免疫系に見つかりやすい）細胞を殺し，攻撃を受けにくい腫瘍細胞が生き残る。最初の攻撃のあと，生き残った腫瘍細胞は免疫系に攻撃をやめるように命じるシグナルを発する。このシグナルはチェックポイントと呼ばれている（セクション1と2を参照されたい）。

独立に裏付ける研究も出た。「マサチューセッツ工科大学の腫瘍生物学者のタイラー・ジャックス（Tyler Jacks）が，私たちとは違った系を使って，同じ結論に達したのです。私たちのグループと，誰もが尊敬する腫瘍生物学者がまったく同じことを言う論文が，『ネイチャー』に相次いで掲載されたのです。あとはご存知のとおりです」。

ボブ・シュライバーが免疫系で起きていることを説明し，ジェームズ・アリソンがそれを利用する方法を示した。「本当に，基礎的な腫瘍免疫学が，がん免疫療法へ発展する過渡期でした」。

警　告

がん免疫療法を受けた患者の生存率は先例がないほど上昇している。その成果は大々的に報道されていて，注目されるのももっともなのだが，これでがんが終わるわけではない。では，終わりの始まりと言うことはできるだろうか？　そうかもしれない。しかし，片付けるべき仕事はまだまだたくさん残っている。

シュライバーは真顔で，「あまり派手に宣伝するのは危険だと思います」と言う。彼は以前，そういう現象を見たことがあるからだ。「10年，15年前には，ほとんど1週間おきに，誰かががんを治したと話題になっていました。やがて，私たちががんを治していないことが明らかになり，人々は，自分たちはほら話を聞かされていたのだと言うようになりました。

> 「あまり派手に宣伝するのは危険だと思います」

おかげで私たち免疫学者は，腫瘍生物学コミュニティーの物笑いの種になったのです」。当時は，科学的に正当性のない，シュライバーらにはとうてい妥当とは思えないような主張がまかり通っていた。

がん免疫療法に関してホームランはあったのか？　明らかにあった。しかし現時点で患者の大多数は免疫療法に反応せず，反応した患者についても長期的な予後にはまだ疑問がある。「イピリムマブでの治療が奏功して10年間腫瘍なしで過ごしてきた人々に，突然，がん細胞が見つかったとしたらどうでしょう[注]？」

楽　観

ロバート・D・シュライバーはもう一度にっこりして（おそらく心の中では常に微笑んでいるのだ

注：2017年4月現在，すでにこのような事態が発生している。悪性黒色腫の治療を受けて8年間がんがなかった患者が再発した。

ろうが），こう言った。「私は研究を愛し，人間を愛しています」。彼の研究への興味は尽きることなく，人との付き合いが彼の若々しさを保っている。「私は今年70歳になりますが，今でも自分の研究室に目を配り，毎日，30〜35歳の人々とやりとりしています。それが実に楽しいのです」。

遊びもする。「ゴルフが好きです。へたの横好きですがね。そこでのつき合いも好きです。ゴルフ仲間の多くは科学者で，4人が2組に分かれてプレーするフォアサムをします。それぞれのチームの2人が，1つのボールを交互に打つという形式です。コースに出て，4時間笑って過ごすのです。本当に愉快ですよ。たいてい私がいじられ役ですが，すべてを忘れて遊びます。科学の話はせずに，友人との時間を純粋に楽しんでいます」。

がんを治すこと。少しの笑い。それさえあれば十分だ。

セクション4

ワクチン

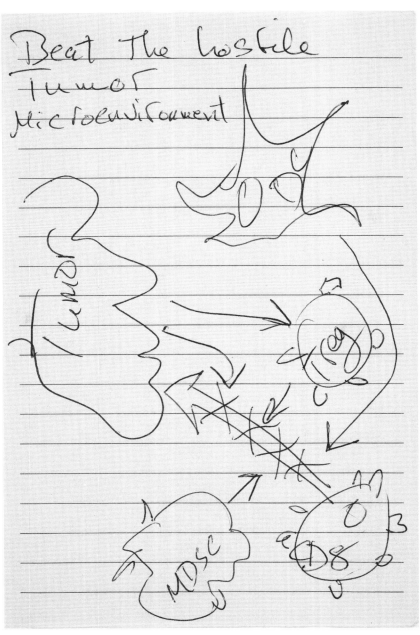

ドルー・パードル
『悪い隣人たち』

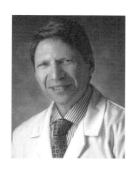

第8章

ドルー・パードル (M.D., Ph.D.)

ジョンズ・ホプキンズ大学（メリーランド州ボルティモア）
がん免疫学・造血プログラム共同ディレクター, 腫瘍学教授

GVAX：がん細胞を用いたがんのワクチンを開発

「ワクチンはあちこちで失敗していました」 ── D・パードル

　ドルー・パードル (Drew Pardoll) は1956年にニュージャージー州ニューアークに生まれた（訳注：ニューアークは犯罪発生率が高い街として知られている）。彼は、「育ったのは隣町のエリザベスです。少しはマシなところです」と言って笑う。彼の笑いはしのび笑いだ。たいていのものをひどく面白がり、その笑いは伝染する。

　少年時代のドルーの心を占めていたのは科学者になるという夢だった。「科学者になることしか興味がありませんでした。気に入った誕生日プレゼントは顕微鏡と望遠鏡だけでした。実を言うと、もらったことを覚えているプレゼントはこの2つだけなのです」。彼は9歳だった。「唯一の問題は、天体物理学者になるか生物学者になるかということでした」。どうやら生物学者になるという夢が勝ったようだ。

　科学者をめざすパードルの成長は速く、ジョンズ・ホプキンズ大学の学部生時代に最初の恩師と出会い、最初の論文を発表した。その論文発表は学問的に重要な成果だっただけでなく、発表までのプロセスは、自分が信じるもののために戦うという人生の教訓を与えてくれた。

　戦いの相手は査読者だった。権威ある科学誌に投稿された論文は、査読をくぐり抜けなければならない。そして、彼の論文の査読者の1人は、辛口の批評で知られる人物だった。さらに悪いことに、この査読者は有名人だった。「メセルソン‐スタールの実験を覚えていますか？」とパードルは言う（メセルソン‐スタールの実験は生物学のすべての教科書に載っているので、生物学を学んだ人なら誰でも知っている。ご存知ない方は用語集を参照されたい）。「生物学で最もエレガントな実験の1つです」。辛口の査読者は、ほかならぬフランクリン・スタール (Franklin Stahl) だった。

左の図中から抜粋：腫瘍の微小環境をブチ壊せ (beat the hostile tumor microenvironment)、腫瘍 (tumor)、樹状細胞 (DC)、骨髄由来抑制細胞 (MDSC)、CD8、制御性T細胞 (Treg)

「彼は手厳しいことで有名でした」。けれどもスタールは門番の1人だった。パードルは門の中に入りたいと望み，スタールの許可を得るために必要なことはすべてやった。科学的に堅固になった論文は，めでたく受理された。しかし，勝利の味はほろ苦かった。論文が出版される直前に，パードルの恩師ヒラード・バーガー（Hillard Berger）が1型糖尿病の合併症のため死去したのだ。

「ショックでした」とパードルは言う。「けれども同時に，誇らしくもありました。どうにか査読に対応して論文を発表することができたからです」誇らしさが頂点に達したのは，論文が掲載された雑誌を手にしたときだった。パードルは当時の様子を思い出しながら両手のひらを上にして，目に見えない雑誌を捧げ持った。「最高の気分でした。最高の」。

がん免疫への開眼

パードルはドン・コフィー（Don Coffey）とバート・フォーゲルスタイン（Bert Vogelstein）の指導を受けて研究を続け（どちらもまだホプキンズに在籍している），1980年には権威あるジャーナル『セル』に1本どころか2本の論文を発表し，またもや印象的な仕事をすることができた。しかし，彼がこれらの論文で報告した実験は，免疫学に関するものでも，もちろんがん免疫療法に関するものでもなく，DNA複製の基礎に関するものだった。パードルががんと免疫反応との相関を意識したのは，もう少しあと，ホプキンズの骨髄移植プログラムで腫瘍学の特別研究員をしていたときのことだった。

彼は当時，免疫系のすさまじい力を見せつけられていた。

それはぞっとするような激しさだった。

「シクロスポリンが登場する前のことです」とパードルは言う。つまり，臓器移植を受けた患者の免疫反応を軽減する手段が全然なかった頃のことだ。「患者は<u>ひどい移植片対宿主病</u>＊になりました。あなたがGvHDについてどのくらいご存知かわかりませんが，本当にひどいのです。1回の排便で腸管の粘膜がごっそり脱落してしまうほどです……世界でいちばんきつい治療でした」。

そんな苦しい時期にも，1つか2つは嬉しいことがあった。悪夢のような状況

移植片対宿主病（graft-versus-host disease：GvHD）：GvHDは，レスリングの試合でダウンを奪われるようなものだ。戦っているのは，移植片（この場合は健康なドナーの骨髄）と移植片を受け取った患者（宿主）である。GvHDは，ドナー（移植片）の免疫細胞が宿主の全身を異物と認識して排除しようとするときに起こる。宿主の組織は反撃し，移植片の免疫細胞による攻撃を制圧しようとする。この格闘は，試合が引き分けになり，移植片の免疫系が宿主を許容し，宿主の免疫系が移植片を許容するまで続く。そうならなかった場合，移植片か患者のどちらかが負ける。各種の移植手術を受けた患者が免疫抑制剤を投与されるのはそのためだ。残念ながら，それだけ用心していても，骨髄移植を受けた患者の10％以上が命にかかわる重篤なGvHDを経験する。

の中で,「はっとするような」瞬間が訪れるのだ。
パードルは,移植チームが初めて患者の白血
病細胞だらけの免疫系を破壊し,免疫系の前
駆細胞(患者以外の人,多くの場合は非血縁者の骨
髄)と置き換える治療を行ったときのことを語り,

> 「いかにも宇宙時代らしいその技術を,私は『宇宙船腫瘍学(Spaceship Onc)』と呼んでいました」

「いかにも宇宙時代らしいその技術を,私は『宇宙船腫瘍学(Spaceship Onc)』と呼んでいました」と言う。うまくいけば,患者は生きられる。「私たちは患者に,移植片対宿主病さえ切り抜けることができれば二度と白血病にならないと言っていました」。

それはたしかに宇宙時代の技術だったが,ロケットと同じく,移植片が大きな惨事をもたらすこともあった。「正気を保つため,私は『サイエンス』『ネイチャー』『セル』を自宅に配達してもらうようにしていました。ときどき自宅に帰ると,雑誌をひったくって病院に戻り,夜の11時頃,つかの間の自由時間にパラパラと眺めていました」。

ある夜,疲れた目で雑誌を斜め読みしていたパードルは,スタンフォード大学のマーク・デイヴィス(Mark Davis)とプリンセス・マーガレットがんセンターのタック・マック(第11章参照)の2編の連続した論文を読み返した。論文は,T細胞受容体の遺伝子のクローニングに関するものだった。この成果はその後の免疫学研究の土台となった。T細胞の働きが分子レベルで理解されるようになり,またT細胞を用いる治療法の臨床応用にも道を開いた。

パードルは笑顔を取り戻し,「私は免疫学について何も知りませんでしたが,骨髄移植プログラムで毎日のように免疫系の力を目の当たりにしていました。だから,この記事を読んだときに,瞬間的にひらめいたのです」と説明する。「つまり……自分は移植片対宿主病よりも賢くなれるということです。分子生物学を利用すれば,免疫系にもっと効果的に腫瘍を攻撃させることができると考えたのです」。

彼は2つのことを悟った。1つは,T細胞についてこれまでにわかっていることをすべて学ぶ必要があるということ,もう1つは,当時の教授陣の顔ぶれからして,ホプキンスではそれを学べないということだった。パードルは,T細胞免疫学の研究を進めていた米国国立衛生研究所(NIH)に移ろうと考えた。

「そこでNIHのスティーヴ・ローゼンバーグ(第13章参照)と面談することになったのですが,面談が始まって10分後には,自分がここに来ることはないだろうと気付きました」とパードル。ローゼンバーグはすでにがん免疫療法の研究に熱中していたが,パードルがNIHで研究したかったのは,それより前の段階だった。ローゼンバーグの関心は免疫系を利用してがんを治療することにあり,パードルの関心は免疫系が働く仕組みにあった。「誤解のないように言っておきますが,私は彼を心から尊敬しています。彼はすばらしい人物です」。ただパードルは,患者を治療する前に,基礎免疫学を押さえておかなければという哲学をもっていたのだ。

「そこで私は，米国国立アレルギー・感染症研究所（NIAID）の優秀な免疫学者ロン・シュウォーツ（Ron Schwartz）のところでT細胞分化の研究をしました」。その研究は基礎免疫学で，がんとは無関係だった。パードルががんの研究を始めたのはホプキンズに戻ってからだった。

<h2 style="text-align:center">がんワクチンへの挑戦</h2>

パードルががん免疫学に着手した頃，患者たちは免疫系を賦活化させるために，ルーチンにサイトカインを投与されていた。しかし，サイトカインの1種であるIL-2を投与された悪性黒色腫患者を唯一の例外として（それでも全体的な反応は良くも悪くもないという程度だった），ほかに検証されたサイトカインは成功の見込みがないという結論になった。パードルにしてみれば，この結果は全然意外ではなかった。

「免疫学者として訓練された私は，サイトカインやリンホカインの生物学的性質の根本的な理解として，これらがオートクリン性またはパラクリン性に作用するようにできていることを知っていたからです」。つまり，血流にのって体内の遠く離れた細胞に作用する一般的なホルモンとは違い，サイトカインはそれらを産生する細胞そのものか隣接細胞にのみに作用するということだ。「これらを全身に大量投与して利用しようとするアプローチは，生理学的に間違っていたのです」とパードルは言う。治療を必要とする部位に送達するほうがはるかに理にかなっている。「そこでIL-2遺伝子を腫瘍に入れることを思いついたのです」。

マウスを用いたこの実験は，彼らにとって「仮説を新たに生み出す」実験だった。実験自体はうまくいかなかったが，次に行うべき実験をいくつか思いつくことができたのだ。次にするべきことが決まったパードルは，遺伝子操作のエキスパートであるホワイトヘッド研究所のリチャード・マリガン（Richard Mulligan）の研究室を訪れ，マリガンはパードルに，目的を達成するのに最適なサイトカインを見つけるための体系的なアプローチを提案した（マリガンは現在はハーバード大学に所属している）。

当時，マリガンの研究室にはグレン・ドラノフ（Glenn Dranoff）という腫瘍学の特別研究員がいて，遺伝子治療とがん治療の関連を調べていた。マリガンの研究室でのドラノフのプロジェクトは，既知のサイトカインの遺伝子それぞれをできるだけ効率の良い遺伝子送達ベクターに挿入することだった。マリガンは，これらの構築物で何をするかは明確には考えていなかったが，何をするにせよ，できるだけ良い道具をもっておきたかったのだ。

道具を手にしたマリガンは，すべての遺伝子構築物をB16という名前の悪性黒色腫細胞で試そうと考えた。「B16細胞は腫瘍細胞界のマイク・タイソンです」とパードルは言う。B16細胞には免疫原性がなく，免疫系によって破壊されることはない。サイトカインを使った遺伝子改変によりB16細胞に対する免疫系の反応になんらかの影響を及ぼすことがで

きたら，そのサイトカインはさらなる開発を進めるのにうってつけの薬物となる。

ドラノフ，マリガン，パードル，そして当時パードルの研究室の特別研究員だったエリザベス・ジャフィー（第9章参照）は，20種類以上のサイトカインを試したあとに勝者を決めた。顆粒球マクロファージコロニー刺激因子（GM-CSF）である。「ちょうどその研究をしていた頃，ラルフ・スタインマン（第10章参照）が，樹状細胞（ワクチンの働きに欠かすことのできない免疫細胞）の増殖因子がほかならぬGM-CSFであることを実証する画期的な論文を発表しました」と，パードルはいまだに驚きを隠せない様子で言う。「すべての証拠がぴたりとはまった『ユリイカ！』の瞬間でした」。

GVAX

こうしてGVAXが誕生した。GVAXは厳密には薬物ではなく，治療のアプローチの名称である。GVAXの基礎になったのは，GM-CSFを産生するように遺伝子改変された腫瘍細胞だった。理論的には，このアプローチはどんな種類の腫瘍にも有効であるはずだ。マリガン博士が設立したソマティクス（Somatix）社と協力してGVAXの効果を試すのにパードルが最初に選んだのは腎がんだった。治療は，(1)患者から生検試料を採取する，(2)患者の腫瘍細胞にGM-CSF遺伝子を形質導入する，(3)形質導入した腫瘍細胞をワクチンとして患者に接種する，という手順で行われる。うまくいけば，GM-CSFのシグナルが警報となり，免疫系が腫瘍の存在に気づけるようになるはずだ。

このアプローチには問題点が2つあった。第1に，プロトコルが基本的に自家移植を用いる方法だったことだ。確立された既存の腫瘍細胞株ではなく患者の腫瘍を用いることは，問題をはらんでいるだけでなく，多大な労力を必要とする。第2に，ソマティクス社には検証を続けられるだけの資金がなかった。

「それでも私たちはGVAXの臨床試験を開始し，エビデンスにはならないがすばらしい知見をいくつか得ることができました」とパードルは言う。彼らの研究は広く注目され，GVAXはバイオ企業セル・ジェネシス（Cell Genesys）社に買収された。しかし，セル・ジェネシス社の資金はGVAXを救ってくれなかった。パードルにはよくわからない理由から，同社はすぐにGVAXを腎がんではなく前立腺がんに用いる臨床試験に着手した。「彼らは投資家の主導で決断を行ったのです。バイオ企業では往々にしてあることです。そうこうするうちに，ワクチンはあちこちで失敗していきました」。

彼らのワクチンが失敗した理由は2つあった。1つは無知である。当時はまだ，樹状細胞（T細胞に標的についての情報を与えて攻撃させる細胞）に関連した基礎科学がなかったのだ。

もう1つの理由は，腫瘍を取り巻く環境の悪さだった。「腫瘍は免疫にとって敵対的な微小環境を作り出し，そこでPD-1などの腫瘍内のチェックポイントが働いています」とパード

ルは言う。腫瘍の周りはT細胞の活動を抑制するシグナルや細胞でいっぱいなのだ。

　彼らの臨床試験には，ワクチンはなぜ効果があるのかという問いかけが欠けていた。インフルエンザワクチンに効果があるのは，インフルエンザウイルスがあなたではないからだ。パードルは，「感染症のワクチンは，その抗原に遭遇したことのない人を守ります」と説明する。インフルエンザウイルスはあなたにとって異物であるため，容易に気づくことができる。さらに病原体は，免疫系のB細胞が産生する，いわゆる中和抗体によって除去される。中和抗体は，病原体に結合してこれを無害化し，中和するタンパク質だ。一方，インフルエンザウイルスよりはるかに探知されにくいがん細胞が免疫系に認識され，破壊される仕組みはこれとは異なり，樹状細胞による標的の提示と，その結果としてのT細胞によるがん細胞の破壊の両方がかかわっている。けれども当時は，こうした点がほとんど知られていなかった。

　セル・ジェネシス社に話を戻そう。「多くの人が，同社の前立腺がんワクチンの第3相臨床試験に賭けていました」とパードル。

　それは無謀な賭けだった。

　「私はその日，パリでの会合に出席するため空港に向かっていました。搭乗前に最後にメールをチェックすると，セル・ジェネシス社の最高医務責任者からメールが来ていました。メールにはこう書いてありました。『親愛なるドルー　お知らせがあります。臨床試験の評価が行われ，安全監視委員会は，この臨床試験により肯定的な結果が出る可能性は非常に低いと判断しました。われわれは臨床試験を中止し，会社をたたむことになりました』」。

　良い旅を。

　「本当に『良い旅を』と書いてあったのです」とパードルは回想する。「2008年のことでした。私のキャリアの中で最悪の時期でした。体重が9キロも減りました。その後しばらくして，私はサウスカロライナ州ヒルトンヘッドで開かれた小規模な会合に出ました。スティーヴ・ローゼンバーグ，カール・ジューン，ジム・アリソンなど，この分野の主だった研究者が揃っていました。私は椅子から立ち上がり，こう言いました。『さて質問です。この分野は死んだのでしょうか？』」

　「もちろん，会合の出席者は口々に『まあ落ち着いて。成功例もあるじゃないか。あんな成果もこんな成果も得られたじゃないか』などと言いましたが，私は『現実を見ろ』と言い返しました。『スティーヴ，私は君が非常に興味深い成果を出していることは否定しないが，それは仲間内の話で，外の世界に評価されることはないんだ。つい先日の学会でも，君の大演説のあとに誰かが近づいてきて，君ががんを治したのはこれで5回目だ，なんて言われていたじゃないか。つまり，誰もわれわれを信じてくれず，誰も出資し

> 「誰もわれわれを信じてくれず，誰も出資してくれず，誰も興味をもってくれないんだ」

てくれず，誰も興味をもってくれないんだ』。

何 が 悪 か っ た の か，今 は ど う な の か ？

　両手をポケットに深く突っ込み，うんざりして地面を蹴っていたパードルは，きらきらした
ものを掘り当てようとしていた。それはすばらしい気晴らしになったし，最終的に，ここから
答えが出てくることになった。パードルの研究室は，免疫反応の抑制性チェックポイント
PD-L1 の姉妹分子である PD-L2 を発見していた（セクション 2 参照）。

　パードルの恩師の 1 人ドン・コフィーはかつて，科学的発見の一般原則を，「この発見が
本当なら，何を意味しているのだろうか？」という言葉で表現していた。PD-L2 を発見した
パードルの頭にも，早速，この言葉が浮かんだ。すでに腫瘍の微小環境（炎症を起こしてい
ない健康な組織には見られない微量の物質すべて）について考えていた彼は，こう問いかけた。
「私たちのワクチンが T 細胞の反応を誘発しているという知見が本当であるのに（さまざまな
分析が，そうであることを示していた），その反応が臨床効果にならないのなら，それは何を意味
しているのだろうか？ 1 つの可能性は，腫瘍の微小環境が T 細胞の活動を阻害していると
いうことだ」。

　このことに気づくと，関係のある考察や活動が次々に出てきた。パードルの親友で同僚で
あるリーピン・チェンは，前年に PD-L1 を発見したのに続き，ある種のがんで PD-L1 が高
発現していることを示した。PD-L1 の受容体である PD-1 は，日本の本庶 佑（第 4 章参照）に
よってクローニングされていた。ゴードン・フリーマン（第 5 章参照）は，PD-1 受容体とその
リガンドである PD-L1 が結合することを示した。本庶がノックアウトマウスを使って行った
実験で自己免疫疾患が生じたことは，PD-1 受容体と免疫系の調節との間に関係があるこ
とを示していた。「疾患の発症時期は遅く，組織特異的とも言えた」とパードル。「私たちは
突然，腫瘍選択的なチェックポイントを手にしていたのです」。

　これは抗 CTLA-4 薬の臨床試験と同じ時期だったが，（これまでの章で述べたように）イピリ
ムマブが承認される見込みは低かった。ファイザー社の薬物は失敗に終わっていた。イピ
リムマブはどこが違っていたのだろうか？

　新しいチェックポイント阻害薬である抗 PD-1 薬の臨床プログラムを先頭に立って進め
ていたのは，NIH で最初にイピリムマブの研究をしたスザンヌ・トパリアン（第 6 章参照）だ
った。「スザンヌは最初の第 1 相臨床試験を始めていて，抗 PD-1 薬への最初の少数の（肯
定的な）反応を報告していました」とパードル。「一方私は，ワクチンに反応する例が散発的
に見られることを知っていました。私が彼女の結果にさほど印象を受けなかったのは，単に
シニカルで暗澹たる気分だったからというわけではなかったのです」。しかしその後，イピリ
ムマブの第 2 相臨床試験で有望そうな結果が出て，あまり時間をおかずに第 3 相臨床試験

の驚異的な結果が続いた。

　この結果はワクチンとどんな関係があるのだろう？　まず，GVAX プログラムは死んでいない。現在はエリザベス・ジャフィーが，膵臓がんに合わせて調整した GVAX プログラムを，チェックポイント阻害薬ニボルマブと組み合わせて進めている。さらに別のプロトコルでは，免疫系を刺激する環状ジヌクレオチドを GVAX と組み合わせて（「第24章　トム・ガジュースキー」参照），アドゥーロ・バイオテク（Aduro Biotech）社と製薬業界の巨人ノバルティス社が共同で臨床試験を行っている。パードルは「ノバルティスの腫瘍学部門長は誰だと思いますか？」と言ってにやりと笑う。「誰あろう，グレン・ドラノフ」です。GVAX の開発者の1人だ。

小さな，小さな世界

　本書をここまで読み進んでこられた読者諸氏は薄々お気づきのことと思うが，がん免疫の世界はじつに小さい。全員が全員をよく知っていて，ドルー・パードルとスーザン・トパリアンのように結婚している研究者も少なくない。

　「私たちはスライドプロジェクターごしに出会いました」とパードルは言う。その年，彼とトパリアンはどちらもキーストン会議に招かれて講演を行った。場所はスキーリゾートとして知られるニューメキシコ州のタオスだった。会議のオーガナイザーをつとめたピッツバーグ大学のマイク・ロッツェ（Mike Lotze）には今でも，「love at first sight（一目惚れ）」ならぬ「love at first slide（1スライド惚れ）」だと言ってからかわれるという。けれども恋の炎が燃え上がるには時間がかかった。「私は女性をデートに誘うのが得意ではないので」とパードル。

　幸い（結局のところ小さな世界なのだ），その後まもなく，パードルはヒルトンヘッドで開催されるシンクタンクの会合で議長を務めてほしいと依頼された。「私はこの依頼を受けました……理由はただ一つ，スザンヌを招待する好機だったからです。彼女と電話で打ち合わせをしたとき，デートに誘うことができました」。

　トパリアンはデートに同意したものの，そのタイミングと当日の流れは少々まずかった。「スザンヌはタオスでのキーストーン会議の最終日に，スキー中に転倒して骨盤を骨折していたのです」。デート当日については，「彼女は NIH のすぐ近くのアパートの18階に住んでいたのですが，私は階を勘違いしていました」とパードルは言う。「私が17階の部屋をノックすると，親切なユダヤ人の老夫婦が出てきて，彼女の部屋を探すのを手伝ってくれました。私は約束に1時間遅刻し，彼女は松葉杖をついていました。それが最初のデートでした」。

　残りは科学の話だ。

良きライバル

「ジムと私の間には, 同じ女性と交際していたことを含め, 面白い歴史があります」とパードルは笑う。ちなみに「同じ時期ではありませんよ」とのことだ。しかし, 彼のあっさりした回想は, がん免疫分野の競争の激しさを示している。特に助成金の話になると, ピリピリした緊張感が伝わってくる。

「私とジム・アリソンの物語のなかでも, とりわけ重要な話をしましょう。私が初めて応募したのはNIHのR01助成金で, 金額は21万2000ドルでしたが, 却下されました」。初めて助成金に応募する金額としては, 非常識なほど高額だったからだ。「私が研究室にいると電話が鳴りました。ジムからでした。彼はこう言いました。『ドルー, 君は……本当にバカだな。たった今, 審査委員会から戻ってきたところだ! どうして21万2000ドルも要求したんだ? みんなあきれていたぞ』。それからこう言いました。『私の言うとおりにするんだ。同じ申請書を次回再提出しろ。金額は11万ドルにするんだ』。私がそんなことは無理だと言うと, 彼は『つべこべ言うな。申請書を再提出して11万ドル要求しろ』と言うのです。私はそのとおりにして助成金の交付を受け, 命拾いしたというわけです」。

アリソンは助成金審査委員会のメンバーだった。彼とパードルはライバル関係にあるのだから, 何も言わずにパードルの申請を却下することもできたはずだ。「それなのに彼は, 審査委員会を終えて空港に着いたところで私に電話してきたのです」。パードルはここで言葉を切り, しのび笑いをした。「そうなんです。この分野は個性的な人間が多いのです」。その全員が, 偉大な大義に身を捧げている。

がんを治せるようになる日が近づいている。彼らのうち誰とでもいいから話してみるとよい。夢が実現しつつあることがわかるから。

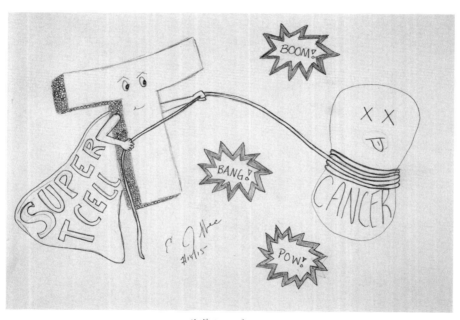

エリザベス・ジャフィー
『アクション・ヒーローの機構』

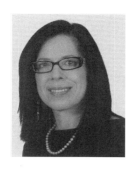

第9章
エリザベス・ジャフィー (M.D.)
ジョンズ・ホプキンズ大学 (メリーランド州ボルティモア)
シドニー・キンメル総合がんセンター副所長, がん免疫学プログラム副ディレクター

GVAXで膵臓がんに挑戦

「ワクチン？ ほかにやることがあるんじゃないの？」——E・ジャフィーが友人に言われた言葉

　エリザベス・ジャフィー (Elizabeth Jaffee) は1959年にニューヨークのブルックリンに生まれ, そこで幼年期を過ごした。スリリングな場所だった。

　「ブルックリンでの暮らしは大好きでした！」とジャフィーは言う。彼女は椅子から身を乗り出し, ざっくばらんに, 相手の顔を覗き込むようにして話す。「どこにでも歩いて行けました。ヘブライ学校にも, 図書館にも, お気に入りのピザ屋にも。本当に自由でした！」彼女の家庭は, よく言えばつつましやかだったが, そんなことは気にならなかった。「あとになって自分の家が貧乏だったと知って驚きました。自分の家が貧乏かどうかなんて, 子どもにはわかりませんから」。子どもには「通り」という財産があった。「ストゥープボール (訳注：誰かが建物の階段にボールを投げつけ, 別の誰かが跳ね返ったボールをとるゲーム) やリンガリーヴィオ*をしました」。

　ジャフィーは, 幼い頃は宇宙飛行士になりたかったというが, その夢は厳しい現実によって潰えた。「自分は狭いところが苦手だということがわかってきたのです」と言って彼女は笑う。「それから高いところも」。幸い, 彼女には科学者になるという予備のプランがあった。いつまでも迷っているわけにはいかないし, もう小学校4年生になっていたからだ。

> リンガリーヴィオ (Ring-a-levio)：ブルックリンで有名な子どもの遊び。かくれんぼのようなものだが, チームに分かれる点と「牢屋」がある点が特徴だ。一方のチームが隠れ, 他方のチームがそれを見つけて「牢屋」に入れてゆく。遊び場は1つの街区の場合も隣近所全体の場合もある。ゲームは周囲が暗くなるまで続けられることが多かった。

　「私はその頃, 非常に重要な本を読みました。キュリー夫人の伝記です」とジャフィーは言う。「私は科学研究を行うという概念そのものに恋をしました」。キュリー夫人は放射能研

左の図中から抜粋：スーパーT細胞 (super T cell)

究のパイオニアで, 女性として初めてノーベル賞を受賞した人物だ。放射能には「キュリー」という単位があるが, これは彼女にちなんで名付けられた。

「キュリー夫人の伝記を選んだのは, 彼女が女性科学者だったからだと思います」と彼女は言うが, その選択はフェミニズムとは無関係だった。「小学校4年生は, 科学研究に男女差があるなんて思わないものです。私は彼女の挑戦を, 女性科学者の挑戦としてではなく, 単純に科学者の挑戦として見ていました」。

けれどもそこから興味深い疑問が生じる。少女はいつ科学における女性差別に気づくのだろうか? ジャフィーはこの点について考察しながら, ユーモラスな点を見出そうとする。「私はブラウニー(訳注:ガールスカウトの小学校1～3年生のグループ)のリーダーで, 団員たちをサイエンス・デーの催しに連れていったことがありました」。それはNASAの科学者から高校の科学の教師まで, 科学に従事する女性たちのグループを呼び物にしたイベントだった。子どもたちは一緒に簡単な科学実験をしたあと, 「輪になって座り, 女性たちがどのようにして科学者になったのかというお話を聞きました。それから質疑応答になると, 4年生の女の子が挙手してこう質問したのです。『男子も科学をするんですか? だとしたら, どうやって一緒に仕事をするんですか?』とね。これは古典的な問題です。この年齢の少女たちが, 自分にはなんでもできると思っていることがおわかりになるでしょう」。

> 「男子も科学をするんですか?」

それから何が起こるのか? 恐れを知らない少女たちのほとんどが科学者にならないのはなぜなのか? 答えを説明しようと思ったら本が1冊書けるだろう。「状況は改善しつつあると思いますが, まだまだです」。そして, 女性差別は少女だけの問題ではない。「私がここに移ってきたとき(さほど昔のことではない), 私と同じ時期にこの大学に着任し, 私ほど業績がない研究者と比べて, 私は2万5000ドル低い給料を大学から提示されました。ここで免疫療法の橋渡し研究プログラムを立ち上げたのは私です。私がやめていたら橋渡し研究プログラムはなかったでしょう。少なくとも, これほど迅速にはできなかったでしょう」[注]。

女性科学者としてすばらしいキャリアを築いたジャフィーは, 自分が成功できた理由の1つに性格があるのではないかと推測している。女性らしい控えめさ, ではない。「私は男性の中に1人で混ざっても大丈夫です。実際, 成長過程で, その点が問題だったとも言えます。私は, 男の子が興味をもつようなものに興味がありました。大学でも男子学生と行動することが多かったですね。女性の友人もいましたが, ほとんどの友人は男性でした。男性的な環境のほうが, 居心地がよかったのです。そういうことなのでしょう」とジャフィーは言って

注:本書の執筆時, ジョンズ・ホプキンス大学のエリザベス・ジャフィーのウェブページは, 同僚のドルー・パードル(第8章参照)のページとは非常に興味深い1点でのみ異なっていた。ジャフィーのページには, 彼女の性別が書いてあったのである。腫瘍学教授。女性。

考え込み，室内を見渡した。「私は女性ですが，男性の仲間と一緒にいるほうが居心地がいいし，彼らを居心地悪くさせることもないのです。女だから，男だからという話ではないのです。『科学の話をしよう』ということなのです」。

彼女の趣味とも関係があるかもしれない。

スター・トレック派？　スター・ウォーズ派？

「今？　今ならスター・ウォーズ派です。昔は熱烈なスター・トレックファンでした」。

好きな音楽は，パンク？　ニューウェーブ？　ディスコ？

「パンクです」

パンクバンドなら，ザ・クラッシュ？　デッド・ケネディーズ？

「ザ・クラッシュですね」

意外な答えではない。ジャフィーは着丈の短い黒の革のジャケットを好み，着こなしも上手だ。「そうでしょ？」

恩師たちとの出会い，それから

ジャフィーの最初の恩師は小学校4年生で出会ったフリードマン先生と，高校1年生で出会ったマクドナルド先生だった。「マクドナルド先生は眼鏡をかけた，やぼったい女性でした。今の私と同じくらいの年齢だったはずですが，老婦人のように見えました」とジャフィーは回想する。「けれどもマクドナルド先生は優れた化学者でした。『ああ，これが女性化学者なのだ』と思いました。彼女は私にインスピレーションを与えてくれたのです」。

ジャフィーは高校を卒業してブランダイス・カレッジに進学したが，マクドナルド先生ほどの恩師には出会えなかった。それは1977年のことで，彼女は前年にハイブリドーマ技術に関する論文を読んでいた。天啓を得たように感じた彼女は免疫学者を指導教官に選んだが，少々前のめりになっていたのかもしれない。

「この技術を利用してB細胞を理解したかった私は，ジョーン・プレス（Joan Press）という若い先生の下で研究を始めました」とジャフィーは言って目を細めた。「彼女は医学部進学課程の学生が好きではありませんでした。彼女は私が彼女のところで研究をしたがっているのは，良い推薦状を書いてもらうためだと思っていました」。プレスは科学の知識は与えてくれたが，キャリアの選択についての助言はなく，「私は放っておかれました」とジャフィーは言う。

彼女には進路を指導してくれる恩師も，医師として助言してくれる親族もいなかった。ジャフィーの親族で大学に進学した女性は，彼女が最初だった。それでも彼女は前進していった。おそらく，そうした勘はブルックリンの路上で身につけたのかもしれない。「私はどうにか独力で医学部に進みました」。

ニューヨーク医科大学で学んだ彼女は，NIHで1年過ごしてからホプキンズにやって来た。その間，がん免疫療法の概念は次第に現実味を帯びてきた。「良いタイミングでした。私がレジデントだった頃に，IL-2がT細胞の増殖を促すことがわかってきたのです」（「第13章　スティーヴン・ローゼンバーグ」参照）。同時に，ほかの新しい道具や技術がこの分野の発展を促し，ジャフィーは参入してすぐに新しい技術に貢献するようになった。

革新の一方で，ジャフィーのがん免疫研究は周囲から一貫した支持を得ていたとは言い難かった。「私のキャリアについて相談にのってくれた親友のマイク・カスタン（Mike Kastan）は，『OK，免疫療法ね。いいんじゃないか？』と賛成してくれましたが，『ワクチン？ ほかにやることがあるんじゃないの？』とも言っていました」。当時，がんワクチンの評判は芳しくなく，根本的な欠陥があるとされていた。腫瘍には免疫原性はないと考えられていたからだ。免疫系ががん細胞の存在に気づかないなら，ワクチンも効かないことになる。

ジャフィーは「彼の助言を聞くべきだったかもしれません」と言う。「どうなっていたか，わからないでしょう？ 今頃，お金持ちの有名人になっていたかもしれません」。けれども彼女は助言を聞き入れなかった。ワクチンの科学があまりにも理にかなっていたからだ。「外来抗原に対してT細胞とB細胞を特異的に活性化させる最良の方法はワクチンだと信じていたし，がんは外来抗原といえるような抗原を作っていると考えていたからです」。

がん細胞の遺伝子変異が異物として見られうるという発想は，ワクチンを日の当たる場所に呼び戻した最初で最大の概念的変化の1つだった。とはいえ，これに関連した残りの基礎科学の大部分が解明されていなかった。「確認する必要のあることが2つありました」とジャフィーは言う。「第1に，腫瘍の微小環境にある多くのチェックやバランス（チェックポイントのこと）を理解する必要がありました」。

第2の大きな概念的変化は今日もまだ進行中で，膵がん（ジャフィーの専門だ），肺がん，膀胱がんなど，各種のがんは原発組織に応じて治療すればよいという考え方が，分子レベルではどんどん怪しくなってきたことだ。実際，遺伝子データを容易に入手できるようになると，ある肺がん患者の腫瘍が別の肺がん患者の腫瘍とは大きく異なっていること（したがって，同じ方法では治療できないこと）だけでなく，原発腫瘍（最初に発生した腫瘍）の細胞が同じ患者の遠隔転移した腫瘍の細胞と分子レベルで異なっている場合が多いことも明らかになった。さらに，がんに対する免疫系の反応は，患者ごとに異なっていた。

各種のがんを特徴づけるこうした情報は，ワクチンにどの抗原を用いるか，ワクチンはどの程度「個別化」されていなければならないか，ワクチン接種前のどのような治療によって腫瘍の敵対的な微小環境を改善させることができるのか，などの問題にかかわってくる。

しかし，ジャフィーがワクチンに賭けた頃には，これらのアイディアはいずれも憶測の域を出ていなかった。彼女の選択を後押ししたのは，新しい道具だった。「私は遺伝学の技術がようやく人々の要求に追いついてきたところで参入したのです」。ちょうどその頃，免疫反

応を仲立ちする遺伝子の多くの塩基配列が解読され，同じ材料からいろいろなケーキを焼くように，遺伝子を利用してさまざまなものを作れるようになったのだ。ジャフィーと同僚のドルー・パードル，ハイアム・レヴィツキー (Hyam Levitsky)，グレン・グラノフ，リチャード・マリガンが作ったのは，世界初の遺伝子組換えがんワクチン「GVAX」だった。

GVAX

　簡単に説明すると，GVAXは，生きた腫瘍細胞にサイトカインを分泌するように遺伝子改変を施し，さらに放射線を照射したものである。このサイトカインは顆粒球マクロファージコロニー刺激因子(GM-CSF)というシグナル伝達タンパク質で，免疫系を刺激する機能をもつ。腫瘍細胞に体外でGM-CSF遺伝子を導入したものを，一般のワクチンのように患者に投与する。

　細胞に放射線を照射するのは，投与後に新たな腫瘍を作らないようにするためだ。腫瘍細胞にGM-CSFを作るように指示する遺伝子を挿入するのは，患者の免疫系の樹状細胞に警戒態勢をとらせて，腫瘍細胞をしっかり見張って異常を探らせ，活性化に働く分子を利用してキラーT細胞に指示を出させるためだ。

　ジャフィーは「患者自身の樹状細胞に仕事をさせたいのです」と説明する。「何に対して活性化するか，彼らに決めさせるのです。GVAXがしているのは，それなのです。GVAXはGM-CSFを産生し，これが樹状細胞を引きつけて活性化させます。彼らはがん細胞の中にある何が重要であるかを判断し，それに対してT細胞を活性化させます」。この研究は1990年代中頃に行われた。

　「マウスを用いた前臨床モデルでは非常にうまくいき，その仕組みは理にかなっていました」と言いながらジャフィーは眼鏡の位置を直し，レンズの向こうから私を見つめた。「ですから，患者に投与して効果がなかったとき，その理由を考えなければなりませんでした」。マウスとヒトの生物としての類似性は，臨床応用では失われてしまうのだろうか？ 実際，マウスモデルから得られた説得力あるデータの多くがそのようにして期待外れに終わっていたが，今回については，ジャフィーは確信がもてなかった。「マウスモデルからはわからないこともありますが，わかることもたくさんあるのです」。彼らの収穫の1つは，がんへの反応を活性化するには樹状細胞の関与が重要であるとする証拠だった。

　ジャフィーはラルフ・スタインマン（彼女の親友で，樹状細胞を単離した業績によりノーベル賞を受賞した。第10章参照）の研究から，感染における外来抗原の認識には樹状細胞が非常に重要な役割を果たしていることを知っていた。彼女はまた，この過程の分子的機序もよく知っていた。「これをマウスモデルからヒトのがん治療にそのまま応用できないことに，私は納得できませんでした」。理論的には有効なはずなのに，効果がないのはなぜだろう？

理由はしばらくわからなかったが，強力な手がかりは得られていた。「そう，リンパ球凝集体です」とジャフィーは言い，ひらめきの瞬間を回想する。「手術の2週間前にGVAXを投与すると，突然，リンパ球凝集体が形成されたのです。まるで，がんの中のリンパ節のようでした……。それまで見たことのないものでした」（リンパ球凝集体は免疫反応の「しるし」である。医師が患者の頸部や腋窩に触れてリンパ節の腫れを探すときには，抗原認識に反応して集まってきた免疫細胞の証拠を探しているのだ）。「ワクチンが何かをしていることは明らかで，ワクチンを投与した患者の85％でこれを確認できました」。

ジャフィーはリンパ球凝集体を調べ，細胞の内部や近傍には，キラーT細胞とともに，T細胞の活性を抑える細胞やシグナルがあるという結論に達した。「これらはがんに反応しようとはしているのですが，うまく働けない状態になってしまっていました。別の言い方をすると，リンパ球凝集体から出ていかないように，ほかのシグナルによって抑制されていたのです。まさにひらめきの瞬間でした」。

明らかになったのは空間的な情報で，がんに対する免疫反応を抑制するものが存在する場所についての手がかりだった。それが腫瘍の微小環境だ。しかしこの情報は，免疫抑制を防ぐ方法も，それに関連したワクチンの失敗を防ぐ方法も，ほとんど教えてくれなかった。

闇 夜 と 光

ジャフィーは当時を振り返って，「つらい時期でした」と言う。「あの件[注]のあとで助成金を獲得するのは難しいだろうということはわかっていましたが，そもそも私は自分で膵がんプログラムの資金を調達していたのです。セル・ジェネシス社は膵がんがワクチンに反応するとは信じていなかったので，私に資金をくれませんでした（同社は前立腺がんへの適応をめざしていた）。会社が合併により消滅したときは……そう……」。それは本当に厳しい時期で，ワクチン全般への風当たりはいちだんと強くなっていた。「誰もが私たちは失敗したと思っていました」とジャフィーは言う。そして，周囲はねちねちと嫌味を言うのだ。「あなたは研究コミュニティーがどんな場所か，ご存知でしょう。『ははは，結局だめだったね。自分たちはすごいと思っていたんだろうけど』など，言いたい放題でしたよ」。あちこちのバイオ企業が倒産した2008年のことだった。

「ドルーにとってもね」とジャフィーは言う。「彼はよい仲間です。少々芝居がかったところはありますが。そんな彼にも，やはりあれは痛手でした」。2人の痛手の深刻さを癒したのは，ほかのプロジェクトの成功だった。「比喩的に言えば，私たちは全部の卵を1つのカゴに入

注：バイオ企業セル・ジェネシス社がGVAXの最初の臨床試験を中止した経緯については，GVAXの共同開発の1人ドルー・パードルを取り上げた前章で詳述した。

れて持っているわけではないのです。2人とも大きな計画を複数もっています」。彼らは励まし合い，ほこりを払い，ひたすら前進した。なんといっても，がん免疫学の問題は数え切れないほどあるのだから。

> 「患者は免疫療法を好みます。最初からずっとそうなのです。」

そして患者たちがいた。患者が途切れることはなかった。「患者は免疫療法を好みます。最初からずっとそうなのです。ほかの専門家が私たちの臨床試験に否定的だったときにも，患者たちは参加を希望しました」とジャフィーは言う。ワクチンは単純だ。化学療法は過酷で，誰もがそのことを知っている。一方ワクチンは，誰にでもなじみのある技術であるだけでなく，相対的に苦痛が少なかった。

患者にとって，ワクチンの話はわかりやすかった。「このワクチンの働きを患者に説明するときには，ワクチンは患者自身の免疫系を活性化してがんが見えるようにし，全身でがんを探して破壊させるのだと説明します。免疫系は文字どおり全身で働くので，転移性がんの場合は，転移があればそれも探して破壊できます」。実際の処置については，注射はあまり痛くなく，副作用もほとんどない。免疫療法は，患者が自分自身を助けるのを助ける。概念的に，人々に受け入れられやすかった。

現在，免疫療法は患者たちに喜ばれ，投資家も（警戒しつつも）投資を再開しているが，ジャフィーは汚名を晴らすことができたとは思っていない。GVAXは決定的な成功を収めたわけではないからだ。

彼女は「膵がん[注]患者に効果を実感してもらえたら，私の汚名は晴らせるでしょう」と言ってから，すぐに言い直した。「ちょっと違いますね……膵がん患者に効果を実感してもらえたら，嬉しいだろうと思います」。現在形ではなく未来形だ。「もう少しのところまで来ています……」。ジャフィーは予定表と格闘している。「今は特にそう感じます。これまでにないほど……私は何ごとにも全力で取り組んできましたが，夫には何もしてあげられませんでした〔彼女の夫，フレッド・ブランカーティ（Fred Brancati）博士は筋萎縮性側索硬化症（ALS）により2013年に死去した〕。けれども私は，膵がん患者にはもう少しで何かをしてあげられると感じています」。

それは非常に重い荷物だが，彼女はその重荷をプライベートでも背負っている。「私は多くの患者と知り合います。医師と患者という一線を越えて友人になることもあります」。患者本人だけでなく，患者の家族との絆も生まれる。「彼らが経験することはつらく，私はその痛みを知っています。私はそれを夫とともに経験しました。私を助けてくれる人はいませんで

注：膵がんは最悪の診断名の1つである。患者の71%は診断から1年以内に死亡する。転移性膵がんの診断後の平均余命は約6カ月である。膵がんで死去した有名人には，スティーブ・ジョブズ，ルチアーノ・パバロッティ，サリー・ライド（訳注：米国の女性宇宙飛行士），パトリック・スウェイジなどがいる。

した。医療分野には，誰も」とジャフィー。ジョンズ・ホプキンズの最高の医師たちは，自分たちにできることは何もなく，彼女の夫は死ぬだろうと言った。それだけだった。「私は膵がん患者たちにそれをしたくないのです。私は彼らに希望を与えることができ，私たちは変化をもたらすことができるのです」。だから，彼女の気持ちを表す言葉として「汚名を晴らす」は適切ではない。「私は嬉しいだろうと思いますし，役に立てたとも思えるでしょう」。

　もちろんジャフィーは現段階でも，奏効を示す例外的な症例については嬉しく思っている。GVAXの臨床試験に参加した患者のなかには，非常に良い結果が出た人々がいる。その一例が，彼女が15年以上前に治療した末期がんの患者だった。治療をしても末期であることに変わりはなかったが，「ある日，彼女が私にこう言ったのです。『治療をやめる時期が来たようです。気分は良いです。心配しないで。まだ電話はできますから』とね。私たちはクリニックにケーキをもっていってお祝いをしました」。

　別の患者は進行した膵がんで，69歳のときにGVAXの臨床試験[注]に参加し，つい最近，91歳で死去した。「彼の奥さんが私に電話をかけてきて，夫にこんなに長い時間を授けてもらえるとは思っていなかったと感謝されました」とジャフィーは言う。「そういう事例をもっと見たいのです。その望みが，私を毎日ベッドから起き上がらせるのです」。

注：GVAXワクチンプラットフォームは現在，アドゥーロ・バイオテク社が「プライム・ブースト」法を追加した形で臨床試験を行っている。

セクション5

基礎的な発見，概念実証

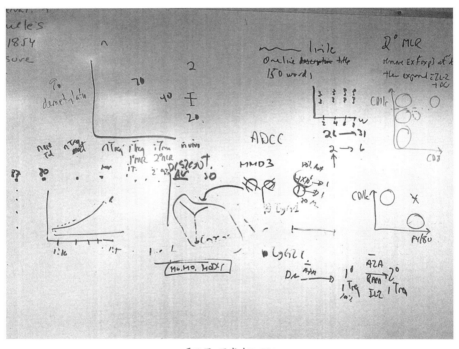

ラルフ・スタインマン
『ラルフの最後の板書』

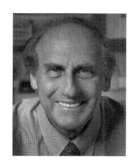

第10章
ラルフ・スタインマン(M.D.)

樹状細胞を発見

「彼の言うことを信じる人はいませんでした」　　　　　　　　　　――サラ・シュレジンジャー

　1943年にカナダのケベック州モントリオールに生まれたラルフ・スタインマン[注](Ralph Steinman)は、ハーバード大学で医学の学位を取得したあと、職業人生のすべてをロックフェラー大学での医学研究に捧げた。1972年、彼はそこで研究室をもった。

　1976年の夏、16歳のサラ・シュレジンジャー(Sarah Schlesinger)は、その研究室で彼に出会った。彼女は当時をこう回想する。「彼は背が高く、ハンサムでした。少し変わっていましたが……」。それでも、彼はとても暖かく親切だった。シュレジンジャーがスタインマンの研究室の門を叩くことになったきっかけは、1つの講義と偶然の出会いにあった。

　「ロックフェラー大学には『トーキング・サイエンス』という高校生向けの講義シリーズがあります」と彼女は言う。以前は、その日程から『ホリデー・レクチャー』と呼ばれていた講義で、19世紀の偉大な科学者マイケル・ファラデー(Michael Faraday, 1モルの電子がもつ電気量「ファラデー定数」は、彼にちなんで名づけられた)が1800年代初頭に行った子ども向けの科学の実演を模範としていた。「人を若いうちに科学の世界に引き込んでおけば、生涯、捕えておけるだろうという発想です」。

　サラ・シュレジンジャー博士については、まさにその思惑どおりになった。彼女は現在、ロックフェラー大学分子免疫学研究室の上級指導医で准教授である。

　彼女が聴講したホリデー・レクチャーは、細胞の微細解剖学の業績により1974年にノーベル医学賞を受賞したクリスチャン・ド・デューヴ(Christian de Duve)によるものだった。「彼のすばらしい講義は、私たちを空想の世界に引き込みました。私たちは彼に案内されて、生きた細胞の内部に広がる、めくるめく世界を旅してきたのです」と語る彼女は、いまだに心ここにあらずといった様子だ。「あのときの講義は昨日のことのように覚えています」。

　「クリスマスの頃でした。講義から帰宅した私は両親に、ロックフェラー大学で夏のアル

注：スタインマン博士は故人である。彼の物語は長年の同僚であるサラ・シュレジンジャーによって語られた。

バイトをしたいと打ち明けました」。16歳の少女が，地球上で最高の研究所の1つであるロックフェラー大学で夏のアルバイトをしようと考えたのだ。「両親は一応許可してくれましたが……2人ともそれまでロックフェラー大学のことを知らなかったくらいなので，どうすればその夢を実現できるのか見当もつきませんでした」。

神の摂理か，その会話からほんの数日後，理学療法士であるシュレジンジャーの母親は，同僚と一緒にマンハッタンで開かれた新年会に出席していた（一家はマンハッタンのすぐ北のウエストチェスター郡北部に住んでいた）。カクテルと世間話を楽しんでいた彼女は，一人の女性と出会った。雑談のなかで，その人の友人の夫は医師なのだが，病人の治療もしないのに，信じられないくらい長時間働いているらしい（患者を診ないドクターなんて！ 信じられないわ！）という話になった。その医師はロックフェラー大学というところで働いているという。

シュレジンジャーの母親は，それまで一度も耳にしたことのない場所の名前を1週間に2回も聞いたことを面白く感じたそうだ。翌日になって娘にその話をすると，娘はそれに飛びついた。「私はこう言ったのです。『ママ，その先生の電話番号をもらってくれない？』とね」。母親は電話番号を教えてもらい，娘はその番号に電話した。電話に出た「患者を診ないドクター」がラルフ・スタインマンだった（彼はマウスを使って研究をしていた）。科学者と少女は話をして，少女は仕事をもらった。

クローディアに捧ぐ

1977年の夏，シュレジンジャーはスタインマン研究室にやってきた。タイミングは完璧だった。樹状細胞という，まったく新しい発見を裏づけるための論証が構築される現場に降り立つことができたのだ。スタインマンは当時，自分が発見して1973年の論文で初めて記載した樹状細胞が，実在する重要な細胞であることを科学界に納得させようと奮闘していた。協力者は恩師のザンヴィル・コーン（Zanvil Cohn, ザンヴィル・コーン・ワクチンセンターは彼にちなんで命名された）だった。

「コーン博士以外，彼の言うことを信じる人はいませんでした」とシュレジンジャーは言う。「誰もが，あれはマクロファージだと言っていました」。これはさほど不当な批判でもなかった。マクロファージは免疫細胞の1種で，異物を取り込んで消化する。決まった形をもたず，波打ち，周囲に向かって仮足（自在に伸び縮みする小さな突起）を伸ばし，免疫系に広く関与する。スタインマンが発見したという新しい細胞（樹状細胞）には，これらの特徴のすべてが当てはまり，マクロファージによく似ていただけでなく，マクロファージと同じやり方で単離されていた。

スタインマンがマクロファージの機能を調べようとしていて，偶然，樹状細胞を発見したという経緯も不利にはたらいた。「ラルフは，免疫反応がどのように始まるかを研究するため

にロックフェラー大学に来ていたのです」とシュレジンジャーは言う。「開始が問題でした」。

B細胞とマクロファージが抗原（これらの細胞が取り込んだ異物の破片）をT細胞に提示して, 免疫系による二次応答を開始させることはすでに知られていたが, 最初の一次応答がどのように開始されるかは解明されていなかった。スタインマンは, それを解明しようとしていた。

ほとんどの生物学研究と同様, そのためにはまず, 調べるものを大量に集める必要がある。マクロファージを集めて単離する作業は, 次のようにして行われた。彼らはマウスを入手し, 頸椎脱臼で安楽死させ, 脾臓を取り出してすりつぶす。つぶした脾臓に塩化アンモニウムを加えて, 混合物中に含まれる不要な赤血球を溶解させる。それをガラス皿に入れて血清の存在下で一晩培養すると, 翌朝, 全部のマクロファージがガラスに貼り付いている。

単純だ。

「それから（マクロファージに付着している）ほかの細胞をピペットで吹き飛ばすと, ガラスに張り付いた細胞だけが残ります」とシュレジンジャーは説明する。付着した細胞を再び一晩培養し, ガラスに付着し続けているものが, 健康なマクロファージのサンプルだ。

しかしスタインマンの作業には次の段階があり, それが発見につながった。顕微鏡の鏡筒を覗き込むのだ。シュレジンジャーは,「顕微鏡で注意深く観察すると, 培養後にガラスから剥がれ落ちた細胞は, ガラスに付着し続けた細胞とは違っているのがわかりました」と言う。

当時, この検体を作っていたのはスタインマンの研究室だけではなかったが, ほかの研究室ではガラスに付着した細胞以外はよく見ていなかったようだ。

顕微鏡は, 1ミクロン, 10ミクロン, 100ミクロンなど, 特定の深度に焦点を合わせ, その焦点深度にあるものしか見えないようになっている（1ミクロン＝1メートルの100万分の1）。「私たちの位相差顕微鏡の焦点を上に合わせるか下に合わせるかという話です。ラルフは浮かんでいるものを見て, それらが異なる形態をもつことに気づいたのです」。その細胞は特徴的な形をしていて, マクロファージによく似ていたが, まったく同じではなかった。「それが樹状細胞でした」。

スタインマンとコーンが1973年に発表した最初の論文には,「われわれは, きわだった特徴をもつ大きな星形の細胞の存在に気づいた」とある。論文にはさらに, 新たに発見された細胞の多数の顕微鏡画像や, 細胞があちこちに仮足を伸ばす様子のほか, 細胞が見つかった部位（腸, 胸腺, 骨髄, リンパ節, 肝臓など, 免疫細胞が常駐している部位）に関する詳細もあった。スタインマンは, 手足のように枝分かれした突起を伸ばすこの細胞の名称も提案していた。それが, 木を意味するギリシャ語 *Dendron* にちなんだ「dendritic cell（樹状細胞）」

> 「われわれは, きわだった特徴をもつ大きな星形の細胞の存在に気づいた」

という名前だった。

しかし最初は違った名前を考えていたという。

「奥さんのクローディアの名前をつけたがっていました」とシュレジンジャーは言う。「クローディアは美しく，ほっそりしていて手足が長いので（まるで樹状細胞のように！），『クローディアサイト（Claudiacyte）』と名づけたかったのです」。クローディアは，夫のオタクっぽいながらもロマンティックな案を嬉しく思ったが，科学のためにならないからと言って思いとどまらせた。シュレジンジャーは言う。「私がホリデー・レクチャーを最初に聴講してから 35 年後，ラルフを偲ぶホリデー・レクチャーをしましたが，クローディアが聴きにきてくれていました。これはクローディアから聞いた話なのですが，ラルフは生前あちこちで『クローディアサイト』の話をしていたので，彼女が学会についていくと，人から腕や脚をジロジロ見られて困ったと言っていました」。それはそうだろう。

「ラルフは彼女を敬愛していました」。

認められるまでの道のり

発見した細胞に，無難でいかにも学術的な名前をつけ，特徴的な形態について記載したら，次の仕事はその働きを解明することだ。スタインマンとそのチームは，ゆっくりと組織的に答えを出していった。彼のチームは大所帯になっていった。シュレジンジャーは正式な教育の合間にスタインマンの研究室で何度か夏を過ごし，やがてラッシュ医科大学で医学の学位を取得した。

スタインマンらはまず，一般的な特徴を明らかにした。樹状細胞は，免疫系で最も有能な殺し屋の 1 つである T 細胞と直接結合する。この能力は，樹状細胞の存在下で T 細胞を活性化させ，大量に増殖させる混合リンパ球反応（mixed lymphocyte reaction：MLR）というごく単純な分析を通して明らかにされた。これらのデータが生成された時代の分析では，ヒツジの新鮮な血液を用いて単離した T 細胞が必要だった。

「ヒツジの赤血球[注]を採取して白血球と混ぜるのです」とシュレジンジャーは説明する。それから混合物を遠心分離機にかけ，（脾臓の標本のときと同じように）塩化アンモニウムを加えると，T 細胞が残る。

「ですからここ，ロックフェラー大学にはヒツジがいました。名前はど忘れしてしまいましたが，ヒツジの血を採集しに行くのも私の仕事でした」。

注：T 細胞を単離するのにヒツジの赤血球を用いるのは，ヒツジの赤血球が CD1 という分子を発現していて，CD1 は樹状細胞などの抗原提示細胞でも発現しているからである。T 細胞は自然に CD1 と結合する[訳注]。
訳注：当時は T 細胞を分取するための表面マーカーが見つかっていなかったので，T 細胞はこの「ヒツジ赤血球に結合する」という性質を利用して単離されていた。

第 10 章　樹状細胞を発見　　97

　ここまでのまとめ：怖いもの知らずの夏季インターン，サラ・シュレジンジャーが学んだスキルは，ヒツジから血液を採取すること，マウスを安楽死させること，材料をブレンドして脾臓のスムージーを作ること，ヒトの皮膚片の世話をすることだった。

　説明：シュレジンジャーが初めて研究室に来た頃には，ヒトの樹状細胞を入手する標準的な方法は，生体におけるそれの貯蔵所の1つである皮膚から取り出すことだった。あなたの皮膚は，あなたを病原菌だらけの世界から守る境界だ。だとしたら，のちに解明されるように，樹状細胞が境界のすぐ後ろに整列して守護にあたるのは理にかなっている。これはまた，ワクチン接種（皮膚のすぐ下に異物を注入して樹状細胞に取り込ませること）が，疾患から身を守るという目的を達成できる理由も説明できる。

　シュレジンジャーは，「ヒトの遺体の皮膚を入手するのです。熱傷患者などへの皮膚移植用の皮膚片のようなものです。そこから樹状細胞が生じてきます……這い出してくるのです」と言う。「おそろしく面倒な仕事でした。運が良ければ3日で1万個の細胞が得られます。すごく大変で，とてもお金がかかります。その上，皮膚は基本的に汚染された組織なのです」。だから，皮膚を扱うのは本当に厄介だ。

　同じことをした研究者がほとんどいなかったのは，そのためだ。皮膚，ヒツジ，脾臓の標本，顕微鏡での退屈な観察など，手法は洗練されていなかったし，結果もかなり恣意的だ。例えば，誰かが樹状細胞らしきものを単離したとき，そのことをどうやって証明すればよいのだろう？「最初は，ラルフが樹状細胞だと言ったものを樹状細胞として覚えるのです。本当です。見るのは細胞の形態だけです。それらしい細胞を見つけたら，ラルフに『そうだね』と言ってもらわなければなりません」。バイオマーカーも客観的な同定方法もなく，ラルフだけが基準だった。

　「ラルフは顕微鏡で細胞を観察するのが大好きでした」とシュレジンジャーは言う。「死の直前まで，彼は顕微鏡で細胞を見ていました。私が彼と過ごしたいちばん幸せな時間のいくつかは，双頭顕微鏡で一緒に細胞を眺めているときでした。細胞は本当に美しいのです」。

　その間，スタインマンのチームは樹状細胞の主要な機能を実証した。抗原を提示することだ。T細胞は，これにより何を攻撃するべきかを知る。樹状細胞は異物を取り込んでばらばらの破片にし，細胞表面に破片を出す。T細胞はこの破片を見て，それに似たものを探す。

　研究がそこまで進んでいても，ラルフはまだ樹状細胞の唯一の権威でしかなかった。誰かの発見を承認するのも否定するのもラルフだった。それは人々を苛立たせ，樹状細胞への反感の一因になっていたと思われる。

　しかし，1970年代後半と1980年代初頭に科学界で2つの基礎的な発展があり，この分野への参入を妨げていた壁が打ち壊されて，ほとんど誰でも参入できるようになった。それ

がハイブリドーマ*と組換えサイトカイン*
の技術だった。

　組換えサイトカインを利用すると，親
にあたる前駆細胞（血流中や骨髄中にある
細胞で，サイトカインから適切な指示を受ける
と，成熟して大量の樹状細胞を生成できる）
から成熟した樹状細胞を作ることができ
る。

　しかし，こうした進展にもかかわらず，
論争は解決しなかった。組換えサイトカ
インを用いて作った細胞が，自然にでき
た（いわば放し飼いの）樹状細胞と同じも
のかどうかを判断する標準化された方
法がなかったからだ。

　これらの不確定要素と意見の不一致
は，スタインマンと共著者であるベイラ

> **ハイブリドーマ**（hybridoma）：生きた細胞を用
> いて，完全に同一（つまりクローン）で高度に特
> 異的な抗体を無限に作れる技術。そうして作
> られた抗体はモノクローナル抗体と呼ばれ
> る。モノクローナル抗体の用途は多く，任意
> の標的分子や細胞種（T細胞など）の同定と精
> 製にも利用できる（おかげでヒツジの血液や脾臓の
> スムージーは不要になった）。
>
> **組換えサイトカイン**（recombinant cytokine）：組
> 換えサイトカインをはじめとする組換えタン
> パク質は，目的とする分子のDNA鎖をベク
> ターに組み込んでから細胞に導入し，そのタ
> ンパク質をバイオリアクター内で大量生産で
> きるようにしたものである。製薬業界ではご
> く一般的に用いられている（インスリンはタンパク
> 質なので，糖尿病患者のための医療用インスリンもこの
> 方法で製造されている。組換え技術が誕生するまではブ
> タの膵臓から抽出していた）。

ー大学のジャック・バンシェロー（Jacques Banchereau）が1998年に『ネイチャー』に発表した
論文でようやく決着した。アブストラクトの第1文は，『BおよびTリンパ球は免疫のメディ
エーターだが，その機能は樹状細胞の制御下にある』と断定している。第2，第3文は，樹
状細胞が第1文の役割をどのように果たしているかを厳密に説明し，第4，第5文は次のよ
うに述べている。「樹状細胞は以前は無視されていたが，今では容易に大量に入手できる
ようになり，分子・細胞生物学的分析が可能になった。知識の蓄積とともに，これらの細胞
が免疫系を操作するための強力なツールであることがわかってきた」。

　さらに論文には，どんな科学者でもこの研究に参加できるように，必要な材料と手法の
すべてが記載されていた。

　発見から25年を経て，樹状細胞の研究は突然，スタインマンの私的な庭から，広く開か
れた真の科学分野へと変貌した。人々は，この画期的な発見の臨床応用を目論むようにな
った。

脚光を浴びる樹状細胞

　1977年の夏のインターンシップから1998年の『ネイチャー』の論文までの間，サラ・シュ
レジンジャーは多忙な日々を送っていた。その間の彼女の活動を簡単にまとめる。

- ラッシュ大学で医学の学位を取得。「AIDSの症例が最初に報告された1981年に入学しました」。
- 外科研修。その後, 外科医の過酷な生活は自分には向いていないと気づいた。「1日の時間が足りないと感じたのは, そのときが初めてでした」。
- 2回の結婚。
- 5人の子ども。全員男の子で, 末っ子は2011年生まれ。「話せば長くなります」。
- 病理学を専攻。「寛大なラルフのおかげで, ニューヨーク病院の病理医になることができました。ラボにいるのが好きな医師は病理医に向いているというのは本当です」。
- ウォルター・リード陸軍研究所で8年間HIVワクチンの研究。

「ウォルター・リードの人たちは樹状細胞に興味をもちはじめていました」とシュレジンジャーは言う。「そして私には『師匠』の下で学んだ経験がありました」。とはいえ師匠にも知らないことはあり, 彼女がウォルター・リードで学んだことは, のちにスタインマンの研究室で重要な役割を果たすことになる。

「私は陸軍の軍医として, 研究室での正しい研究法, 医薬品の製造, 臨床開発, 規制に関する法規などをすべて知っている必要がありました」。これらのスキルを身につけた彼女は, スタインマンの樹状細胞のような科学的発見を実際の治療に応用することを生涯の仕事とすることになった。

彼女は回想する。「それまで, ラルフがヒトへの応用に本気で興味をもったことはありませんでした。彼は『マウス・ドクター』だったからです。それでも, 人々が樹状細胞の臨床利用に向けて動きだしたことには気づいていました」。スタインマンは, 自分が手塩にかけて育ててきた細胞を, 同僚たちがありとあらゆる臨床応用のために(彼の意見では)でたらめに操作していることを, あまり喜んでいなかった。

けれどももう後戻りはできなかった。免疫細胞を活性化してがん免疫療法に用いるという研究は熱烈に歓迎され, 多額の資金が投入された(1990年代末まで, そんな状況だった)。しかし, 華々しく打ち上げられた臨床応用という花火は開かなかった。「ラルフは, 樹状細胞の利用を主張した人々を含め, 当時の実験に関与した人々に対してきわめて批判的でした」とシュレジンジャーは言う。彼の目には, 彼らが科学をないがしろにしているように見えたのだ。

「彼は常々, 自分なら誰よりもうまくやれると考えていました。たいていの場合, それは間違っていませんでした」。スタインマンは, 樹状細胞の臨床応用をできるだけ自分でコントロールしたいと考えるようになり, 患者の治療に着手することにした。「そこで私は

> 「彼は常々, 自分なら誰よりもうまくやれると考えていました。たいていの場合, それは間違っていませんでした」

彼の研究室に戻り，臨床ディレクターに就任しました」。

2002年のことだった。

シュレジンジャーの復帰は，大好きな研究室やそのリーダーの役に立ちたいという気持ちの表れであったのはもちろんだが，理由はそれだけではなかった。1人の科学者として，この研究室が1990年代末に発表した数編の論文に感銘を受けていたのだ。なかでも印象的だったのは，研究室のニーナ・バードワジ（Nina Bhardwaj，現在はマウントサイナイ医科大学に所属）とマダヴ・ドダプカール〔Madhav Dhodapkar，イェール大学に所属（その後エモリー医科大学へ）〕による研究だった。

「彼らはごく基礎的な実験を始めました。樹状細胞を使って，ヒトにインフルエンザ，破傷風，KLH (keyhole limpet hemocyanin：スカシガイ由来ヘモシアニン）の免疫を与えられることを証明する実験です」。実験はシンプルで，じつにエレガントだった。患者に白血球除去血輪血（患者の血液から白血球を除去し，残りの血液を再び輪血すること）を行い，取り出した細胞をサイトカインにさらして樹状細胞を生じさせ，この樹状細胞に生体外でペプチド抗原を提示させ，プライミングにより活性化した細胞を患者の体内に戻すのだ。

彼らが巧妙だったのは，樹状細胞に抗原を提示させたことだった。スタインマンのグループは，免疫系が病原体に出会ったときに皮膚やリンパ節や体内のさまざまな場所で起こることを，ガラス皿のなかで再現したのだ。

スタインマンは，この単純な方法で，患者にワクチンを投与したように免疫反応を開始させることができた。「樹状細胞を本当に操作できることを初めて確信しました」とシュレジンジャーは言う。「正直，『ワーオ！』としか言えない，見事な論文でした」。

このデータに強く感銘を受けたシュレジンジャーは，彼らの手法と，樹状細胞に関して彼女がもっていた広範なノウハウを，ウォルター・リードでのHIVワクチンプログラムに応用したのだった。研究は，彼女がロックフェラー大学に戻ったあと，さらに発展した。ロックフェラー大学では今でも，彼女が指揮するHIVワクチンプラットフォームの臨床試験が続いている。

現在の話はこのぐらいにしよう。シュレジンジャーは2002年にスタインマンの研究室に戻り，それからの5年間，安定した助成金を得て，順調に研究を進めていった。

2007年，ラルフが病気になった。診断は膵がんで，膵臓の頭部にグレード3の腫瘍ができていた。この診断がくだった人の1年生存率は4％未満だった。

「あれがすべてを変えました」とシュレジンジャーは言う。

スタインマンは被験者になった。

第 10 章　樹状細胞を発見　　**101**

大いなる実験

　世界中から電話がかかってきた。その全員がスタインマンの親友で，同僚で，一流の科学者であり，彼に手を差し伸べていた。

　「ラルフは本当に愛されていて，数えきれないほどの支援や親切，そして申し出が寄せられました。基本的に，彼の役に立ちそうなものをもっている人は皆，それを提供しようとしました」。彼に差し出されたのは見舞いの言葉や手の込んだ料理ではなく，世界トップレベルの研究室で開発されたばかりの治療法の数々だった。

　シュレジンジャーがこのプロジェクトのコーディネーターになった。スタインマンの研究室で彼女が長年つとめてきた役だ。「ラルフは6人ぐらいを召集して，研究室のミーティングのようなことをしました。電話で参加した人もいました」。彼らはブレインストーミングをした。アイディアを提案し，優先順位を決定し，タイミングと詳細な計画について話し合った。

　シュレジンジャーがメモをとり，治療計画ができあがった。決めることはあと1つだけだ。「ほかの全員が帰ったあと，まだ書類を作成していた私はラルフに尋ねました。『主治医は誰にしますか？ 誰から治療を受けたいですか？』とね。すると彼は『君がいいな』と言ったのです」。

　胸を打つエピソードだが，それだけではなかった。「最初は驚きました。私は腫瘍専門医ではないからです」とシュレジンジャー。彼女は自分より適任だと思われる同僚の名前をいくつか挙げたが，スタインマンは穏やかに，けれども頑なに，彼女がいいと言って譲らなかった。今にして思うと，その理由がわかるような気がすると彼女は言う。「私は科学的な面ではラルフに頭が上がりません。彼は，私なら自分の考えより彼の指示や判断を優先するだろうと思ったのでしょう」。

　つまり，実験の対象がなんであっても，スタインマンは自分が実験を主導したかったのだ。

　「そのとおりです。責任者は彼でした。私たちの関係では常に，私は彼の代理人でした。そういう関係だったのです」。スタインマンは抜け目がなかった。シュレジンジャーは2人のうちでは文句なしに臨床の専門家だったし，百戦錬磨の彼女の判断力は，このプロジェクトが規制や制度面の障害を乗り越えるのに欠かすことのできないものだった。

　計画が決まり，障害が取り除かれ，治療が始まった。最初に試したのはGVAXだった。GVAXに，ジョンズ・ホプキンス大学のエリザベス・ジャフィー（第9章）とダナ・ファーバーがん研究所のグレン・ドラノフ（現在はノバルティス社に所属）が開発したがんワクチン技術である。

　「リズ（エリザベスの愛称）は一般的なGVAXに用いたのと同じ手法でラルフの細胞に手を加えて，特製のGVAXを作り，FDAからそれを使用する許可を得ました」。ワクチンは2007年の秋に投与された。

102 セクション5 基礎的な発見，概念実証

　スタインマンはこの治療にそれなりの反応を示した。血液中のバイオマーカーは，T細胞が活性化したことを示唆していた。活性化したT細胞が，ラルフが最初の手術を受けたあとに残ったがん細胞にどのような影響を及ぼしたのかは不明である。当時の手法では知ることができなかったからだ。

　それでもスタインマンは猛進した。2007年の冬には，彼が共同で設立したアルゴス（Argos）社の同僚により，樹状細胞ベースのワクチンが調製された。2008年の春には，ベイラー大学で，カロリーナ・パルッカ（Karolina Palucka）が『ネイチャー』の画期的な論文の共著者ジャック・バンシェローから情報提供を受けて彼のために調製した樹状細胞ワクチンの治療を受けた。

　「カロリーナがニューヨークに来たとき，私たちは彼に（ベイラー大学の）ワクチンを投与しているところでした」とシュレジンジャーは回想する。スタインマンは前日に大腿の前面にワクチンを注射されていた。翌日の夜，3人は一緒に夕食に出かけた。「彼の大腿は非常に強い局所免疫反応を起こしていて，そのことに興奮していました」。彼は夕食をとりながら，注射をした部位が赤くなり，硬化していると説明した。「そこにT細胞があるということです」。

　「彼は，カロリーナが宿泊しているホテルの部屋に3人で行って，その箇所を見てほしいと言いだしました。カロリーナは……ラルフのことをよく知っていましたが，その提案をどう理解するべきか迷っていました」。なんといっても，相手はラルフ・スタインマンだ。友人で，同僚で，恩師でもある。また，彼らが取り組んでいたことは一流の科学だった。「私は少々圧倒されていましたが，結局3人でそれを見ました。私も興奮しました。あの時代にスマートフォンがあったら，きっと写真を撮っていたでしょう」。

　その後も1回か2回，別の治療法が施された（第1章のイピリムマブも使用された）。しかし，治療開始から4年半後の2011年9月30日，大いなる実験は終了した。

＊＊＊

　2011年9月30日は金曜日だった。

　その日，シュレジンジャーのもとにスタインマンの娘から電話がかかってきた。娘は彼女に父親の死を告げたあと，月曜日までは誰にも言わないでほしいと懇願した。父親の死が人々の知るところとなったら，お悔やみの連絡がどっと押し寄せてくるだろう。その前に静かに過ごしたいとのことだった。

　「彼女の気持ちはよくわかりました」。

　土曜日が過ぎ，日曜日が過ぎた。「日曜の夜，ベッドに入りましたが，なかなか寝つけませんでした。朝になったら職場に行って，みんなに訃報を告げなければならないと思うと，眠れなかったのです」。だから，月曜日の早朝5時に電話がけたたましく鳴ったときにも，完全

には眠っていなかった。画面にはスタインマンの娘の名前が表示されていた。

> 「電話に出ると，いきなり『パパが受賞したの』と言われました」

　「電話に出ると，いきなり『パパが受賞したの』と言われました。半分寝ぼけていた私が，『だってお父様は……お父様は亡くなったのでしょう？　私の記憶違いなの？』と問いただすと，『もちろん記憶違いじゃないわ。パパは亡くなったわ……2日前に……でもノーベル委員会から電話があって，パパがノーベル賞を受賞したって！』と説明されたのです[注]」。

　スタインマンの娘はパニックになっていた。何をすればいいのか，誰に電話をすればいいのかとうろたえる彼女に，シュレジンジャーは「わからないけど，調べてみるわ」と言ったという。

　その後の話は簡単にまとめる。法律家や過去の受賞者やしかるべき人々に相談したあと，ノーベル委員会は今回については例外を認め，「ラルフ・スタインマンへのノーベル賞の授与は，受賞者が生存しているという前提にもとづき誠実に決定された」とする声明を発表した。

　数週間後，ストックホルムでの授賞式で，2011年ノーベル生理学・医学賞が故ラルフ・スタインマンに授与され，愛妻クローディアが受け取った。

　当時を振り返ったシュレジンジャーは，「現実離れした光景でした」と言う。「私たちは『bittersweet（ほろ苦い）』という言葉をあまりにも多く使ったので，全員にとって，あの時期を表す決まり文句になりました」。スタインマンが科学者の頂点に立ったことを世界が知った。知らなかったのは本人だけだった。

　「私たちは遺族と一緒に授賞式に参加しました。クローディアが彼の代理としてメダルを受け取るのを見ているうちに，涙がこみ上げてきました。私はあとでメダルを持たせてもらいました。メダルを見つめ，そっと手を触れました。自分でもどうかと思うくらい，何度もなでました。ラルフが自分で受け取れなかったことが悲しくてしかたなかったのです。どんなに喜んだでしょうに！」

注（重要）：ノーベル賞は原則として死者には授与されない。

＊＊＊

マダヴ・ドダプカール

(かつてスタインマン研究室で学んだ)
イェール大学免疫学教授
(現在はエモリー医科大学血液学・腫瘍内科部門代理教授, がん免疫学センター長)

「ほとばしるような情熱の持ち主でした。体調が非常に悪いときにも科学に打ち込んでいました。手術室から出てきた直後にメールをよこすだけでも驚くのに, 本当に科学的な問題について書いてくるのです。好奇心の強さは子どものようでした……私は圧倒されるばかりでした」。

＊＊＊

ドルー・パードル (第8章)

「そうです。ノーベル賞は死後には受賞できません。でも, この状況で彼が亡くなったからといって撤回することなんてできたでしょうか? そんなまねをしたら, たいへんなことになっていたでしょう。彼はこの分野では崇拝されていましたから」。

＊＊＊

ジャクリーン・キアペッタ (Jacqueline Chiappetta)

ラルフ・スタインマン付秘書[注]
ニューヨーク出身

「彼はいつも夜明けに来て, 夜の7時頃に帰宅すると, 自宅でも仕事をしていました。仕事ばかりしていました」。
「良いボスでしたが, 人に要求する水準も高かったですね。ラルフは非常に忙しかったので,

注：キアペッタは最近退職した。彼女は長年, ボスのオフィスに来る多くの客を迎え入れていた。16歳のサラ・シュレジンジャーもその1人だった。

私はいつも，朝のうちに彼に伝えなければならないことは何かと考えていました。夜中に起きて思い出すたびに黄色い付箋紙に書いて，ベッドの床に落としておくのです。朝起きたら，スリッパがその付箋紙で覆われていたこともありました。それくらい，常に気が張っていました。とはいえ彼は，私たちスタッフが彼のためにすることには，いつも感謝してくれました」。

– スタインマン博士が病気だとわかったとき，どんな反応をしましたか？

「みんな，ふだんどおりにふるまおうとしていました。ただ，私は生まれて初めてあることをしました。インフルエンザの予防接種を受けたのです。自分がインフルエンザになって，彼にうつしたくありませんでしたから。以前は，そんな配慮はしていませんでした。私がインフルエンザの予防接種を受けるようになったのは，彼が病気になったことがきっかけでした」。

– 彼の死後はどんな感じでしたか？

「私のオフィスはラルフのオフィスのすぐ外にあったので，出勤するのが本当につらかったです。奥さんは当初，オフィスを片付けに来ることもできないような状態だったので，床には彼の靴が置いてありましたし，机の上には飲みさしのコーヒーが置きっぱなしになっていました」。
　「彼がノーベル賞の受賞を知らずに逝ったのは本当に残念でした。ノーベル賞を受賞しても彼の態度は変わらなかったと思いますが，生前に栄誉を受けられればよかったのにとは思います」。

＊＊＊

<h2 style="text-align:center">エリザベス・ジャフィー（第9章）</h2>

「彼の死から2週間後，奥さんと研究室がすばらしい葬儀を執り行いました。それは彼の生涯を讃えるもので，とても美しいものでした。彼と一緒に仕事をした人や教え子が全員集まりました」。
「彼はサルサが好きでした。奥さんもね。会場は満員で，サルサバンドが入っていました。みんなが彼のことを語っていました。彼の美点を……そこでハッと気づいたのです。なんだと思いますか？　彼がノーベル賞の受賞を知らずに逝ったことは，全然問題ではないのです。そのことは，会場を見れば明らかでした。あれこそが，彼が残したものでした」。

セクション5 基礎的な発見，概念実証

***

後注：今でも末期の膵がんに有効な治療法はない。スタインマンは6種類の実験的な膵が
ん治療を受けた。診断時には1年以内に死亡する可能性が高いと思われたが，その後4年
半生きることができた。しかしそれは，治療が奏効したことを必ずしも意味しない。スタイン
マン博士の治療に携わった人々の誰一人として，彼が受けた最先端の治療のいずれかが
奏効したと科学的に言うことはできない。ときに末期がん患者がこれといった理由もなく長
生きすることがあるからだ。

　それでも，1人の研究者は確信していた。その研究者は，治療には恩恵があり，自分たち
が正しいもの，真実のもの，先駆的なものに取り組んでいることを知っていた。研究者の名
はラルフ・マーヴィン・スタインマン。

　「マウス・ドクター」その人だ。

タック・マック
『エンジン始動』

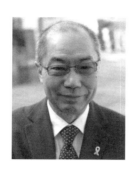

第11章

タック・マック (Ph.D.)
プリンセス・マーガレットがんセンター(カナダ, オンタリオ州トロント)上級研究員

T細胞受容体を発見

「私のでっち上げでなければ, それは正しい」 ────T・マック

タック・マック(Tak Mak)について最低限知っておかなければならないことが3つある。

- タック・マックはT細胞受容体(T-cell receptor：TCR)を発見した。これは画期的な発見であり, 本書で紹介する数々の技術の分子的な基礎となっている。彼の業績の重要性はどんなに強調してもしすぎることはない。

- タック・マックはひょうきん者だ。その面白さを理解するためには, 彼と同じ部屋にいる必要がある。彼は, 話しながら目玉をぎょろっと動かしたり, 絶妙なタイミングで少しだけ眉を上げたり, 直前に言ったことと矛盾することを小声でつぶやいたりして, 相手をすぐにリラックスさせてくれるが, これは意図的にやっているのかもしれない。彼の親友のジェームズ・アリソン(第1章)も, 「タックは科学者としての鋭い才気をユーモアで覆い隠している」と言っている。

- タック・マックはソフトに微笑み, ソフトに話す。オープンで, 暖かみがあり, 寛大だ。要するに, タック・マックはカナダ人である。

タック・マックは1946年に香港のある島で生まれた。高校を卒業して米国の大学に進学するまで, 彼の早期教育はアイルランド系イエズス会士に委ねられた。「アイルランド系イエズス会は, カトリックの修道会の中では最も学究的かもしれません」とマックは言う。「彼らは神だけでなく知識も信じています。誰もがいつも非常に親切で, 穏やかでした」。

左の図中から抜粋：T細胞活性化と抑制の基本メカニズム(basic mechanisms of T cells stimulation & inhibition), ペプチド/主要組織適合遺伝子複合体(peptide/MHC), ブレーキ(brake), アクセル(accelerator), ガソリン(gas), T細胞受容体(T cell receptor)

イエズス会士たちはマック少年に，学問への愛と思いやりだけでなく，信仰の重荷（少なくともその文化的な表れ）を背負わせた。「『中国人とユダヤ人は罪の意識をもって生まれてくるが，カトリック教徒は学校でそれを学ぶ』ということわざがあります。そして私は中国人のカトリック教徒なのです」と言ってマックは微笑む。つまり，生まれつき罪の意識をもっていたマックに，イエズス会士がさらなる罪の意識を与え，大きく育てていったのだ。それが彼という人間を形づくった。「私のすべての行動の背景に罪の意識があるような気がします……おそらく罪の意識は，ほかの種類の感情，例えば共感や，誠意や，博愛などに翻訳されるのでしょう」。

信仰の重荷は，マックの人生の多くの側面に影響を及ぼしていて，彼のクラウチャー財団への貢献とも関係がある。クラウチャー財団は1980年に設立された民間の財団で，そのウェブサイトによれば，「香港の自然科学，技術，医学の水準を高める」ことを目的としている。財団は，会議やワークショップの主催などの支援活動のほかに，香港の若手科学者のために奨学金も提供していて，今日までに約1,000人が奨学金を受けている。

クラウチャー財団の初代総裁は，英国生まれのオックスフォード大学の卒業生でノーベル賞受賞者であるアレキサンダー・トッド（Alexander Todd）卿だった。タック・マックは2011年から財団の評議員長をつとめている。

マックがカナダ国籍を取得してだいぶ経つが，香港の人々には強い愛情をもっている。「香港の中国人は中国本土の人とは全然違います」と彼は言う。同じくらい大きな成功をおさめている中国系シンガポール人とも違う。簡単に言うと，「シンガポールの中国人はスイス人だったらよかったのにと思っていて，香港の中国人はニューヨーカーだったらよかったのにと思っている」のだそうだ。

香港の良い点は，社会の全員が同じ文化をもっていることだ。「実務的な誠実さとでも言えばよいのでしょうか。おそらく，世界でいちばん犯罪発生率が低い都市は香港です。犯罪のようなものは全然ありません。人々が未来を築き上げるために力を合わせているからです」とマックは言う。彼はまた，香港の人々の同質性には欠点もあり，ニューヨーカーと同様，未来を作ることは金儲けをすることだと解釈されがちだとも指摘する。

それはそれでよい。科学のための助成金が増えるのだから。

栄光の影に

高校を卒業したマックは，2人の姉妹と母親とともに米国ウィスコンシン州マディソンに移住した。子どもたちがそこから大学に通い，マックが医師になるための勉強ができるようにするためだ。少なくとも，それが母親の考えだった。「ユダヤ人の親も中国人の親も考えることは同じです。医師か弁護士。中国人とユダヤ人はよく似ているのです」とマックは言う。彼

は化学工学を専攻するつもりでいたが，母親を早々に失望させたくなかったので，計画が動き出すまでは打ち明けなかった。

しかし，彼の決意は長続きしなかった。1年後，マックは生命の学問である生化学を学ぶために，プラスチックの学問である化学工学と決別した。それは彼に合っていたし，すべては計画どおりだった（ここでマックお得意のつぶやきが入った）。

「学校での臨時の出費があったため，私は学生自治会にアルバイトを紹介してもらいに行きました。最初の仕事は建設作業員でしたが，当時の私は体重が50キロしかなく，使い物になりませんでした。何度か試したあと，自分は皿洗いをした方がいいと決めました」。とはいえ，どんな皿でもいいわけではない。彼は実験室の皿洗いをしたかった。そこで目をつけたのが，植物学者のフォルケ・スクーグ（Folke Skoog）とウイルス学者のローランド・ルカート（Roland Rueckert）だった。「私は彼らの研究に興味をもっていましたし，2人とも自分の研究室に来るようにと言ってくれていました」。勝ったのは気前よく時給1.25ドル（1965年当時の米国の最低賃金）を提示したルカート博士だった。「初めて皿洗いをしに行くと，2時間で洗い終わってしまいました。それではたいした金額にならないので，『もっと洗い物はないですか？』と尋ねると，『洗い物はもうないけれど，実験をするなら時給を1.50ドルにしてあげよう！』と言われたのです」。

「この申し出を断ることはできませんでした。結局，私のおもな仕事は皿洗いではなく実験になりました……最初は彼のために実験し，やがて一緒に実験するようになりました」。まもなくマックは専攻を生化学に変更し，大学院ではルカートの研究室で学ぶことにした。

> 「この申し出を断ることはできませんでした」

マックは1967年にウィスコンシン大学で生化学の学士号を取得し，ここで進路を変更して，同大学で生物物理学の修士号を取得した。

その後，1972年にカナダのアルバータ大学で生化学の博士号を取得し（訳注：彼はこの直後にカナダ国籍を取得した），トロントのオンタリオがん研究所でポスドクをした。ここはプリンセス・マーガレットがんセンターの一部で，アーネスト・マッカロー（Ernest McCulloch）という卓越した科学者の下で研究に励んだ。

科学界での居場所を探すマックを助けてくれたのはマッカローだった。マックが研究室に入る直前，マッカローは共同研究者のジェームズ・ティル（James Till）とともに，造血幹細胞（hematopoietic stem cell）という，臨床的に非常に重要な細胞を発見していた。造血幹細胞は骨髄に含まれている前駆細胞で，T細胞，B細胞，赤血球など，血流中のあらゆる細胞に分化することができる。

ノーベル賞級の発見だ。

しかしティルもマッカローも，ノーベル賞を受賞しなかった。

112 セクション5 基礎的な発見，概念実証

「なぜこんなことになったのか，説明しましょう」とマックは言う。「マッカローとティルのチームがノーベル賞を逃したのは，サー・ジョン・ガードン（John Gurdon）が，カエルの腸管上皮細胞の核を卵細胞に移植する実験により，その細胞から新たなカエルができることを証明したからです」。つまりガードンは大人から赤ちゃんを作ったことになる。それはあくまでもトリックであり，ガードンはトリックの詳細を理解している必要さえなかった。一方，マッカローとティルは同じような現象を研究していたが，自分たちの研究成果を発表する前に，分子的な詳細をつまびらかにしようとしたのだ。

マッカローらの科学的な慎重さが，キャリアにかかわる失策となった。

「彼らは，この現象を説明する機構が見えてくるまで待っていました」とマックは言う。しかし，ノーベル賞をさらっていったのはサー・ガードンだったわけだ。「間違えてはいけません。マッカローとティルは，1961年に，まさにこの研究所で，造血幹細胞を発見していたのです」（この点について科学界の見解はほぼ一致しているが，必ずしも一般的になっているわけではない）。「マッカローは5年ほど前に亡くなり，私は王立協会の『フィロソフィカル・トランザクションズ（*Philosophical Transactions*）』（1665年に創刊された世界最古の学術誌）に手紙を書いて，マッカローの伝記を書きたいと申し出ました……私はいつも，そのことが気になっているのです」。マックの机の上には，今でも恩師マッカローの写真が飾ってある。マッカローがしかるべき評価を受けなかったことは，常に彼を苦しめていた。「彼は私にチャンスをくれました。私は彼に大きな借りがあるのです」とマックは言う。それは当時，彼らの分野で「免疫学の聖杯」と呼ばれていたT細胞受容体（TCR）のクローニングに挑戦させてくれ，そのために必要不可欠な支援をしてくれたことである。

クレイジーな挑戦：T細胞受容体を探して

マックが苦しい立場に置かれた理由（そして彼が恩師であり庇護者であるマッカローを必要とした理由）は，T細胞とB細胞が受容体レベルで全然違うものだと考えていたからだった。これは免疫学者にとって異端の主張だった。B細胞についてはすでに多くのことがわかっていたため，科学者たちはB細胞の受容体に関する知識にもとづき，血眼になって（自分では論理的なつもりで）T細胞受容体を探していた。彼らは，T細胞とB細胞の受容体の間には物理的な関係すなわち類似性があるはずだと考えていた。「まったく異なる抗原認識システムを進化させられるだけの時間が自然界にあったとは，誰も考えていなかったからです」。

しかしマック青年は違った。彼は，T細胞とB細胞の受容体は似ていないだろうと考えていて，ウイルス学実験で学んだ技術をもつ自分には，T細胞受容体を見つける方法がわかっていると思っていた。

マックのT細胞受容体探しで最も役に立った技術は，サブトラクティブ・ハイブリダイゼ

ーション (subtractive hybridization) という手法だった。これは，よく似ているが同じではない2つの遺伝子の指示 (例えば，B細胞をつくるための指示とT細胞をつくるための指示) を比較して，一方から他方を引き算したときに残るもの (つまり，両者の遺伝的な差異のすべて) を調べるという手法である。

1970年のがん遺伝子 (変異によって細胞をがん化させる能力をもつようになった遺伝子) の発見は，サブトラクティブ・ハイブリダイゼーションの原理が正しいことを証明する例である。ヴァーマス (Varmus)，ステーリン (Stehelin)，ビショップ (Bishop)，フォークト (Vogt) による初期の研究では，トリ白血病ウイルスとラウス肉腫ウイルスという2種類のウイルスが比較された。ある条件下で，どちらのウイルスもニワトリにがんを引き起こす。ヴァーマスらは，その原因となる遺伝子を突き止めようとした。ウイルスがもつ遺伝子のうち，健康な細胞に挿入されると，その細胞をがん化させるものはどれだろう？

実験は非常に単純だった。マックは，「ラウス肉腫ウイルスの遺伝子は *gag, pol, env, src* の4つしかありません」と説明する〔ここで *src* は「sarcoma (肉腫)」にちなんで名づけられたもので，「サーク」と発音する〕。4つの遺伝子は，ラウス肉腫ウイルスの増殖に必要なすべてのタンパク質をコードしている。一方，トリ白血病ウイルスは，*gag, pol, env* の3つの遺伝子しかもっていない。「彼らはサブトラクティブ・ハイブリダイゼーション法により，遺伝的差異を引き算し，*src* 遺伝子を手にしました。彼らがノーベル賞を受賞したのは，*src* がニワトリの正常な遺伝子で，これが突然変異することによってがんを引き起こすことを示したからです」。*src* がん遺伝子が，がんの元凶だったのだ。

「そこで私はボスのマッカローのところに行き，『人々がT細胞受容体のクローニングにこんなに手間どっているのは (実際，聖杯探しには何年もかかっていた)，T細胞受容体がB細胞の一部ではないからかもしれません。B細胞の一部でないなら，私はサブトラクティブ・ハイブリダイゼーションをやってみたいと思います』と言いました」。これ以上単純な方法があるだろうか？ *src* 実験では4ひく3の計算をすればよかった。B細胞とT細胞の遺伝子を比較するには7,000ひく6,800の計算をすればよい。

(タックの眉がわずかに上がった)

「それはクレイジーなアイディアでした」とマックは言う。恩師マッカローは彼を支持し，助成金の申請書を書いて提出するように言った。マックは言われたとおりに申請書を提出したが，助成金審査委員会は即座にそれを却下した。却下のおもな理由は無謀さと地理的条件にあった。

無謀さについては，競争の激しさを考慮する必要がある。カリフォルニア工科大学のDNAシークエンシングの大家リー・フッド〔Leroy (Lee) Hood〕の研究室では，56人がこの問題に取り組んでいた。「彼らだけで1棟の建物を占領するほどでした」とマックは言う。同大学にはノーベル賞受賞者のデヴィッド・ボルティモア (David Baltimore) もいて，20人以上

のポスドクを従えていた。「そして，ビル・ポール〔William (Bill) Paul〕の研究室のマーク・デイヴィスがいました。ビル・ポールはNIHに一大帝国を築いていました」。

そして，カナダの小さな研究室に1人ぼっちのポスドク，タック・マックがいた。

「私はポスドク2年目で，カナダ人でした。彼らが私に言っていたのは，『どういうつもりだ？ この研究は競争が激しすぎる。君には無理だ』ということなのです」。つまり，こんなに大がかりで大胆なプロジェクトはカナダ人には無理だというわけだ。マックは，カナダ人に関するこのような偏見を，今も不思議に思っている。「カナダ人は歴史的に，大きい夢とは縁がないということでしょうかね？」。

> 「彼らが私に言っていたのは，『どういうつもりだ？ この研究は競争が激しすぎる。君には無理だ』ということなのです」

公正を期するために言えば，マックのプロジェクトは技術的に非常に困難だった。

「4つの遺伝子から3つの遺伝子を引き算することはできましたが，7,000の遺伝子から6,800の遺伝子を引き算しようとした人はいませんでした」とマックは言う。さらに，彼が提案した方法では，目的を達成することは不可能に思われた。4ひく3の実験は2時間でできたが，マックがしようとした実験には何日もかかる。分析に用いる物質はRNAで，もともと不安定な物質であるため，これまでの経験からして，ハイブリダイゼーションが起こる頃にはRNAはとっくの昔に分解していると思われた。

最後に，助成金審査委員会がマックの申請を却下したのは，強打者たちが自分が探し求めるものをよくわかっていると思っていたからだ。しかし，マウスのT細胞受容体を探していたマーク・デイヴィスを除き，彼らはわかっていなかった。

「彼らは，自分たちが探しているのはB細胞の場合と同じようなものだろうと思っていました」とマックは言う。彼らはその上，B細胞の表面に受容体が豊富にあるように，T細胞の表面にも豊富にあると思い込んでいた。けれどもその後，免疫グロブリンからなるB細胞受容体がB細胞にある全タンパク質の約10％を占めているのに対し，T細胞受容体はT細胞にある全タンパク質の0.0001％[監訳者注]しか占めていないことが明らかになった。「ですから，十分な量のタンパク質を単離するのは非常に難しいのです」。彼らが探し求める聖杯は，干し草の山の中の針だったのだ。

いずれにせよ，助成金は獲得できなかった。ところがそこに恩師マッカローがやってきて，こう言った。「彼らの言うことなど気にするな。私が君をサポートする。実験をしなさい」。

そしてマックは実験をした。「結果が出るまでに1年半かかりました。1人のポスドクと，1人の技師と，私の3人でね」。

監訳者注：原書ではこのように書かれているが，実際は0.1〜0.01％と考えられる。

ビューティフル・サンデー

実験 ヒトのB細胞を作るのに必要な遺伝物質とT細胞を作るのに必要な遺伝物質を一緒の容器に入れてぐるぐるかき混ぜ，しばらくのあいだ容器を一定の温度に保ち，RNAとDNAが混ざるのを待つ。十分な時間が経過すると，混合物の中でよく似た配列をもつ遺伝物質の鎖どうしが出会って結合する。対になるのを好むのは，遺伝物質の鎖に本来的に備わった性質だ。混合物から新たに形成されたRNA/DNA対を取り出せば，対にならずに残った遺伝物質の鎖は，ヒトのT細胞に特有の部分だと考えられる。

マックらは，こうして単離されたT細胞に特有の配列を，ヒトのほかの種類の細胞や，ほかの生物種の細胞の，構造や機能がわかっているタンパク質の配列と比較した。この最後の部分を可能にしたのがGenBankだった。GenBankはNIHが管理するDNAデータベースで，あらゆる場所のあらゆるもののDNA配列を収集している。(マックの実験で対にならなかったT細胞のDNAのように)新たに発見したDNAがコードするタンパク質の機能を知りたいと思ったら，GenBankにある似たようなタンパク質を検索すればよい。マッチ(科学用語で言うところのホモロジー)があれば，たとえ弱いホモロジーでも，問題のタンパク質について多くのことを教えてくれる。

結果：「1983年6月のよく晴れた日曜日のことでした」とマックは言う。T細胞特異的ハイブリダイゼーションと選択の結果，「私たちは，T細胞に特異的な遺伝子を取り出して配列を決定しました。すべての配列を完全に決定できたわけではなく(当時は配列を完全に決定するのは困難だった)，私はサマー・スチューデントとして研究に来ていたキャスリン・レゲット(Kathryn Leggett)に配列の検索を任せました。彼女は工学部の学生でしたが，コンピューターを使う研究室への配属を希望してここに来ていたのです」。

レゲットはT細胞に固有の配列についてGenBankを検索した。「現在，GenBankには約6兆の配列が登録されていますが，当時は約6,000でした」。重さ40キログラムの性能の悪いコンピューターは，たいへんな苦労をして約6,000の配列の情報を処理していった。

「彼女は土曜日に1日がかりでその作業をしたのでしょう。私が日曜日にオフィスに入ると，床の上に高さ60センチのコンピューター用紙の山ができていました……私たちが得た配列の断片をGenBankに登録されていたすべての配列と比較した結果でした」。

「私は考えました。今は日曜日の午後で，自分のほかには誰もいない。妻は子どもたちをバレエか何かに連れていったので，時間は十分ある。そこで私はデータのチェックに取りかかりました」。数百ページも見たところで，1枚の用紙が目にとまった。彼が見ていたものは数字で表現されたデータではなく，実際の重なりを視覚的に表現した点のパターンだったので，何かあればすぐに目にとまるのだ。「私はその用紙を手にとり，斜めにかざして，確認しました」。一部に明らかな重なりが見られた。マッチだ。「ホモロジーは5%しかなく，そ

れを見るのは容易ではありませんでした。けれどもV領域とD領域と、そしておそらくJ領域にもホモロジーがあるのがわかりました」。

「クローンYT35」のシークエンスが、すでに知られていたB細胞のパーツに一致したことは、それらが抗原認識に必要不可欠な分子のパーツ（V, D, J領域）である可能性を強く示唆していた（V, D, J領域と抗体の多様性については用語解説を参照されたい）。

> 「その瞬間、T細胞受容体だと確信しました」

「その瞬間、T細胞受容体だと確信しました」。

翌日の月曜日、マックは自分の小さなチームに結果を知らせた。「私は彼らに着席してもらい、『これから、このクローンを徹底的に調べようと思う。ほかのもののことは忘れてほしい。私のことをクレイジーだと思うかもしれないが、これはT細胞受容体だと思うんだ』と言いました。もちろん、彼らは私のことをクレイジーだと思っていました。私たちはほかの誰にも話しませんでした。マッカローにさえも」。

研究チームはそれから5カ月かけて結果を検証し、タック・マックが「瘋」[注]ではなかったことを証明した。

彼らの発見は本書で説明する多くの技術の核心にあるものだった。この発見に関する論文は1984年に『ネイチャー』に掲載され、マックのその後の人生は一変した。

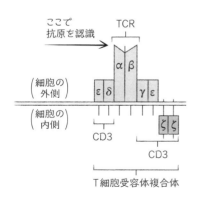

図説：T細胞受容体複合体は、よく似た構造をもつレゴに似た複数のサブユニット（TCRα鎖, TCRβ鎖, CD3γ鎖, CD3δ鎖, CD3ε鎖, CD3ζ鎖）からなり、これらが結合することで用途が生じてくる。マックが発見したのはTCRβ鎖で、その後、いわゆるCD3ζ鎖（T細胞受容体のシグナルを細胞内に伝える部分）を含む残りのサブユニットが速やかに発見された。

注：本書で紹介する研究者はしばしば、「『君はクレイジーだ』と言われました」「『そのアイディアはクレイジーだ』と言われました」などと語っている。直接引用文の語句を変えるわけにはいかないので、クレイジーという言い回しに食傷気味の方は、以下に列挙する好きな言葉と置き換えて読んでほしい。ルーピー、愚か者、無分別、まともじゃない、おかしい、ばかな、尋常でない、どうかしている、奇人、変人、いかれている、瘋（中国語）、ミシュガス（イディッシュ語）。お好きなものをどうぞ。

第 11 章　Ｔ細胞受容体を発見　　**117**

＊＊＊

カナダ人でよかったと思うのはどんなところですか?

「カナダにはアメリカの『タイム』誌に相当する雑誌『マクリーンズ』があるのですが, 10年前に, この雑誌で『100人の偉大なカナダ人』という記事を読んだことがありました。アンケート調査の結果, 1944年から1961年までサスカチュワン州首相をつとめたトミー・ダグラス(Tommy Douglas)が歴史上最も偉大なカナダ人に選ばれました。サスカチュワン州に住む人が病気になったときには年齢や財産にかかわらず必ず医療を受けられる住民皆保険制度を作りたいという夢を語った人物です。しかし, 現代の政治家が住民皆保険制度やその種の基本的な理念について語ることはありません。

カナダ人はなぜ基本的な理念を失ってしまったのでしょう? その理由は, カナダ人がＴ細胞受容体探しをするべきではない理由と同じだと思います。豊かすぎるので, 大きなことをしようとしなくなるのです。カナダには油田があり, 木材があり, 金鉱山もあります……私たちは大地の恵みを受けて, それなりに豊かに暮らしています。アメリカやその他の国々では, こうしたものは自分の手でつかみ取らなければなりません。手に入れられなかった人は, ただ置き去りにされるのです。私は生まれついてのカナダ人ではないからかもしれませんが, 基本的な理念から出発するのは悪くないと思います」。

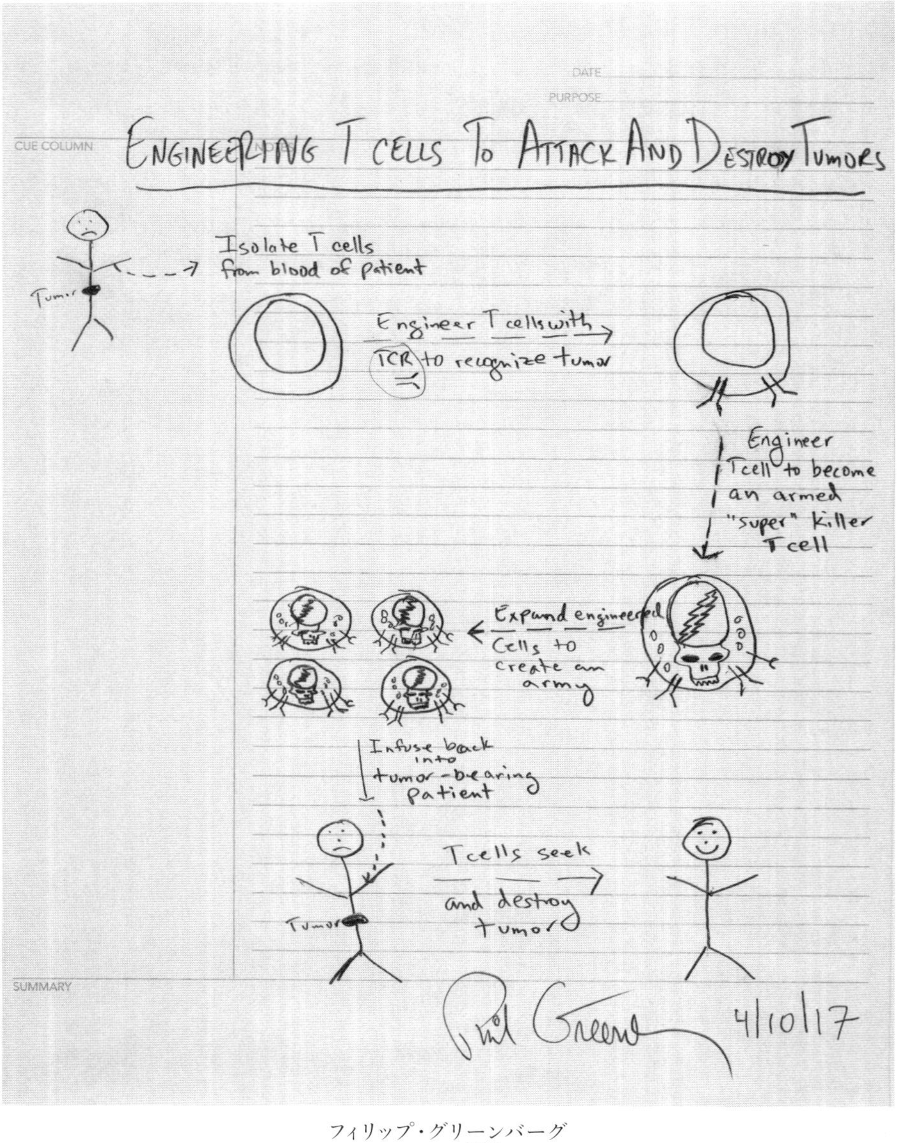

フィリップ・グリーンバーグ
「スティーリー［訳注］細胞」

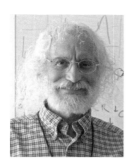

第12章
フィリップ・グリーンバーグ (M.D.)
ワシントン大学（ワシントン州シアトル）内科学・免疫療法教授，免疫学プログラム長

養子免疫療法の開発

「私たちは全員，これが何か重大なことの始まりなのだと思うほどに，おごり高ぶっていました」
—— P・グリーンバーグ

　重要な質問から：髪はいつから伸ばしているのですか？
「1960年代です。それ以来，床屋には行っていません」。奥さんは彼の髪型を気に入っているという。「ときどき整えてくれます」。
　ロックバンドなら，ビートルズ，ローリング・ストーンズ，グレイトフル・デッド？
「もちろんグレイトフル・デッドです。私たちがサン・ディエゴに住んでいた頃には，よくボーカルのジェリー・ガルシアがエンシニータス地区の古い映画館でライブをしていました。ジェリー・ガルシア・バンドとね。150人ぐらいしか入れない，小さいところでした」。
　筋金入りのデッド・ヘッド（グレイトフル・デッドの熱烈なファンのこと）ですね。「以前はジェリーとのツーショット写真をみんなに見せて回っていました。似ているんですよ」。
（読者諸氏もお気づきのように，彼の言うことは正しい）
「そうでしょう」
　彼は正しい。データによって否定されないかぎり。

左の図中から抜粋：腫瘍を攻撃し破壊するT細胞をつくる (engineering T cells to attack and destroy tumors)，患者の血液からT細胞を単離 (isolate T cells from blood of patient)，T細胞を武装したスーパーキラーT細胞につくりかえる (engineer T cell to become an armed "super T cell")，つくった細胞を増やして軍隊を創設 (expand engineered cells to create an army)，がん患者に戻す (infuse back into tumor-bearing patient)，T細胞ががんを探し出し破壊 (T cells seek and destroy :umor)

訳注：スティーリーは，グリーンバーグのお気に入りのロックバンド「グレイトフル・デッド」のアルバム "Steal Your Face" のジャケットに使われたドクロで，同バンドのロゴマークとして有名。

「空は黄色く，太陽は青かった」

（グレイトフル・デッド，"Scarlet Begonias"より）

フィリップ・グリーンバーグ（Philip Greenberg）は1946年にブルックリンのブラウンズヴィル地区に生まれた。「ブルックリンでの生活は楽しかったですし，帰省するのも楽しいのですが，途中からどんどん物騒になっていきましたね」。特にブラウンズヴィルは今でもかなり治安が悪い。

「ブルックリン時代のおもな記憶は，バスに乗ってエベッツ球場にドジャースの試合を観にいったことでした」とグリーンバーグは言う。グレイトフル・デッドのファンになる前はドジャースのファンだったのだ。1957年にドジャースがブルックリンから出ていったことは，彼を含む全ドジャースファンに衝撃を与えた。「そのとき私は，大人たちがどんなふうに自分を裏切るかを知りました。他人は信じられないという，醜い現実を突きつけられたのです」。

信じられるのは両親だけだった。彼らは堅実な労働者だった。母親は秘書で，父親は工場で生産管理をしていた。グリーンバーグは「科学とはあまり縁のない家庭でした」と言い，すかさず「けれども両親は毎朝『ニューヨーク・タイムズ』のクロスワード・パズルをやっていました」と言い足した。

ペンで？

「父はね，いつもペンで，ええ」。

知識は重要だった。家庭では良い教育の必要性が強調され，グリーンバーグは2年飛び級して16歳で大学に入学した。賢い両親と，（当時の）緩やかな校則と，数人の良い教師が，それを可能にした。

グリーンバーグが高校生の間，一家は高校のあるロングアイランド島のボールドウィンに住んでいた。「両親が，私には違った環境が必要だと考えたのです……私の友人たちを気に入っていなかったからです」。彼はボールドウィン高校で最初の恩師に出会った。

「1人はバズ・ソーヤーズ（Buzz Sawyers）という生物の先生でした。もう1人はスタウト（Stautt）という物理の先生でした。2人ともすばらしい先生でした」。

2人の教師，特にソーヤーズを際立たせていたのは，情熱を見せ，それを伝える能力だった。「教師の仕事は情報を教えることではありません。情熱を抱き，仕事を楽しんでいるところを見せなければなりません」。大切なのは伝え方だ。一方的に語るのではなく，生徒と対話するのでなければならない。「その点で，非常に影響力のある先生たちでした」。

良い教師は世界を変えることができる。

「面白いことがありました」とグリーンバーグは言う。彼は，当時のボールドウィン高校出身の研究者をほかに2人知っている。「彼女たちは私より1つか2つ下の学年だったので，高校時代は知りませんでした。今は2人ともスタンフォード大学の教員です。実は，彼女た

ちは私と同じ経験をしていたのです」。2人とも，ソーヤーズの影響で科学の道を志したのだという。

「さよならママとパパ，さよならジャックとジル」
（グレイトフル・デッド，"Ramble On Rose"より）

グリーンバーグは学士号を取得するためセントルイス・ワシントン大学に入学した。

「経済的に余裕がなかったので，セントルイスまではグレイハウンドのバスで行きました。両親が荷造りを手伝ってくれて，私はバスに乗って出発しました」。16歳の少年がめざした先はミズーリ州。少年はそれまで，ニュージャージー州より西に行ったことがなかった。

「寮に入る余裕はありませんでした。寮は高かったのです」。やっとのことで見つけた狭い住居は，馴染むのに時間がかかった。「私は3人の同居人と一緒に，いわゆる『教員用アパート』に入居しました」とグリーンバーグ。「奇妙な顔ぶれでした。同居人の1人は韓国人の客員教授でした。彼のことをよく覚えているのは，はじめて引き出しからものを取り出そうとしたときに，そこに50ポンド（約22kg）の米袋が入っていたからです」。

セントルイスでの日々は平穏無事に過ぎた。1967年に生物学学士号を取得した彼は，21歳でニューヨークに帰り，ブルックリンにあるニューヨーク州立大学医学部に進学した。ウッドストックが開催されたのはその頃だが，彼は行かなかった。「医学部の学生たちは，ウッドストックに実際に行くか，少なくとも行こうとしました。けれども，会場にたどり着くのは困難でした。高速道路で身動きとれなくなってしまったのです」。いわゆる「ヒッピー渋滞」だった。

医学部を卒業した長髪のグリーンバーグは（おそらく自然に）西海岸に向かい，カリフォルニア大学サンディエゴ校で臨床研修に入った。

彼にはうってつけの場所だった。

「静かな水面にさざ波が立つ」
（グレイトフル・デッド，"Ripple"より）

免疫学に関して言えば，場所も時期も理想的だった。カリフォルニアには不可思議とも思えるほど免疫学の研究者が集まりつつあった。そして当時，そこでは「新しい科学が生まれようとしていました」とグリーンバーグは言う。カリフォルニア大学サンディエゴ校は医学部を設立したばかりで，かの米国国立衛生研究所（NIH）から一流の研究者が移ってきていた。ラホヤの海岸沿いを少しドライブすれば，世界的に有名なスクリプス研究所があった。「当時は完全な免疫学研究所でした。所長のフランク・ディクソン（Frank Dixon, 1975年のラ

スカー賞受賞者）が，とんでもなく優秀な人材ばかりを集めていて，そのほぼ全員が実験免疫学者でした」。

ソーク研究所はスクリプス研究所から歩いていける距離にあった。設立時からのメンバーの1人メル・コーン（Mel Cohn，メルヴィン・コーン賞は彼にちなんで名付けられた）も強力な免疫学プログラムをもっていた。「私はここでもまた，自分の仕事に胸を躍らせ，その興奮を伝染させる人々に取り囲まれることになったのです」。

免疫学は広く開かれていた。当時の専門家の知識は，まだまだ心もとなかった。「みんなさほど知識がなさそうだったので，そのまま飛び込むことができました」とグリーンバーグは言う。科学者が取り組むための問題は一生分あった。

臨床研修を終えたグリーンバーグは，何年か基礎免疫学の研究をしようと決めた。具体的には，免疫反応に関与する遺伝子を特定する免疫遺伝学の研究だ。研究は魅力的で奥深かった。バルフ・ベナセラフ（Baruj Benacerraf），ジャン・ドーセ，（Jean Dausset），ジョージ・スネル（George Snell）の3人は，この研究により1980年にノーベル生理学・医学賞を受賞している。

1970年代中頃，グリーンバーグはまだ専門科さえ決めていなかった。何を選べばよいだろう？ リウマチ学では大きな貢献ができるだろう。自己免疫疾患全般についても，彼が活躍する余地は大いにあるだろう。しかし彼は冒険することにした。彼は自分の目にとまったものを選んだ。血液学だ。

当時，フレッド・ハッチンソンがん研究センター（シアトル）の腫瘍部門長E・ドナル・トーマス（E. Donnall Thomas）は，白血病やリンパ腫などの血液のがんの患者のために骨髄移植の技術を開発していた。グリーンバーグは当時のトーマスの実験について，「興味深い結果がいくつか出てきたところでした」と説明する。

非常に毒性の強い処置だったが，臨床反応は得られていて，データは免疫系が鍵であることを強く示していた。「最終的に，治癒のほとんどが免疫反応によって起きていることが明らかになりました」。

> 「最終的に，治癒のほとんどが免疫反応によって起きていることが明らかになりました」

グリーンバーグにとって，この研究は，免疫反応で悪性腫瘍を治療できることを示す最初の説得力ある証明だった。技術はまだ揺籃期にあったが，今後，大きくたくましく成長することは確実だと思われた。「私たちは全員，これが何か重大なことの始まりなのだと思うほどに，おごり高ぶっていました」。

グリーンバーグはトーマスと話すようになった。彼は当時の率直さをこう語った。「私は彼に，骨髄移植をしなければならない理由はないと思うと言いました。そして，単純にT細胞を（そしてT細胞だけを）移植して腫瘍を標的にさせれば，移植片対宿主病（GvHD）による弊

害をなくすことができると提案しました」。毒性を生み出していたのはGvHDだった。患者を殺していたのはGvHDだった。「ドンは骨髄移植技術の開発に打ち込んでいましたが，私のアイディアを気に入ってくれました」。どのくらい気に入ったかと言うと，グリーンバーグをシアトルの自分のところに招いたほどだった。

こうしてフィリップ・グリーンバーグは1976年にフレッド・ハッチンソンがん研究センター（「ハッチ」と呼ばれる）とワシントン大学腫瘍学部門に加わった。骨髄移植のパイオニアである，気のいいE・ドナル・トーマスは，1990年にノーベル生理学・医学賞を受賞した。

「真新しい三日月の北西の角から」
（グレイトフル・デッド，"Terrapin Station"より）

シアトルに落ち着いたグリーンバーグは，同じくブルックリン出身の同僚アレキサンダー・フェファー（Alexander Fefer）とともに仕事に取りかかった。フェファーはハッチの設立時からの臨床研究部門のメンバーで，ドン・トーマスとも親しく，シアトルに来る前はNIHでT細胞療法のための動物モデルの開発に取り組んでいた。

モデルは見事にデザインされていて，そのアプローチはきわめて直接的だった。フェファーが使ったマウスは，（いわゆる）フレンドマウス白血病ウイルスを腹部に注射すると，白血病にすることができた。フェファーは（のちにグリーンバーグも），遺伝的にほとんど同じ健康なマウスの皮膚のすぐ下にこのウイルスを注射した。それまでの観察から，この注射はワクチンのように作用し，マウスを白血病にするどころか，白血病への免疫反応を起こさせることがわかっていた。彼らは，この方法で免疫されたマウスからT細胞を採取し，白血病のマウスの治療に使った。理論的には，注射されたT細胞は，フレンドウイルスに感染した細胞（この場合は白血病の細胞）を認識して攻撃することができるはずだ。

実際，それはうまくいった。マウスの腫瘍は縮小した。ホームランだ。

グリーンバーグは，「当時はかなり効果的に見えたので，正直なところ，私は自分たちがだいぶ進んでいると思っていました」と言う。残念ながら，彼らの手法はよかったが，標的が不適切だった。マウスモデルがうまくいったのは，グリーンバーグが標的のウイルスを正確に知っていたからだった。彼は，健康なマウスからその標的を認識するT細胞を選び出し，これを薬物のようにして治療に用いることができた。では，ヒトのがんでは何を標的として選ぶのだろうか？

「15年近くもそのマウスモデルに取り組んだ末にようやく，自分たちが追いかけるための標的をまだもっていないことに気づいたのです」。彼らはその後，標的を見つけた。遠くを探す必要はなかった。それは病院内のいたるところにあった。

彼らがこの研究をしていた頃，骨髄移植を受けた患者にとって，GvHD以外の潜在的

な脅威は感染症だった。骨髄移植とは，がんとの戦いに疲弊した免疫系を取り除き，健康な免疫系を新たに入れる治療である。治療後，新しい免疫系が働きはじめるまでの間，患者はあらゆる種類の感染症にかかりやすくなる。そうした感染症の1つで，移植を受けた患者のおもな死因となっていたのは，サイトメガロウイルス*感染症だった。

「こうして追いかけるための標的が決まりました」とグリーンバーグ。「私たちはいつでもウイルス抗原を認識することができました。白血病モデルで標的としていたのは，実際にはウイルス抗原だったからです」。ウイルスは異物なので，免疫系は容易に発見することができる。

「そこで今度は健康な人々を調べて，CMVを標的とする免疫反応を探しました。それが明らかになると，CMV特異的T細胞を投与することでCMV感染を予防できるはずだと考えるようになりました」。

プロジェクトを率いたのは，グリーンバーグ研究室のポスドク，スタン・リデル（Stan Riddell）だった。「非常に有能な男です。彼はこのプロジェクトを引き受け，しっかり進めてくれました」。彼らの研究は状況を一変させた。「私たちがリンパ球を増やすために開発した『急速増幅法（rapid expansion protocol）』は，今でも広く用いられています」。

骨髄移植を受けた患者の検査がCMV陽性と判明したら，適合性があるCMV陽性の健康なドナーを探す。ドナーの末梢血からリンパ球を抽出し，その中からT細胞を選別し，さらにCMV特異的T細胞を単離し，培養皿に入れて（実際にはバッグだが）急速増幅法を行えば，数千個のT細胞が数日後には数十億個に増えている。

グリーンバーグは，「私たちが投与する細胞はすべてCMV特異的なので，これらの細胞によりGvHDが起こる心配はありませんでした」と説明する。実際，そのとおりだった。これらの細胞を投与してもGvHDは起こらず，治療により，潜在感染していたCMVの再活性化から患者を守ることができた。「私たちは患者の感染を防ぐためにそれを投与し，治療はうまくいきました」とグリーンバーグは言う。「ヒト抗原特異的T

> サイトメガロウイルス（cytomegalovirus：CMV）：単純ヘルペスウイルスと同様，いちど感染したら生涯なくなることはない。けれども，これも単純ヘルペスウイルスと同様，ウイルスがあるからといって必ずしも問題があるとはかぎらない。ウイルスのDNAはただ体内にあるだけで，悪さをしないこともある。ヘルペスウイルスをもっている人が，何カ月も，ときには何年も発症しないことがあるように，CMVに感染していても免疫系が健全なら問題はなく，自分がウイルスをもっていることにさえ気づかないだろう。実際，40歳ぐらいになると約半数の人がCMVに感染しているのだが，免疫系がウイルスを抑え込んでいるので，症候はまったくないままである。しかし，骨髄移植などにより免疫系が損なわれたときには，ウイルスがさかんに活動し，治療せずに放置すれば死に至ることもある。1990年代初頭には，CMV感染症の効果的な治療法はなかった。

> 「ヒト抗原特異的T細胞クローンの投与により疾患を予防したのはそれが初めてでした」

細胞クローンの投与により疾患を予防できたのはそれが初めてでした」。

研究の成果は1992年に『サイエンス』に発表された。世間の反響は大きく,『ニューヨーク・タイムズ』紙でも特集された。キッチンテーブルで新聞を読むグリーンバーグの両親も,クロスワードパズルのページを開く前に,その記事を読んだことだろう。

彼らの研究は画期的なもので,養子T細胞移入(adoptive T-cell transfer:ACT) [監訳者注] として知られるがん免疫療法の1分野の基礎となった。

「勝利は高くつき,敗北はもっと高くつく」
(グレイトフル・デッド,"Deal"より)

リデルとグリーンバーグらの研究は大きなニュースにはなったが,がんを治せたわけではなかった。彼らが治したのはウイルス感染症であり,マウスモデルについてもおおむね同じことが言えた。標的はがんではなくウイルスだった。そう考えると,リデルの次のプロジェクトが当時注目を集めていたヒト免疫不全ウイルス(HIV)を標的とするものになったのは理にかなっていた。

「私たちはCMVと同様の戦略をとりました」とグリーンバーグは言うが,臨床上の懸念から,その遺伝子構築物には一工夫してあった。治療用の細胞を移植されたHIV感染者が本当に強い免疫反応を起こした場合には,ある種のショック状態になるかもしれない。今で言う「サイトカイン・ストーム(cytokine storm)」だ。サイトカイン・ストームは非常に激しい免疫反応で,重症の敗血症の場合のように,命にかかわるほど大量の炎症物質が免疫系によって体内に放出される(「第16章 カール・ジューン」参照)。

サイトカイン・ストームの可能性を恐れたグリーンバーグは,生まれたばかりの遺伝子改変技術を使って,HIV感染者に投与するすべてのT細胞に「殺しのスイッチ」を仕込んだ。投与されたT細胞のせいで患者の容態が悪くなるようなことがあれば,スイッチを入れて,遺伝子改変を受けたすべてのT細胞を殺そうとグリーンバーグは考えた。急速増幅法と同様,スイッチはそのとき初めて発明されたもので,実用はされていないものの概念としては今でも広く受け入れられている。

グリーンバーグとリデルがスイッチとしてT細胞に組み込んだ遺伝子は,プロドラッグ* であるガンシクロビルを活性化する,チミジンキナーゼという酵素をコードしていた(ガンシクロビルはCMVの最初の効果的な治療薬で,CMVの実験の結論が出た2年後に承認された)。

グリーンバーグがT細胞に仕込んだスイッチは,CMVのガンシクロビルへの弱さを再

監訳者注:養子T細胞療法には患者自身のT細胞を用いる場合(自家)と,他人のT細胞を用いる場合(他家)のどちらも含まれる。なお,この場合ドナーのT細胞は他家のように見えるが,骨髄移植後に用いられているので実質的には「自家」にあたる。同じような症例に第三者(まったくの他家)のT細胞が用いられることもある。

> プロドラッグ（prodrug）：投与後に体内での化学/酵素反応により活性化されないと作用しないようデザインされた薬物である。こうしたデザインは，薬物の毒性を低減したり，活性化物質が存在する特定の組織を薬物の標的としたりするために用いられる。本質的に，プロドラッグは，安全ピンが引き抜かれるのを待つ手榴弾に似ている。

現する遺伝子だった。「私たちは強力な炎症反応が起きたらT細胞を除去できるようにウイルスのチミジンキナーゼをT細胞に入れ，そのT細胞をHIV感染者に投与しました[注]」。

用心は不要だった。「良かったのは，HIV感染者たちが発熱し，少し体調が悪くなったことでした。これは炎症反応が起きたことを意味しますが，T細胞を除去しなければならないほどの激しさではありませんでした」。

悪い知らせは，治療の効果がなかったことだ。

グリーンバーグは，「すぐに明らかになったのは，2回目に細胞を点滴している間に拒絶反応が起きたことでした」と言い，いまだにその結果に驚いているようだった。「これは非常に興味深い発見です。被験者となったHIV感染者たちはCD4細胞の数が$50/\mu L$未満で，重い免疫不全状態にあったので，1つの外来タンパク質を発現する彼ら自身のT細胞に対してあれほど強い免疫反応が生じたことは本当に意外でした。2回目の点滴で，多くの場合，細胞は1時間ももちませんでした」。

実験の結果は，細胞がHIVを攻撃せず，ワクチンのように働いていたことを強く示唆する。細胞が投与されたとき，患者の免疫系は異物を検知して反応した。ここでの異物は，T細胞ではなくスイッチの分子だった。

がんとは無関係の科学的逸話をここに入れたのは，巧妙にデザインされた実験に失敗はないからだ。この実験は彼らに，外来抗原を組み込んだT細胞が強力なワクチンのように作用できることを教えた。スタン・リデル（今もハッチにいる）は現在，このときの知見をがんワクチンの研究に活用している。

CMVの研究から得られた知見はグリーンバーグらによって進展させられ，皮膚がんに応用された。それまでの実験では，抗原はウイルス性であり，その抗原の分子的特性は詳細に記載されていた。一方，皮膚がん細胞はウイルスに感染しておらず，細胞の一部が突然変異を起こしているだけだ。免疫系にとっては，はるかに微妙な差異である。ACTを使ってがん細胞を攻撃するためには，その変異を知っている必要がある。

「当時，ブリュッセルのティエリー・ブーン（Thierry Boon）のグループが（「第24章　トム・ガジュースキー」参照），悪性黒色腫に特異的な抗原のクローニングに成功していました」とグリ

注：この実験ではドナーの細胞は使わず，患者の細胞を使用した。それが可能だったのは，HIVがCD8キラーT細胞ではなくCD4ヘルパーT細胞に好んで感染するからだ。研究チームは患者の血液からCD8キラーT細胞を取り出し，遺伝子を改変し，増殖させて，治療に使った。

ーンバーグは言う。Melan-A/MART-1だ。ほぼ同時期に，NIHのスティーヴ・ローゼン
バーグ（Steve Rosenberg）のグループが（第13章参照），独立にMelan-A/MART-1と悪性黒
色腫抗原gp100のクローン化に成功した。グリーンバーグの研究室のポスドク，キャシア
ン・イー（Cassian Yee，現在はMDアンダーソンがんセンターに所属）は，この2つの抗原を利用し
て悪性黒色腫に特異的なT細胞を特定し，CMVのために磨きをかけた手法を用いて，こ
れを治療に利用できるようにした。

研究はうまくいった。

「2002年，私たちは患者に抗原特異的T細胞クローンを投与して悪性黒色腫を治療で
きる可能性を示す，非常に面白い論文を『PNAS』に発表しました[注]」。

＊＊＊

もうおわかりとは思うが，がん免疫療法の研究者たちは1つの家族である。ほかのすべ
ての家族と同じように機能不全気味ではあるが，それでも非常に親密だ。フィル・グリーン
バーグの親友の1人は，サン・ディエゴでのポスドク時代に同じポスドクとして出会ったジ
ェームズ・アリソンだ（第1章参照）。

「学会でハワイのマウイ島に行ったときのことです。マウイ島にはウィリー・ネルソン（訳注：
アメリカを代表するカントリー歌手）が住んでいて，その日，モンテッソーリ教育法のために慈善
興行を催すことになっていました。それがブラックタイのパーティーであることを知ったジム
は，「ぶち壊しに行こう」と言い出しました。

「私たちはコンバーチブルで会場のホテルに行きました。夜会服をまとった上品な人たち
のパーティーに，ズルズルのジーンズ姿で乗り込もうというのです。車寄せに停車すると，
駐車場係の人が『バンドの人ですか？』と聞いて来たので，『イエーイ』と答えると，彼は『オ
ーケー』と言って車の鍵を受け取り，会場の部屋を教えてくれました。私たちは何食わぬ顔
をして会場に入りました」。

「実に愉快でした。みんな正装している中で，私たちだけが場違いな格好をしていました。
オープンバーがあったので酒をもらい，テーブルがあったので座りましたが，誰にもとがめ
られませんでした。ウィリーがお姉さんとパフォーマンスをしました。その後，会場に下りて
来たので，しばらく談笑しました。ウィリーはジムのことを知っているように振る舞っていま
したが，泥酔していたので，誰のことかわからなかったと思います」。

誰かが3人の写真を撮ってくれた。

注：いくつかの理由から，このアプローチは進行した悪性黒色腫の標準的な治療法にはなっていないが（セクショ
ン1，2参照），グリーンバーグはまだこの研究に取り組んでいる。CMV，HIV，白血病との戦いにT細胞を用いる
研究も続けている。

グリーンバーグは今でもその写真をもっている。

***

ときに
君は光を見せられる
思いもよらないような場所で
正しく見さえすれば

ハンター／ガルシア（グレイトフル・デッド，*"Scarlet Begonias"* より）

***

謝 辞

Lyrics from "Scarlet Begonias" : Words by Robert Hunter. Music by Jerry Garcia.
Copyright © 1974 ICE NINE PUBLISHING CO., INC. Copyright renewed.
All rights administered by UNIVERSAL MUSIC CORP.
All rights reserved. Used by permission.
Reprinted by Permission of Hal Leonard LLC.

Lyrics from "Ramble On Rose" : Words by Robert Hunter. Music by Jerry Garcia.
Copyright © 1972 ICE NINE PUBLISHING CO., INC. Copyright renewed.
All rights administered by UNIVERSAL MUSIC CORP.
All rights reserved. Used by permission.
Reprinted by Permission of Hal Leonard LLC.

Lyrics from "Ripple" : Words by Robert Hunter. Music by Jerry Garcia.
Copyright © 1970 ICE NINE PUBLISHING CO., INC. Copyright renewed.
All rights administered by UNIVERSAL MUSIC CORP.
All rights reserved. Used by permission.
Reprinted by Permission of Hal Leonard LLC.

Lyrics from "Terrapin Station" : Words by Robert Hunter. Music by Jerry Garcia.
Copyright © 1977 ICE NINE PUBLISHING CO., INC. Copyright renewed.
All rights administered by UNIVERSAL MUSIC CORP.
All rights reserved. Used by permission.
Reprinted by Permission of Hal Leonard LLC.

Lyrics from "Deal" : Words by Robert Hunter. Music by Jerry Garcia.
Copyright © 1977 ICE NINE PUBLISHING CO., INC. Copyright renewed.
All rights administered by UNIVERSAL MUSIC CORP.
All rights reserved. Used by permission.
Reprinted by Permission of Hal Leonard LLC.

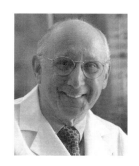

第13章

スティーヴン・ローゼンバーグ (M.D., Ph.D.)

米国国立衛生研究所（ワシントンD.C.）国立がん研究所
腫瘍免疫学セクション長，外科部門長

養子免疫療法の元祖

「私が研究を始めた頃には，腫瘍抗原などというものはなかったのです」

——S・ローゼンバーグ

　スティーヴ・ローゼンバーグ（Steven Rosenberg, 彼をスティーヴンと呼ぶ人などいない）は，1940年にニューヨーク州ブロンクスで生まれた。「グランド・コンコースから少し離れた，いわゆるミッド・ブロンクスです。今は，よその人は通りたくない場所だと思います」。ローゼンバーグの両親は，いずれもティーンエイジャーのときにポーランドから米国に移住してきて，ここに落ち着いた。

　「学校は出ていませんでしたが，非常に頭のいい人たちでした。家ではいつも質問が飛び交っていました」。2人の息子と1人の娘は，好奇心と両親という模範から人生を学んだ。質問をすること。努力すること。

　ローゼンバーグの科学への興味の芽生えは早かった。これにも模範があった。

　「私はとても早い時期，6歳か7歳のときに，カウボーイになるという夢を捨て，医師になって研究することを決めました」。彼の最初の恩師たちは一緒の部屋に住んでいた。「1人は12歳年上の兄です。兄も外科医になりました」。もう1人は姉だ。兄と姉は，ローゼンバーグ少年に芽生えた科学全般への好奇心を育てるのに欠かせない本を与えてくれた。

　ブロンクスという場所も大きな役割を果たしていた。

　「幸運にもブロンクス科学高校[注]に進むことができました。ニューヨーク市内全域から生徒が集まる，すばらしい学校です。私にとって最初の挑戦でした」。ブロンクス科学高校に入学すること自体が挑戦だった。「大勢の友人がいましたが，筆記試験と実技試験にパス

注：ブロンクス科学高校の卒業生からは8人のノーベル賞受賞者が出ていて，同校のウェブサイトによれば，これは「地球上のどの高校よりも多い」という。ノーベル賞受賞者ではないが，天体物理学者でサイエンス・コミュニケーターであるニール・ドグラース・タイソン（Neil deGrass Tyson, 1976年卒）や，スティーヴィー・ワンダーの楽曲によく使われるモーグ・シンセサイザーの生みの親であるロバート・A・モーグ（Robert A. Moog, 1952年卒）も，この高校の卒業生だ。

してブロンクス科学高校に入れたのは私だけでした」。入学するとすぐに、ニューヨーク中から優秀な生徒が集まっていることを実感した。彼よりずっと優秀な生徒もいた。「何かを成し遂げようと思ったら、必死で努力しなければなりません」。

ローゼンバーグを突き動かしたのは、協力的で知的好奇心にあふれる家族と地元の名門高校だけではなかった。もう1つは歴史、当時はまだそう古くなかった歴史だった。「私は1940年生まれです」と彼は言う。「終戦までに、両親の親族のほとんどがホロコーストで殺害されました」。死の知らせはどれも葉書で届いた。「6歳のとき、誰それがブーヘンワルトで死んだ、アウシュヴィッツで死んだという葉書が続々と届いたのを覚えています」。両親の兄弟、いとこ、おば、姪……みんな死んでしまった。恐ろしい葉書が積み上がるのを見ながら、少年はそのことの意味を理解しようとした。「人間が人間に対してあれほど邪悪になりうるという概念は恐ろしいものでした。人間なら互いに助け合うべきですよね？ 私は6歳か7歳のときから自分がしたいことがわかっていました」。それが、医師になり、研究をし、人々の命を救うことだった。「私がこの41年間、目標を実現するために1週間に6日も7日も働いてきた理由は、こう説明するのがいちばん近いと思います」。

科学高校を卒業した彼は、ボルティモアのジョンズ・ホプキンス大学で学士号を取得し、医学部を卒業して、ボストンのブリガム・アンド・ウィメンズ病院で外科のインターンシップに入った。「インターンシップの後、4年間病院を離れて、ハーバード大学で生物物理学の博士号を取得しました」。

複雑な方程式にひたすら取り組んだ4年間だった。

生物物理学は賢明な選択だった。生命の「べたべたした層」を剥けば、その下には数学があるからだ。目の焦点が合う仕組みも、血管を流れる液体が血圧を生じる仕組みも、すべては数学で説明できる。

「生物物理学の研究をしたのは、当時、あらゆることについて、できるだけたくさん知りたかったからです」とローゼンバーグは言う。「既知のことのバリエーションを作るだけでなく、ものごとを新しい方向に進ませたいという人には、悪いモデルではないでしょう」。

外科のインターンシップとレジデンシーの間に生物物理学の博士号を取得することの過酷さは、想像するだけで気が遠くなりそうだが、ローゼンバーグの知識欲はとどまることを知らなかった。「教育は、自分が理解できないものへの恐怖を克服させてくれるものだと思っています」。彼は、いつか未知の難問に直面したときに、手も足も出ないものとしてではなく解決できるものとしてそれを見られるように、基礎となる幅広い理解が欲しかったのだ。

生物物理学の博士号を取得したローゼンバーグは外科のレジデントプログラムに進み、1974年に修了した。その翌日、国立がん研究所（NCI）の上層部は彼を外科部門長に任命した。彼は今もその地位にある。

がん免疫学の道へ

なんとも不思議な出来事だった。

ローゼンバーグは回想する。「ウエスト・ロックスベリー在郷軍人病院でジュニア・レジデントをしていた頃、右上腹部痛を訴える患者を診察しました。胆石発作が疑われました」。その疑いは胆嚢造影図によって裏付けられ、治療の方針が決まった。胆嚢の切除だ。簡単な手術である。しかし、患者の腹部には、過去にはるかに侵襲的な手技を受けていたことを物語る傷跡があった。質問された男性は、数年前にがんを切除する手術を受けたのだと明るく答えた。特別なことではない。

ローゼンバーグは彼の病歴を調べた。「カルテから、12年前に同じ病院に胃がんで入院していたことがわかりました。がんは胃から肝臓に転移していました」。当時のカルテには、腫瘍組織はできるだけ切除したが、手術不能の転移が多数あったので、患者はやがて（おそらく近いうちに）死亡するだろうと書かれていた。ほかにできる治療もないので、病院は患者を退院させた。自宅で死を待てということだ。

「ところがカルテのページをめくると、彼は手術の3カ月後に経過観察に来ていて、半年後にも来ていました。1年後には仕事に復帰さえしていました」。

この出来事を説明する方法は2つしかない。もとの診断が完全に間違っていたか（あまり考えられないが、なくはない）、がんが自然に消失したかだ。後者の可能性は非常に低く、まずありえないと考えられていた。当時の医学文献で、がんの自然消失を報告するものは4件しかなかった。4件だ。現代医学によって診断された数百万件のがんのうち、4件だけが自然に消失したのである。

当時の検査報告書と組織サンプルを検証したローゼンバーグは、第1の可能性を否定することができた。残ったのは第2の不穏な真実だ。「彼は、がんの自然消失という、医学的に非常にまれな経験をしたのです。レジデントだった私は、この現象に強い興味をもちました」。

> 「彼は、がんの自然消失という、医学的に非常にまれな経験をしたのです。レジデントだった私は、この現象に強い興味をもちました」

まるで魔法のようだった。

その魔法を活用できないかと期待したローゼンバーグは、ごく簡単な実験をした。「たまたまそのとき、同じ血液型の胃がん患者がいたので、許可を得て、がんが自然消失した人の血液をがん患者に投与してみたのです。彼の血液の免疫系にがんの自然消失を引き起こすようなものがあるのではないかと期待したのです」。大胆な実験だった。ローゼンバーグはキャリアの中でこうした大胆な実験をいくつも行っている。

「もちろん、何も起こりませんでした」とローゼンバーグは言う。輸血を受けた患者は、が

んが進行して死去した。「それをきっかけに，私は免疫学とがんに興味をもつようになりました」。興味をさらにかき立てるため，ローゼンバーグは外科のレジデンシーを1年中断し，ハーバード大学で免疫系の謎を探求した。

わずかな手がかり

ローゼンバーグがNCIにやって来た1974年，免疫反応とがんについてわかっていることはほとんどなかった。ヒトについては，1900年代初頭にニューヨークで開業していた外科医ウィリアム・コーリー（William Coley）が行った研究から，ある種の細菌の感染により免疫系が覚醒して腫瘍の存在を認識できるようになることが非常に強く示唆されていた。しかし，コーリーは患者を治療していただけで，比較対照試験を行っていたわけではなかったため，この効果の詳細は不明のままだった。

それから何年も経ってから，カール・ヘルストローム（Karl Hellstrom），インゲヤード・ヘルストローム（Ingegerd Hellstrom）夫妻をはじめとする数人の研究者が動物実験を行い，実験室でがんに対する免疫反応を惹起できることを示した。さらに彼らは，免疫反応がTリンパ球から始まることを提唱した。それはエレガントな研究だったが，免疫学者は一般に彼らの知見を認めなかった。

「忘れないでください。私が研究を始めた頃には，腫瘍抗原などというものはなかったのです」とローゼンバーグは言う。「実のところ，ヒトのがんに対する免疫反応があるとは信じられていませんでした」。1957年になっても，"Journal of Immunology"の索引には「リンパ球」という言葉はなかった。

けれどもローゼンバーグには，T細胞の概念は十分理にかなっているように思われた。なんと言っても，臓器移植では，免疫抑制剤の標的は免疫系のT細胞であり，抗体を産生するB細胞ではなかった。T細胞は外から侵略してくる細胞を破壊する役割を担っている。ローゼンバーグはそこから「異物」と考えられるものの概念を抽出した。彼が知るかぎり，がん細胞は健康な細胞とは十分に違っていて，免疫系のT細胞は，それらを認識して攻撃できるはずである。こうしてT細胞が彼の研究の中心となり，それが今日まで続いている。

挑戦につぐ挑戦

「研究を始めたばかりの頃は，今では考えられないようなことをたくさんしていました」とローゼンバーグは打ち明ける。その最初のものが，謎の免疫成分の働きに期待した上述の輸血療法である。のちにNIHに移ったローゼンバーグは，ブタのリンパ球をがん患者に投与するという治療をはじめた。当時すでに，ある種の抗原（腫瘍組織にあるようなもの）を動

物（ウサギかブタ）に注射すると，動物の免疫系が攻撃をしかけることがわかっていた。免疫系のどの成分が攻撃をしかけたにせよ，動物の血流中からそれを単離して実験や治療に利用できると仮定するのは論理的だと思われた。

ローゼンバーグは，ブタに患者の腫瘍組織を注射して免疫を与え，ブタのリンパ球（そのうちのＴ細胞。注射された腫瘍の抗原を見せているあらゆる細胞を認識し，攻撃するようになっていると考えられる）を抽出して患者に投与することを考えた。

マウスを使って実施した多くの予備的な研究からは，このアプローチがヒトでもうまくいくことを示唆する強いシグナルが出ていた。

けれども実際にはそうならなかった。

「私はブタにヒトの腫瘍への免疫を与え，ブタの細胞を患者に導入しましたが，何も起こりませんでした」とローゼンバーグは言う。強いシグナルどころではない。２年間の準備は水泡に帰した。

とはいえ，「水泡に帰した」その実験は，今日のように厳しく規制されている臨床研究環境では，許可さえ得られなかっただろう。この進歩が科学のために良かったのか悪かったかのは，視点によって変わってくる。ローゼンバーグは，「私がこの研究をはじめた頃の規制は，今日の規制とは全然違っていました」と言う。「ある患者の血液を別の患者に輸血したいと思ったら，ウエスト・ロックスベリー在郷軍人病院の外科部長のブラウニー・ホィーラー（Brownie Wheeler）に電話をかけて，これこれこういうことをしたいと説明すれば，『よろしい。書類を送りなさい』と言われ，簡単な書類を書いて送れば実験することができました」。彼がブタのリンパ球をヒトに投与したいと考えたときにも（ブタの組織中に潜在する外来性のウイルスが発見されている今日では考えられないことだが），この提案も同じように簡単に許可された。彼は数ページの書類を書き，ＮＩＨの上層部から承認をもらうだけで，実験を進めることができた。「当時は，新しいことを試すのが今よりはるかに自由だったのです」。

とはいえ，ローゼンバークの臨床計画を押しとどめようとする人々がいなかったわけではない。別々の２つの陣営から異議が寄せられていた。１つは病院の同僚で，彼の研究は理論的に問題があると考えていた人々だ。「彼らは免疫系をがんと戦わせることなどできないと思っていました」。

もう１つは規制当局だった。彼らの反対は，免疫学を知らないことからきていた。「私の研究を最初に規制しようとした米国食品医薬品局（FDA）の職員の１人は，電子顕微鏡技術で博士号を取得していました」とローゼンバーグ。その人は非常に聡明だったが，免疫学については何も知らなかった。「FDAと私は相互が教育される必要がありました。私はFDAのなんたるかを学び，彼らは私が何をしようとしているかを学びました」。専門家たちはお互いをよく知るようになった。

IL-2の衝撃

　ローゼンバーグとFDAが相互に学んだ初期の事例の1つが，インターロイキン2 (interleukin-2：IL-2) が臨床の現場において非常に有効であることだった。IL-2は非常に強力な細胞シグナル伝達因子で，1976年にギャロ (Gallo) らがヒト細胞系で偶然発見した (Morgan et al., *Science* 1976;193:1007)。その発見から1年もしないうちに，別のグループ (Gillis and Smith, *Nature* 1977;268:154) がマウス版のIL-2を単離し，マウスの体外で大量のIL-2を作れるようになった。これにより，科学者はマウスT細胞を使った実験をいくらでも行えるようになった。IL-2の投与にはT細胞を旺盛に増殖させる効果があることがわかったからだ。IL-2をパシャッとかければバケツ1杯のT細胞がとれる。

　この発見を利用したいと考えたローゼンバーグは，培養皿の上の1万個のマウスT細胞を増やそうと，IL-2を添加した。わずか5日後，マウス細胞は30万個以上に増えていた。すばらしい原理実証実験だった。IL-2という研究ツールでもあり，患者にとっては薬物でもあるT細胞を増殖させる物質こそは，免疫療法によりがんを治療するという，次なる大きな計画をもつローゼンバーグが必要としていたものだった。彼が考えていたのは，がん患者からT細胞を採取し，IL-2を使って培養皿の中で10億個程度まで増やして，再び患者の体内に戻すという治療法だった。その基礎には，最初に患者から採取したT細胞の中には，がん細胞を認識するものが少なくとも数個はあるだろうという仮定があった。この選ばれた少数の細胞を大幅に増やすことができれば，効果的に腫瘍を攻撃できるだろう。T細胞はがんに群がり，圧倒し，殺すだろう。これは単なる憶測ではなかった。ローゼンバーグらが以前，患者から採取した腫瘍細胞を体外で培養し，患者自身の免疫細胞から選抜したT細胞に曝露させる実験を行ったところ，実際にT細胞はがん細胞を殺していたからだ……培養皿の中ではあったが。

　ローゼンバーグの研究室は，T細胞の研究と並行して，IL-2が単独でマウスの腫瘍の成長を抑えられることも示した。続いて，この2つの戦略 (IL-2を使って増やしたT細胞を使うアプローチと，IL-2を直接投与するアプローチ) をヒトで検証する実験が行われた。

　結果から言うと，どちらの戦略もうまくいかなかった。それどころか，IL-2は毒性が非常に強いことが明らかになった。IL-2を投与された患者は全員，集中治療室 (ICU) 行きとなり，なかにはこの治療により命を落としかけた人もいた。その後，どちらの治療を受けた患者も，全員がんで死去した。

　がんの免疫療法の効果はなかった。

　それでもローゼンバーグは挑戦を続け，次に行うべき実験の許可をFDAに求め続けた。それは，2つの実験を組み合わせたもの，すなわち，患者の体外で増殖させた10億個のT細胞の投与と，高用量IL-2の全身投与を同時に行う実験である。ローゼンバーグはこうす

ることで，多数のT細胞が，その能力を増強するIL-2に刺激されて，腫瘍細胞による抵抗を圧倒できると考えたのだ。このアイディアは「ヘイルメアリー（アメフトの試合終了まぎわに行う，イチかバチかのロングパス）」ではなかったが，それに近かった。この治療を行う前には，ローゼンバーグは失望しかけていた。患者たちは何年も前から，NIHに，彼のところに，奇跡を求めてやって来ていた。しかし彼は奇跡を提供することができなかった。

　そんな状況が1984年に一変した。

　ローゼンバーグは言う。「76人の患者にブタの細胞を投与し，ほかの患者の細胞を投与し，IL-2（最初は天然のIL-2，その後は組換えIL-2）を投与してきた私は，1984年に，ついに高用量IL-2とT細胞を組み合わせた最初の治療に進むことができました。この治療を受けた最初の患者リンダ・テイラー（Linda Taylor）は，悪性黒色腫が完全に消失しました」。リンダは軽快しただけでなく治癒した。本書を執筆している時点で治療から32年になるが，彼女はまだ生存している。

　第一報はセンセーションを引き起こした。「新聞の一面に彼女の写真が掲載されました」とローゼンバーグは言う。彼自身も『ニューズウィーク』の表紙を飾り，IL-2の画期的な実験を詳述する論文は，最も多く引用される医学文献の1つになっている（Rosenberg et al., *New Engl J Med* 1985;313:1485）。この論文のタイトル『Observations on the systemic administration of autologous lymphokine-activated killer cells and recombinant interleukin-2 to patients with metastatic cancer（自己由来リンホカイン活性化キラー細胞および組換えインターロイキン2の転移性がん患者への全身投与の観察）』は，「"Cancer Immunotherapy Works!"（がん免疫療法はうまくいく！）」ぐらいのほうがわかりやすかったかもしれない。

夕暮れに想う

あなたの気晴らしはなんですか？ ご趣味は？

「趣味はありません。私の研究室に応募してくる人が履歴書にずらずらと趣味を書いてきたら，不採用のほうに振り分けます。私の妻に聞いてみてください。この30年間，私がこの街にいるときに病院に出なかった日は，おそらく30日程度でしょう。それ以外の日は，私は毎日病院に出ていました。さすがに週末は一日中いることはありませんがね。いつも言っていることなのですが，前進したいなら，新しいことをしたいなら，2つの基本的なことを備えている必要があるのです。1つは，自分の仕事に並々ならぬ情熱をもっていることです。仕事に没頭しなければなりません。常に仕事のことを考えていなければなりません。車で信号待ちをしているときも，シャワーを浴びているときも，何をしているときも，自分の実験について考え，問題を克服する方法を考えていなければいけません。四六時中，科学のことを考え

るのです。

　もう1つは，レーザー光線のようにまっすぐゴールを見据えることです。なぜかって？　新しい科学を模索していると，面白そうなことがひっきりなしに目に入るからです……進歩の道は，えてしてブラウン運動のようなジグザグ模様を描くものですが，目をゴールに向けていないと，レーザー光線のように一点を見ていないと，前進することはできません。

　ええっと，私の気晴らしの話でしたね？　がん患者の治療をしているときには，気晴らしをするほうがはるかに困難です。私はいつも病院で12人の患者を抱えています。その全員が，がんにより死に瀕していて，最後の希望として私たちのところに来ているのです。NIHを国立希望研究所（National Institute of Hope）だと言う人もいます。夜，ベッドで横になって眠る前には，治療に成功し治癒させることができた患者のことを考えている……と言いたいところですが，実際にはそうではありません。治癒させることができなかった患者，治療に失敗した患者のことを考えています。ときには仕事から離れるのもよいかもしれません。少しはね。けれども離れすぎてはいけません。没頭することができなくなり，そうなると進歩することもできなくなるからです」。

＊＊＊

最後に3つだけ言っておく：

- 一部の読者，特に科学や免疫学の知識がある読者には，ここで語ったIL-2の物語は短すぎると不満に思われるだろう。そのとおりだ。IL-2の物語は，それだけで1冊の本が書けるほど魅力的で，ドラマチックで，長い。実は，お勧めの本がある。スティーヴン・ローゼンバーグ著 "The Transformed Cell: Unlocking the Mysteries of Cancer"（Putnam Press, 1992）（邦訳：『ガンの神秘の扉をひらく：遺伝子治療の最前線から』スティーヴン・A・ローゼンバーグ，ジョン・M・バリー著，村松潔訳，文藝春秋，1993年）である。

  すばらしい著書だ。

- スティーヴ・ローゼンバーグの研究はIL-2では終わらなかった。そのすぐあとから，研究室の実習生を意のままに使って，腫瘍浸潤リンパ球（「第15章　パトリック・フー」参照），チェックポイント阻害薬（「第6章　スザンヌ・トパリアン」参照），CAR-T細胞（「第14章　ジーリグ・エシュハー」参照）や，その他の多くの研究の道を探索している（「第25章　ローレンス・ジトヴォーゲル」参照）。スティーヴ・ローゼンバーグの研究室では，ここで名前を挙げた研究者や，その他の数多くの研究者が学んできた。

  ローゼンバーグが現在取り組んでいるのは，次世代DNAシークエンス法を用い

第13章　養子免疫療法の元祖　　137

た腫瘍ネオアンチゲンの研究と，タンデムミニ遺伝子による分子ライブラリの検索である。

・NIHの外科部門長を40年間つとめるスティーヴ・ローゼンバーグは，科学的にも政治的にも非常に大きな力をもち，その影響力を言い尽くすのは困難だ。その例を2つ挙げる。

「スティーヴを公然と批判する人はいない」　　　　　　　　　　　　　　　　　——匿名希望

「CARを二本鎖として使っていた頃に[訳注]同僚からCAR-T細胞の講義をするように頼まれたときのことです。私の講義にスティーヴ・ローゼンバーグが来ていました。講義後，彼は出口で私を引き止めて，『ジーリグ，君はこれからどうするんだ？』と言いました。私が『ジェフからオファーが来ています』と答えると，彼は，『君はここにとどまるよ』と言いました。私が『スティーヴ，もう決まっているのです。プロジェクトについて話し合いをしました』と反論すると，彼は重ねて，『いや，君はここにとどまるよ』と言うのです。（彼はここでにっこりした。）私はとどまることになりました。彼は私をプログラムに入れ，必要な設備と援助をすべて与えてくれました。私にはワンフロアの半分があてがわれました。仲間はみんな私を羨ましがりました。以来，私たちは親友です」
——ジーリグ・エシュハー（第14章参照）

訳注：CARは一本鎖であるが，かつて二本鎖として使われていたことがある。

セクション6

キメラ抗原受容体発現
T細胞（CAR-T細胞）

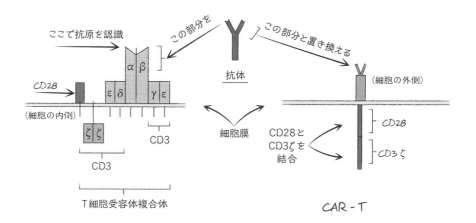

念のためにいうと，上の図に示したような「置き換え」は遺伝子のレベルで行われる。つまり，実際に切り貼りされるのはタンパク質ではなく，タンパク質をつくるための設計図のほうである。こうして，CAR (chimeric antigen receptor：キメラ抗原受容体)などの新しい「組換え」タンパク質がつくられる。

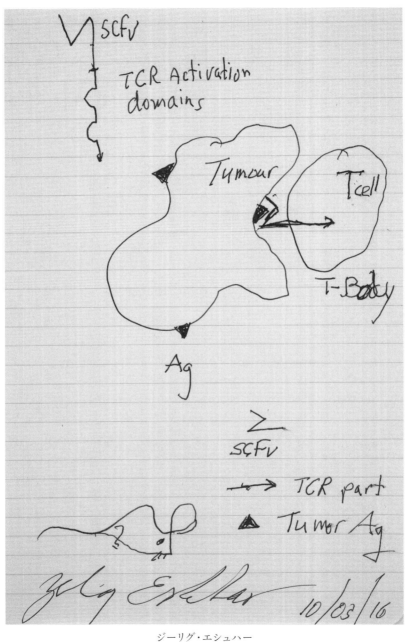

ジーリグ・エシュハー
『静物画：マウスとTボディー』

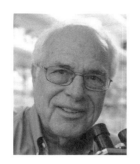

第 14 章

ジーリグ・エシュハー (Ph.D.)

ワイツマン科学研究所(イスラエル、レホヴォト)
化学・細胞免疫学教授

CAR-T 細胞の創始者

「狙撃兵から身を守るため、私たちは砂をぎっしり詰めた土のうを窓に置きました」

——— Z・エシュハー

　　ジーリグ・エシュハー(Zelig Eshhar)は1941年に、英国委任統治領パレスチナのレホヴォトという小さな町に生まれた。

　　「第二次世界大戦中、イスラエルという国家が誕生する前のことです」と彼は言う。この事実は、彼のイスラエル国民としてのIDナンバーに反映されている。「私のIDナンバーは50万ちょっとです。つまり、私の前には50万ちょっとしか国民がいなかったことになります」。

　　彼の両親は戦前にポーランドから移住してきた筋金入りのシオニストだった。「両親はいわゆるパイオニアでした」。彼らが居を構えたところは、自然への興味が芽生えはじめた少年にとって理想的な場所だった。木々があり、丘があり、動物たちがいた。

　　「昔、母に『ジーリグ、私はあなたが科学者になることがわかっていたのよ』と言われたことが忘れられません。『なぜ?』と尋ねると、『暇なときにはいつも……家のまわりの丘に行っていたからよ』と言われました。そこで何をしていたかというと、カメやカタツムリを採ったり、鳥を観察したりしていたのです」。少年は、丘を歩きながら最初の実験を計画したことさえあった。

　　「疑問があったのです」とエシュハーは言う。「例えば、こういう形の巣を作る鳥がいるでしょう?(彼は水をすくうような形に両手を合わせ、片方の手の親指と人差し指で輪を作ってみせた)「英語でなんと言うかは知りませんが……その巣は木の枝からぶら下がっていて、鳥が出入りできるサイズの小さい穴があいているのです」。エシュハー少年は、巣を作る場所とその出入口の小ささが捕食者から身を守る役に立っているのだろうと推測した。

　　わからなかったのは、この鳥がどのようにして巣の作り方を知ったのかということだ。「若

左の図中から抜粋:一本鎖可変領域断片(scFv)、T細胞活性化部位(TCR activation domain)、腫瘍(tumor)、T細胞(T cell)、T細胞受容体部位(TCR part)、腫瘍抗原(tumor Ag)

い鳥は，どうして巣の作り方を知っているのでしょう？」学習によって身につけた行動なのだろうか？しかし，鳥が子どもに巣の作り方を教えている場面に遭遇したことはなかった。「そこで私は，この鳥の卵を盗んでニワトリに抱卵させ，孵化させたら（エシュハー家はニワトリを飼っていた），その鳥は巣の作り方を知っているのだろうかと考えました」（ちなみに，彼はこの実験をしなかった。理由は覚えていないという。助成金の申請が却下されたのだろうか？今となっては知るよしもない）。

　もちろん，ほかの影響もあった。非常に大きな影響が。木々や丘や動物のほかに少年に影響を及ぼしたのは，ハイム・ワイツマン（Chaim Weizmann）だった。著名な科学者でイスラエルの初代大統領だったハイム・ワイツマンは，エシュハー家の近所に住んでいたのだ。偶然にしては，あまりにもできすぎていた。

　「彼は化学者でした。英国にいた頃に，ある種の発酵技術を開発し，煙の出ない火薬を作りました」。その発明は第一次世界大戦で英国の戦いに欠かせないものとなり，ワイツマンは巨万の富を手にした。

　エシュハーは回想する。「彼はレホヴォトに住んでいました。果樹園に囲まれた，すてきな大邸宅でした。子どもの頃は，よく彼の家のまわりを散歩したものです。広大な敷地では，ガゼルやクジャクなどの動物が飼われていました。私たちにとっては，近所に自分たち専用の動物園があるようなものでした」。

　少年が目の当たりにした科学者の生活は強い印象を与え，彼が科学者を志す一因となった。彼は今や，ガゼルがいた大邸宅の跡地に設立された世界的に知られるワイツマン研究所の有名科学者だ。

ミツバチの王

　エシュハーが科学の道に進むことは決まっていたが，いくつかの重大な回り道もあった。最初の回り道は2年間の兵役義務だ。その後，キブツ（イスラエルの農業共同体）にも入った。彼が入ったキブツは，第二次世界大戦中のワルシャワゲットー蜂起のリーダーの1人，モルデハイ・アニエレヴィッツ（Mordechai Anielewicz）にちなんで名付けられたヤド・モルデハイで，ガザ地区から歩いていける距離にある。

　「キブツでは，各自がいずれかの農業分野を選択することになっていました」とエシュハーは言う。彼は養蜂を選んだ。なぜなら(1)養蜂は農業にとって非常に重要であり，(2)ミツバチは飼いならすことができないからだ。「ミツバチを飼いならすことはできないのです！彼らは自分がしたいことをします。人間はひたすら彼らに仕え，彼らと暮らし，朝，目が覚めたら空気の匂いをかいで花が咲いている場所の見当をつけ，そこに巣箱をもっていくのです」。彼が養蜂に魅力を感じたのは，養蜂のためにはミツバチを理解する必要があったからだ。

「私はミツバチに関する本を読みはじめました。おかげでミツバチについて非常に詳しくなり，今でも自分のことをミツバチの専門家だと思っています」。ミツバチは彼が最初に情熱を注いだ研究対象だった。「ミツバチの研究が本当に好きでした。もっと学びたいと思いました。ついには，養蜂に関する本を読んで，自分のほうがよくわかっていると思うほどになりました」。

キブツでの活動は養蜂だけではなかった。エシュハーはある日，外部の科学者による講演を聴いた。「彼は，DNA，RNA，タンパク質などが発見された生化学の黄金時代の話をしました」。エシュハーはすっかり魅了され，キブツの仲間に，自分は大学に行こうと思うと打ち明けた。

仲間たちはそれを喜ばず，彼に待つように言った。彼がキブツにとどまってくれないと困るからだ。「私は待ちたくありませんでした」。エシュハーはヘブライ大学（設立者はワイツマンである）の農学部にツテがあったので，農学科に入学させてもらうことに決まった。たまたま農学科は彼の生まれ故郷であるレホヴォトにあった。

新学期が始まるまでの間，エシュハーは，より洗練された形でミツバチの研究を再開した。「キブツでフィールドワークをしている科学者グループと一緒に研究をしていました。そのとき，生化学者としての本当の研究を初めて経験したのです。私はミツバチの手術をし，さまざまな体液を採取しました……すごい経験でした。私は自分がそうした操作がうまいことを知りました」。

しかし，どんな科学者にもつまづきはある。「ひどい目にあったのです。私の先生がスズメバチの研究をしようと決めたときのことでした。私は彼に，『ヤド・モルデハイのキブツに行きましょう。ミツバチを食べるスズメバチは私たちの敵なので，スズメバチがどこにいるかをよく知っていますから』と言ったのです」。

そこで彼らはキブツに行き，スズメバチに鎮静剤を投与して採集し，レホヴォトの研究室に戻った。そこまでは順調だったのだが，突然，すべてのスズメバチが目を覚ましてしまった。「彼らは誰を攻撃したでしょうか？　私です。帰宅した私を見た母は，私が喧嘩をしてきたと思ったそうです。顔がこのぐらいに（と言いながら両手でバスケットボールほどの大きさを示した）腫れ上がっていたからです。どうにか生き延びることができましたが」。

ひどい免疫反応を経験した彼は，その理由を知りたいと思い，生物学ではなく生化学を学ぶことにし，のちに免疫学に移った。こうして彼はエルサレムに行くことになった。

戦 争 と 独 立

もう1つの学問的な回り道があった。第三次中東戦争（1967年6月5日から10日までの，いわゆる六日戦争）だ。

エシュハーは落下傘兵の訓練を受けていた。「エルサレムの研究室で修士課程が始まった途端，戦争に関する情報が入ってきました。私たちがいた場所のすぐ向こうはエルサレムのアラブ人地区でした。狙撃兵から身を守るため，私たちは砂をぎっしり詰めた土のうを窓に置きました」。その直後，エシュハーは召集された。

「私はゴラン高原で戦いました。たいした戦いではありませんでした。当時の話はしたくないのですが，私たちのところには捕虜がいて，私は彼らに水を与えました。それから，トイレ掃除を命じられたときは，掃除をしました。夜はシリア人が放棄した塹壕で眠りました。私たち落下傘兵はヘリコプターから降下してきたため，ほとんど装備がなかったからです。孤独を感じましたが，でも一人ではありませんでした。頼りは自分だけだったのです」。

戦争体験を振り返るとき，エシュハー博士はゆっくり話し，しばしば言葉を切った。そして，おそらく彼の心が見ているもののごく一部だけを描写した。

「戦後，妻に，『ジーリグ，あなたはアラブ人を殺したの?』と聞かれたときには，『わからない。殺していないといいけれど』と答えました」。

がん免疫学の世界へ

修士課程を修了したエシュハーは，今後どうするかを考えていた。「エルサレム内の数カ所の研究室から誘いがあったのですが，ワイツマン研究所の友人から電話がきて，博士課程に進む学生を探している人がいるが興味はないかと聞かれました。『誰が?』と聞くと，『マイケル・セラ(Michael Sela)だよ』とのことでした。セラ博士は免疫学者で，免疫化学分野の創始者の1人だった。「私は彼の研究室に行き，英語で『やあ，マイケル。私はジーリグです!』と言いました」。28歳のときのことだ。

セラは彼に博士論文計画書を書かせた。「マイケルの提案のとおりに計画書を書いたのですが，それを読んだ委員会からは無謀だと言われました」。やることが多すぎる。野心的すぎる。彼らは書き直しを命じた。高望みしてはいけないよ。「それでどうしたかって? 書き直してオーケーをもらいましたよ。ただ，博士課程が終わるまでに，当初の提案どおりの研究をきっちりやって，それよりさらにやりましたがね」。

免疫学と，免疫系の2つの主要な構成要素であるB細胞とT細胞を深く掘り下げて研究したのは，そのときが初めてだった。「私の課題は抗リンパ球血清を作ることでした。外来の移植片がT細胞によって拒絶されるのを抑制するため，T細胞に対する抗血清を作るのです」。

移植片への拒絶反応の予防は今日でも深刻な臨床上の問題であり，その方法を考案するのは，博士課程学生のプロジェクトとしてはきわめて野心的だった。「けれども私は成功しました。ウマとヤギにワクチンを接種し，T細胞をたたきのめしました」。彼は，ミツバチの研

究でそうしたように，この「システム」に没頭した。

　エシュハーはプロジェクトを終えて論文を書き上げた。「マイケルが『論文を見せてくれ』と言うので論文を渡しました。翌日，『すばらしい』と言われたので，『あなたの名前も著者に入れましょうか？』と聞くと（博士論文になる研究を出版する際には，研究室の主宰者（PI）を共著者に入れる慣行がある）『いや，単著にしなさい』と言われました。彼は私の研究を知らなかったからです！ 私たちは今でも仲の良い友人です」。

　博士号を取得したら，つぎはポスドクだ。「セラから『君はどこでポスドクをやりたいのかい？』と聞かれたので，『米国には，細胞を融合させて，何が優勢で何がそうでないかを研究している人がいるそうです（ハイブリドーマ[注]研究のこと）』と言いました」。

　「セラは私の顔をじっと見て言いました。『ジーリグ，君には子どもが3人いる（その頃，私と妻の間には3人の子どもがいました）。子どもを連れてニューヨークに行くべきじゃない。いいかい？ 私に名案がある』とね」。

　セラはハーバード大学の友人に電話をかけ，エシュハーが研究室に入れるように手配してくれた。友人というのは，病理学部門長のバルフ・ベナセラフだった（1980年にノーベル賞を受賞した）。「私は英語がほとんどできないままボストンに渡りました。例えば，人から『How are you（調子はどう）？』と挨拶されると，自分について延々と説明してしまうような調子でした。言い回しの意味を知らなかったからです。本当に不慣れだったのです」。

　エシュハーはボストンに3年間滞在して，あらゆる種類のT細胞を解析し，分子量によって個々の断片を定義していった。「別のプロジェクトにもかかわっていました。自己免疫疾患のプロジェクトです。がん抗体，自己免疫疾患，免疫抑制，アレルギー……あらゆるものに手を出しました。どうやらとてもうまくやっていたようで，ボストンを去ってワイツマン研究所に戻ったあと，ベナセラフから電話がかかってきたことがありました」（彼はここで話を止めて，にっこり笑った）。「『ジーリグ，君がやっていたあの実験は，どうやってやるんだ？』とね」。ハーバード大学での研究により，彼は実験の名手として知られるようになった。彼の最大の技術的偉業が始まろうとしていた。

　「あとになって，人から『どうやって思いついたのですか？』と聞かれるようになりました。きっかけは1冊の本でした」。それは，著名な遺伝学者バーバラ・マクリントック（Barbara McClintock）の伝記 *A Feeling for the Organism*（邦訳：『動く遺伝子　トウモロコシとノーベル賞』エブリン・フォックス・ケラー著，石館三枝子／石館康平訳，晶文社，1987年）だった。「彼女は，トウモロコシの黒や茶色やほかの色の粒を見るだけで，遺伝法則を定義することができまし

注：彼がここで示唆しているハイブリドーマ細胞 (hybridoma cell) は，同一の抗体（モノクローナル抗体）を大量に生産する手法であり，研究にも治療にも多くの用途がある。この技術を確立したセーサル・ミルスタイン（César Milstein）とジョルジュ・ケーラー（Georges Köhler）は，免疫学の理論を提唱したニールス・K・イェルネ（Niels K. Jerne）とともに1984年にノーベル生理学・医学賞を受賞した。

た」。そのくだりを読んだとき，彼は自分がすでに知っていたことに目を開かれた〔エシュハーは，この手のホリスティック（包括的）な観察が得意である〕。「それから私はT細胞をミツバチの巣のようなものだと考えるようになりました……すべてが私の頭の中にありました。目を閉じれば，それがよく見えました」。

「T細胞の研究をしていたとき，自分は生きた有機体を調べていると感じていました。すべての部分に名前や機能を与えてやると，そのシステムの働きが見えてきます」。そうしたらシステムを検証し，少しかき乱す。ちょっとばかり突いて，予想どおりに振る舞うかどうかを確認する。そうやって学ぶのだ。小さい部分を追加して，全体を把握する。「夜にはその夢も見ました。システムについて考え続けていたのです。どうやってこのアイディアを思いついたのかと聞かれれば……わからないとしか答えようがありません。ただ心に浮かんだのです」。

> 「夜にはその夢も見ました。システムについて考え続けていたのです。」

エシュハーの心に浮かんだのは，彼が「Tボディー（T-body）」と呼んだものだった。それは，T細胞を直接生体工学的に変化させてがんと戦う，まったく新しい方法だ。

Tボディー：史上初のCAR-T細胞

Tボディーは，CAR-T細胞（キメラ抗原受容体発現T細胞：chimeric antigen receptor T cell，キメラとは，ギリシャ神話に登場する翼をもつ馬ペガサスのように，複数の生物のパーツからできた生物のことを言う）と呼ばれる，がんと戦う新技術の原理実証実験あるいはプロトタイプに相当する大胆なアイディアだ。現在，多くのバイオ企業が，初のFDA認証CAR-T療法の開発をめざして，数十億ドル規模の開発レースを戦っている[訳注]。

原理はこうだ。私たちの体内にある個々のT細胞にはT細胞受容体（「第11章　タック・マック」参照）が備わっている。この受容体はあらゆる異物（抗原という個別の標的を提示しているもの）を認識し，破壊する。例えば，インフルエンザウイルスがあなたの体の細胞に感染して小さなウイルス製造工場に変えてしまったときには，適切な教育を受けたT細胞がこれらの感染細胞を見つけてストップをかけることができる。「適切な教育」とは，T細胞が病原体由来の抗原に出会ったときや，インフルエンザの予防接種で注射された抗原に出会ったときに起こり，T細胞は抗原を見ることができる受容体を使ってそれを学ぶ。この訓練の成果（あなたの体に悪いものに関するT細胞の記憶）は非常に効果的で，一生続くこともある。

訳注：2017年8月，FDAはノバルティスのCAR-T薬「キムリア」を，子どもと若年成人の急性リンパ性白血病の治療薬として承認した。さらに，同年10月にはギリアド・サイエンス社のCAR-T薬「イエスカルタ」を，びまん性大細胞型B細胞リンパ腫の治療薬として承認した。

それではなぜ，がんは私たちの命を奪うのだろう？　それはがんが外来のものではないからだ。がんは私たちの一部であり，免疫系が健康な細胞とがん細胞の違いを分子レベルで識別するのは困難であるからだ。また，ほかの章でも述べたように，がん細胞は反撃してくる。

エシュハーがT細胞受容体の構成要素（T細胞の部品のうち，何を攻撃するべきかを教える部分）を調べていたとき，T細胞受容体の成り立ちと機能が多くの点で抗体と似ていることに気づいた。免疫系のB細胞によって作られる抗体も，1つの個別の異常（抗原）を追いかけるようにデザインされていて，抗原と結合して，それを破壊するように合図をする。例えば，インフルエンザの予防注射の目的には，T細胞の反応を準備させるだけでなく，B細胞によるインフルエンザ特異的な抗体の産生を誘導することも含まれている。

抗体とT細胞受容体の構造のおもな違いは，B細胞が抗体を産生して分泌するのに対し，T細胞受容体はT細胞の細胞膜にしっかり組み込まれていることだ。

「単純なことなのです」とエシュハーは言う（彼は，おそらく複雑なことについて，しばしばこう言う）。「T細胞受容体は抗原を認識します。だから私は，抗体もT細胞受容体も同じ遺伝子ファミリーに属し，同じサブユニットからなり，同じ規則に従っていると言ったのです。そこでこう考えるのです。ごく単純なことです。T細胞の可変領域を抗体と置き換えようとね」。そうすれば，選択した任意の敵に対して，もっと正確に狙いを定めるシステムができる。こうして1985年頃にTボディーができた。

この研究のきっかけは，T細胞の破壊活動をほかのものに向けられるかどうかを調べていたことだった。T細胞をがんに向かわせるというアイディアはあとから来た。「腫瘍に対して抗体を使えるのを知っていたことで，ひらめきの瞬間が訪れました」とエシュハーは言う。実際，まさにその仕事をする抗体ベースの薬物がいくつも市場に出ている（ある種の血液のがんに非常によく効くリツキシマブは，その一例だ）。エシュハーは，T細胞受容体のパーツを抗体のパーツと置き換えることで，がん細胞の抗原を認識できないというT細胞受容体の欠点を克服できるかもしれないと気づいた。役に立たないT細胞受容体の先端を切り落とし，代わりに腫瘍抗原を標的とする抗体をくっつけるのだ。

> 「腫瘍に対して抗体を使えるのを知っていたことで，ひらめきの瞬間が訪れました」

これはT細胞受容体の遺伝子改変を伴う高度な科学で，1985年の時点では，考えるだけでも頭痛がしてくるようなことだった。ジーリグ・エシュハー以外の人間にとっては。しかし，エシュハーにとっては「すべての構成要素がわかっていたので……あとはもうレゴのようなものでした。組み立てていけばよいのです。簡単でした」。

恩師について

「私の恩師はマイケル・セラでした。彼は，よいプロジェクトを素直に面白がってくれました。優秀な弟子にはあらゆる自由を与えました。私は，自分が何をしているのか，自分でもよくわかっていませんでした。それでも彼は私にやらせてくれました。彼は良き師でした」。

しかし，すべての指導者とうまく付き合えたわけではなかった。ハーバード大学のPI（主任研究員）だったベナセラフとは，あまり良い関係を築くことができず，互いにケンカ腰だったとさえ言えた。職業上の配慮から詳しくは言わないが，ことあるごとに対立していたとだけ言っておこう。相性が悪かったのだ。エシュハーは必要に応じて彼を避け，仕事が終わるとすぐに出ていった。

もう1人の指導者には絶望の淵に沈められたが，エシュハーは逆境から収穫を得ることができた。問題の指導者（ここでも職業上の配慮から匿名とする）は，訓練中のエシュハーを置いてサバティカル休暇に出かけてしまい，彼を闇夜に突き落とした。「私は『神様，これからどうすればよいのでしょう？』とつぶやきました。わからなかったからです。自分がこれに向いているのかどうか……それなのに後ろ盾がいなくなってしまったのです」。エシュハーは自分のパニック状態を利用する方法を見いだした。必要なものを自力でかき集めたのだ。彼はある手法を習得することで自分のプロジェクトに挑もうとした。そのプロジェクトはポリリン酸顆粒の性質を調べることであり，彼が身につけたのは極小の物質を画像化する電子顕微鏡技術だった。

「私は電子顕微鏡をもっている人を見つけました」。それからポリリン酸顆粒を識別する方法を研究し，電子顕微鏡の使い方を習得した。「同時に，私はその研究室の全員と友人になり，彼らに質問をしては助けてもらうようになりました。指導者が戻ってこないことを知ったときには，もう気にしていませんでした。あの経験が私に自立した人間になることを教えてくれたと思っています」。

***

後注：ここで紹介できる承認薬はない。エシュハーによるCAR-T細胞の研究は重要な原理実証実験ではあったが，臨床的には効果を生じなかった。レゴでさえ，必要な部品が揃っていなければ組み立てるのは難しい。エシュハーの研究には，まだ足りないピースがあった（「第16章　カール・ジューン」参照）。

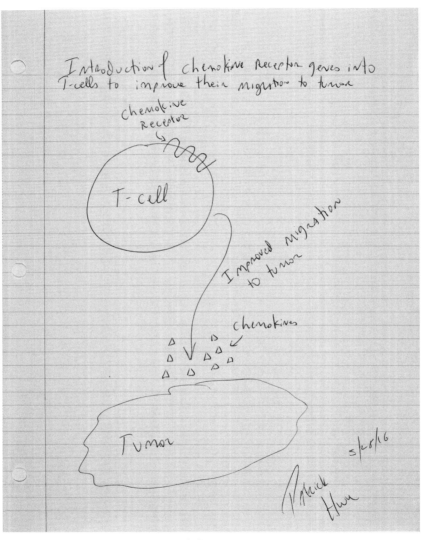

パトリック・フー
『Tを微調整』

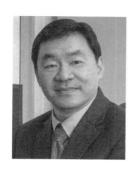

第15章
パトリック・フー (M.D.)
テキサス大学MDアンダーソンがんセンター（テキサス州ヒューストン）
がん内科学部門長

CAR-T療法の固形がんへの応用に挑戦

「汚物でも注入してみたら？」

——P・フーの同僚の化学療法医の言葉

　パトリック・フー（Patrick Hwu）は1963年に，セントオルバンズという誰も知らないような街に生まれた。近くにはチャールストンという主要都市があるが，これも読者諸氏が思い浮かべるサウスカロライナ州の都市ではなく，ウエストバージニア州の都市だ。おまけに，ウエストバージニア州自体もその存在について不確実性を抱えている。

　「みんな，ウエストバージニアが州であることさえ知らないのです」とフーは言う。「バージニア州西部のことだと思っていて，そこにチャールストンという都市があることなど，もちろん知りません」。実はチャールストンはウエストバージニア州の州都なのだが。そしてセントオルバンズだって？　気にすることはない。「私はウエストバージニア州南部の誰も知らないような街の出身だと言ってもらえば，それで十分です」。

＊＊＊

　パトリック・フー医師は，ウエストバージニア州の，誰も知らないような街に生まれた。このことは，彼の民族的特性とあいまって，その成長過程を人とは少々違ったものにした。「成長するにはとても良い場所でしたが，おそらく私は，当時のウエストバージニア州で唯一のアジア系の少年だったのではないでしょうか」。

　そのアジア系の少年は，大人になったら何になろうと思っていたか？

　「高校生の頃は，法律家か，ジャーナリストか，医師になろうと考えていました」。リラックスして椅子に体をあずけたフーは，ニアミスしたキャリアを思って気だるげに言った。「高校の学校新聞の編集をしていました。『チャールストン・ガゼット』紙のインターンシップも少

左の図中から抜粋：T細胞が腫瘍にたどり着けるようにケモカイン受容体遺伝子を導入 (introduction of chemokine receptor genes to T cells to improve their migration to tumor)，ケモカイン受容体 (chemokine receptor)，T細胞 (T cell)，腫瘍にたどりつきやすくなる (improved migration to tumor)

しやりました。こまごました記事を書いていました」。日刊紙の記事の執筆で鍛えられたフー少年は，AP通信の文体を身につけ，自分の署名入り記事の切り抜きという勲章も手にした。

「本当に小さい切り抜きですがね」。物書きにとっては，このような形でときどき認められるのは嬉しいことだが，フー少年は自分の中に芽生えたスキルをどのように活用するべきか迷っていた。新聞記者たちに自分の将来について相談すると，みんな親身になって考えてくれた。「ほかの記者たちにジャーナリズムか医学の道に進もうと考えていると言うと，『ジャーナリズムはやめておけ』と言われました。それが満場一致だったので，私は医師になりました」。

ドクター・フー

医師になることに決めたフーはリーハイ大学からペンシルベニア医科大学に進み，ジョンズ・ホプキンズ大学でのレジデンシーを経て，米国国立がん研究所（NCI）に来た。

「私はNCIの腫瘍学講座に特別研究生として短期間在籍しました」とフーは言う。しかし，NCIではPh.D.を取得することを真剣に考えたという。彼の主な関心は研究することにあったからだ。「最終的に医師の資格を取ることにしたのは，そうすれば研究室で研究しながら患者を診ることができるからです」。がん免疫学の研究をすることはもう決めていた。

「面白いアイディアで，うまくいくだろうと思いました」とフーは言う。実際，私たちの免疫系はがん以外の病気のほとんどを撃退しているし，しばしば医薬品よりはるかに効率が良いからだ。「計算してみれば，人類がワクチン（免疫療法の一種）を使って防いだ感染症や死の件数は，抗生物質によって防いだ件数よりも多いはずです」。

当時，彼の関心分野を学ぶのに最善の方法は，免疫腫瘍学分野の大家の1人，NCIのスティーヴ・ローゼンバーグ（第13章）のもとで訓練を受けることだった。がん免疫学におけるローゼンバーグの広範な実績は，彼が理想的な師であることを示していた。ローゼンバーグを導き手とし，免疫系を道具にして，がんを治せば良いではないか？

恩師について

がん免疫学研究者の経歴を語る際に最も頻繁に登場する人物は，故ロイド・オールドと，NCIの外科部門長として今も活躍しているスティーヴ・ローゼンバーグの2人である。「スティーヴは，免疫系を利用してがんを攻撃する研究に取り組む精鋭チームをもっていました。彼の行動のすべてが，がんを治すという目標だけに向けられていました」とフーは言う。そんなローゼンバーグの姿はフーに非常に大きな影響を及ぼした。

ローゼンバーグの目標はがんを治すことにあり，研究室の名声や，そこで訓練を受ける研究者のキャリアアップは二の次だった。目標達成の鍵は厳格な人材管理にあった。「人間関係の問題はあちこちにありましたし，その他の問題もありましたが，スティーヴは全員にがんを治すという目標を考えさせていました」とフーは回想する。ローゼンバーグは，チームの長所と短所の両方をそのまま受け入れることで，これを実現していた。「彼は多種多様な研究者を一緒に研究させることで，一人一人に自分の強みを自覚させました」。こうすることで，一人一人が卓越した研究者となり，グループ全体も比類なきものとなったが，そうしたすべての恩恵は科学のためだった。

研究室の発見について報告するときでさえ，がんを治すという目標が優先された。科学界では，ある意味危険なことだった。研究論文を出版するというプレッシャーは非常に大きいからである。研究者は，しかるべきジャーナルにしかるべき論文を発表することで初めて終身在職権を得て，次の研究助成金を確保することができる。「スティーヴの科学のハードルは非常に高いのです」とフーは言う。「とてもはっきりしています。彼は常に，発表前にすべてが厳密に正しいことを確認していました。そのために一番乗りになりそこねてしまうことも厭いませんでした」。

フーがNCIで学んだ教訓は，現在，MDアンダーソンの彼の研究室で実践されている。何よりも大切なのは，目標から目を逸らさずに，ほかの研究者との協力関係を活かすことだ。ドアを設けないという方針もある。「スティーヴは個々の研究室に，そこに入ってドアに鍵をかけ，『ここは私の研究室だ。これは私の研究室の実験装置だ』と言うことを許しませんでした。スティーヴの研究室と同様，私たちの研究室もいわゆる『大きい研究室』です。全員が協力して研究を行い，全員でものを共有します」。

知識や研究ツールの共有はフー研究室の中核をなす原則だが，たえず補強する必要がある。「今朝も，この点についてグループと話し合いをしました」と彼は言う。あるポスドクが学会で研究成果を発表することになっているのだが，模倣者に出し抜かれることを恐れて，いくつかの重要な詳細を発表することを渋っていたのだ。「私は彼に，その場にいた全員に，私のグループの全員に向けてこう言いました。『話しなさい。発表してきなさい。誰かが君を出し抜いて最初にがんを治してくれれば，それはすばらしいことだ。私たちがこれだけ大きくリードしているときにほかの研究者に出し抜かれたとしたら，それは私たちの恥なのだ。守りに入ってはいけない。発表してきなさい。私はそのことをスティーヴから学んだ』とね」。

「与えよ，さらば与えられん」の一般的な人生観をもっていないと，こんなことは言えないだろう。「あなたがオープンになれば，パイは大きくなり，全員に十分行き渡ります」とフーは言う。出し抜かれることを恐れる秘密主義の科学者たちは，「たいして社会の役に立っていないのです」。

研究助成金については？ 助成金を確保するために，研究の秘密を守る必要はないの

か？ 自分たちの発見や技術についてオープンな研究者ほど競争力が高いというのがフーの実感だ。「彼らは，はるかに多くの相互作用と伝達手段をもっています」。基本的に，オープンに協力し合うネットワークのほうが，より大きく広がるものだ。

その一例が，NCIのニック・レスティフォ（Nick Restifo，現在もNCIに所属している）とウィレム・オヴァウィック（Willem Overwijk，現在はMDアンダーソンに所属している）が開発した，いわゆるpmelマウスという実験動物である。このマウスは，ヒトの悪性黒色腫を認識できる非常に特殊な免疫系をもつ。レスティフォとオヴァウィックにマウスを共有する義務はなかったので，自分たちの研究室専用の（非常に便利な）研究ツールとすることもできたはずだが，彼らはマウスを惜しげもなく分け与えた。「誰にでもマウスを分けていました」とフーは言う。「新しいpmelモデルマウスを使った彼らの最初の論文が出たのは，それから2年以上してからでした。けれども，そのことは彼らの不利になるどころか，むしろ役に立ちました。十分多く配布されたことで，pmelマウスは，ほとんど誰もが使用する標準的なマウスモデルになったからです」。

フーはこのアプローチを説くだけでなく，みずから実践している。「2000年頃に私たちのグループでIL-21を使ったがんの治療に関する論文を出版したとき，私はそのプラスミドを欲しがる研究者全員にそれを送付しました。うちのポスドクたちは，私を殺したいと思ったでしょう。結果的には大丈夫でしたが，ほとんど出し抜かれかけたからです。けれどもここでも，私たちが出し抜かれたとしたら，それは私たちの恥なのです。ですから私たちは，求める人たちにそれを送り，協力し，共有するのです。それが社会の動きを速くします。忘れてはいけません。私たちが叩くべきものは，がんなのです」。

TILと意外な結末

フーは1989年にスティーヴ・ローゼンバーグの研究室に入った。研究室では当時，IL-2という薬物を研究していたが，細胞ベースの治療法にも注目し，腫瘍浸潤リンパ球（tumor-infiltrating lymphocyte：TIL）の研究も進めていた。TILは，腫瘍を攻撃するために浸潤するT細胞である。問題は，TILが腫瘍細胞に浸潤すると，腫瘍細胞がPD-L1やIL-10などのシグナルを発して，T細胞に攻撃を止めておとなしくしているように命じてしまうことだった。悲惨なことになるのは，そのせいだ。ローゼンバーグやフーらは，TILを探し出し，抽出し，刺激して，再び働かせようとした。

治療プログラムを簡単に説明すると，活動できなくなったTILをがん患者から取り出し，なんらかの方法で刺激し，培養皿の中で数十億個になるまで増殖させ，それを患者の体内に戻すことになる。ポイントは，腫瘍からくるネガティブなシグナルを物理的に圧倒することにあった。

まずは基礎を理解すること，TILを生かしておくことだ。「私が研究室で最初に取り組んだのは，このTIL細胞をマークしてどのくらい生きているかを確認するプロジェクトでした」。T細胞を治療に用いるつもりなら，その生存期間を知っている必要がある。錠剤なら疲弊したり死んだりすることはないが，T細胞ではそれがあるからだ。サンプル中の生き残ったT細胞を検出するため，フーはネオマイシン・ホスホトランスフェラーゼという酵素をコードする遺伝子をT細胞に挿入した。この遺伝子が導入されたT細胞はネオマイシンという薬物で死ななくなるので，遺伝子導入されたT細胞だけを選別することができる。次の実験では，形質導入したTIL細胞を被験者やマウスに注入し，数日から数週間後にそこからサンプルとなる細胞を採取し，サンプルにネオマイシンを投与して，死ななかったT細胞を探した。「T細胞は体内でどのくらい生きていたと思いますか？」とフーは言う。「わずか3週間です」。ふつうのT細胞は何年も生きているが，TILは3週間しか生きられないのだ。だとしたらTIL療法がうまくいかなかったのも不思議ではない。移植されたT細胞は，働きはじめる前に死んでいたのだ。

TILが働かなくなる機構的理由はいくつかあったが，最も一般的には，リンパ球がある場所が混みすぎていて，その群集が全体としてTILを歓迎していないことが挙げられる。「それが本当に物理的なスペースの問題なのか，それ以外の問題なのか，いまだに確定していません」とフーは言う。

フーらは，TILが機能できるまで生き残る可能性を高めるため，幹細胞移植分野の技術を借用した。その調節法では，リンパ腫や白血病などのがんを発生させた患者の既存の免疫系を破壊してから，健康な幹細胞と置き換えて，患者の全身の免疫系を再編させる。

あるリンパ球枯渇法では，化学療法薬のフルダラビンとシクロホスファミド（flu/cy）が使われた。理論的には，この手法をTILに借用することは理にかなっているように思われたが，フーは深刻な懸念をもっていた。「私はグループで唯一の腫瘍内科医で，ほかのメンバーは外科医でした。過去にたくさんの化学療法を行った経験のある唯一のメンバーとして，私は，flu/cyが本当に恐ろしく，その毒性は非常に強いだろうと考えていました……それでも試さなければなりませんでした」。彼の患者たちは死に瀕していて，何かをしなければならなかったからだ。

「ところが，患者たちはflu/cyによく耐えました」。TIL療法では，T細胞を増やすために，それ自体も強い毒性をもつIL-2という増殖因子を使うのだが，flu/cyリンパ球枯渇法を受けた患者に対しては毒性が弱かったのだ。「現在は，実際の毒性の源であるCD4細胞を大幅に減少させたからではないかと理解しています」。IL-2はCD4細胞の活性を危険なほど高め，この細胞を，訓練された番犬から獰猛なピットブルへと変える。だがリンパ球枯渇法は，このCD4減少させるのだ。さらに，リンパ球枯渇法は，制御性T細胞（Treg，「第20章　坂口志文」参照）や骨髄由来抑制細胞（MDSC，「第23章　ドミトリー・ガブリロヴィッチ」参照）

など，T細胞抑制活性をもつタイプの細胞を死滅させた。

「患者は本当によくなっていきました」。フーは考えを改める必要があった。「TILの研究を始めた当初は，この手法はうまくいかないだろうと考えていました。3週間はよく働いても，TILが死んだら腫瘍は再発するだろうと思っていたのです。ところがflu/cyをやってみると，思いがけない発見がありました。それ以来，TIL療法はすばらしい治療法だと考えるようになりました」とフーは言い，「現在，リンパ球枯渇法はあらゆる養子細胞療法のプロトコルに用いられています」と付け加える。

CARの話

TIL養子細胞療法は今日もなお研究の途上にあるが，フーが上述の研究をしていた頃は，TIL療法の実施ははるかに困難だった。TILを増殖させるのは困難で，生かしておくのも難しく，(当時は)悪性黒色腫以外の腫瘍の治療には使えなかった。「T細胞療法が悪性黒色腫に効くことはわかりましたが，なぜほかの種類のがんに効かないのかはわかりませんでした」。

フーによるTILの研究は，T細胞技術の次の段階の問題解決を容易にした。それは，キメラ抗原受容体発現T細胞 (CAR-T細胞) である。「私がフェローになって最初に取り組んだプロジェクトは，腫瘍壊死因子(TNF)*遺伝子をTIL細胞に入れて，TILを腫瘍のある部位まで移動させ，そこでTNFを分泌させることでした」とフーは言う。しかし研究はなかなか進まなかった。リンパ球はほかの種類の細胞に比べて外来遺伝子を発現しにくく，このプロセスの成功率を押し上げるハイテクの選択肢はほとんどなかった。「これは大昔の話で，すばらしいベクター*系も何もありませんでした。当時は，リンパ球への形質導入は本当にたいへんだったのです」。

結局，フーのTNF研究は治療の役には立たなかったが貴重な情報をもた

腫瘍壊死因子(tumor necrosis factor：TNF)：免疫細胞があらゆる場所に同時に存在することは不可能だ。それには体が大きすぎるし，細胞は小さすぎる。この欠点を補うため，免疫系は「侵入者を見つけて警報を出す」分子を利用している。これらの分子は，サイトカインと呼ばれる分子ファミリーに属している。個々の免疫細胞が，ウイルス，細菌，がん細胞などの悪者に出くわしたときに，脅威の存在について免疫系全体に注意を促すために放出するサイトカインの1つがTNFだ。あいにく，TNFが急激に放出されると，敗血症性ショックや臓器の深刻な損傷を生じるほか，場合によっては死に至ることもある。さらに，TNFによる不適切なシグナルは，乾癬，関節リウマチ，強直性脊椎炎など，多くの自己免疫疾患と関連している。これらの疾患と戦うエタネルセプトなどの薬物は，TNFの活性を妨げるようにデザインされている。がんを破壊する反面，自己免疫を助長するTNFは，諸刃の剣であると言え，生物学者たちの関心を集めている。

第15章　CAR-T療法の固形がんへの応用に挑戦　**157**

> ベクター（vector）：ベクターは，遺伝子を構成
> する指示（DNAまたはRNA）を載せた，生物学
> のシャトルバスのようなものだと思ってほし
> い。遺伝子は別の細胞で降ろされ，そこで
> 使用される。フーの初期の実験では，遺伝
> 子を運ぶのに利用できた唯一のシャトルバス
> は，新品のカウチを運ぶために友達から
> 借りたおんぼろのミニバンのようなものだっ
> た。つまり，あまりきれいではなく，スペース
> もなく，危なっかしかった。

らし，研究室はほかの研究に目を向けるようになった。その頃には，フーはT細胞に新しい遺伝子を入れる技術にすっかり熟練していて，彼の技術は，CAR界のヘンリー・フォードとも言えるジーリグ・エシュハー（第14章）と共同で挑んでいた，次の段階のCARレースを乗り越えるのに欠かせないものとなった。

　「ジーリグは，CARプロジェクトで私たちと共同研究をしていました。彼は，TNP（トリニトロフェニル）というモデル抗原を使って最初のCARを作りました」とフーは言う。研究の目的は，まずは，T細胞が発現する遺伝子改変CARが本当にその標的を認識できるか確認することにあった。実験では，正常な哺乳類細胞（内因性の菌類のペプチドをもたない細胞）にTNP遺伝子をくっつけて，CARがそれを認識できるかを調べた。その結果，実際に認識できることが確認された。こうした実験は「原理実証実験」と呼ばれ，彼らの実験により，CARは操縦できるという原理が証明された。次のステップは，治療が行われる目的地（腫瘍のある場所など）まで運転していくことだった。

　「私はジーリグのグループと共同研究を始めました。彼らは，初代培養T細胞に遺伝子を導入するところで苦労していました」とフーは言う。彼にとって，それは意外ではなかった。エシュハー博士が使っていた実験用細胞系は，ジャーカット細胞という不死化T細胞[*]であり，本質的に形質導入された遺伝子を安定して発現することが容易だ。一方，正常なT細胞はそうではない。「実際，難しい操作だったのですが，私はTNFプロジェクトの経験からそれが得意だったので，彼と協力してCARをT細胞に発現させました」。

　フーと共同研究者たちは，遺伝子改変技術を用いて，乳がん，結腸がん，卵巣がんという3種類のがんを標的とする

> 不死化細胞系（immortalized cell line）：正常な
> 細胞は，ある程度の回数細胞分裂をすると
> 増殖を停止する。不死化細胞系は，永遠に
> 増殖し続けるように科学的に操作された細
> 胞系である。今日の研究室では，何年も前
> に死亡した人から得られた細胞が使われて
> いる。こうした細胞系のなかで最も有名なの
> は，ヘンリエッタ・ラックス（Henrietta Lacks）と
> いう女性の子宮頸がんに由来するヒーラ細
> 胞（HeLa cell）である。彼女は1951年に死去
> したが，その細胞は今も何兆個も生きてい
> て，世界中で実験に役立っている。

CARを作成した。続いて，これらのターゲティング系を，悪性黒色腫を標的とすることがわかっているTIL，つまり，活性化することがわかっている種類のT細胞の集団に組み込んだ。単純に，ハンドルを付け替えたのだ。

「卵巣がんを標的とするものは, 本当にうまくいきました」とフーは言う。「なぜあれが働いて, ほかのものがだめだったのかはわかりません。私たちは分子や橋やスペーサー領域はたいしていじりませんでした。親和性はあったかもしれません。よくわかりません。ただ, 悪性黒色腫のTILが卵巣がん細胞を溶解させたことは明らかで, そこは本当に驚きました」。

それは科学者たちの共同研究が実らせた甘い果実だった。フーは,「私たちはすばらしいチームを作りました」と回想する。「ジーリグは実に聡明な人物です……CARの概念の全体を提案しました」。ただ, そのときにはすでにがん免疫分野の競争はヒートアップしていた。「多くのグループが挑戦していました。競争は非常に激しく, 私の協力がなかったら, もしかすると……とは思います」。フーの協力への報酬は, CAR分野の画期的な論文の筆頭著者という形で支払われた (Hwu P, et al., *J Exp Med* 1993;178:361)。この1993年の論文は, がん免疫療法にCARを用いる研究の一里塚だった。フーらは細胞に, 生きたT細胞に, どこに行って, 何を殺せばよいかを指示し, T細胞はそのとおりにした。それは, 免疫系にてこ入れするという偉大なアイディアから生まれた快挙だった。

「実際, 非常に魅力的なアイディアです」とフーは言う。「患者たちはこの治療法が大好きで, そのコンセプトを大いに気に入っています。彼らは, 化学療法は毒で, 免疫系を利用してがんと戦うのは自然なことだと考えているからです」。多くのがん患者は, 自分の体を制御できないことに恐怖を感じ, 無力感にさいなまれ, 哀れな受け身の存在になってしまったと苦しんでいる。免疫療法は, がんとの戦いに貢献する機会を患者本人に与えることにより, こうした感情をひっくり返すことができるのだ。

称賛と嘲笑

CAR-T細胞療法の実用化までには, まだまだ多くの研究が必要だ。卵巣がんを標的とするCAR-T細胞が安全で有効であることは証明されたが, 実際に患者を救うことはできなかった。理由の1つは, 細胞が腫瘍に向かう途中で迷子になってしまうように見えることだった。「だから私たちは, ケモカイン受容体法など, ほかのアプローチに乗り換えたのです」とフーは言う。

わかったのは, T細胞に任意のCARを装備するだけでは不十分であることだった。T細胞に効果的に標的を攻撃させるためには, なるべく標的の近くに送り込まなければならない。健康な人では, これはケモカイン (chemokine,「動作」を意味するギリシャ語 "Kinesis" にもとづく) の放出によって達成される。ケモカインは, T細胞が目指すべき方向を大まかに示す「パンくず」のようなもので, T細胞はこのシグナルをたどって目的地に到達する。ケモカインは, 感染や破片や腫瘍によって体内の平衡が乱されたときに, ある種の細胞によって放出される。

第15章　ＣＡＲ-Ｔ療法の固形がんへの応用に挑戦　　159

　問題は，フーが作りだした細胞に，この「パンくず」が見えていないらしいことだった。「高度に訓練した兵士がいても，送り込む戦場を間違えれば，なんの役にも立ちません」。そこでフーは，遺伝子操作によりＴ細胞に「パンくず読み取り装置」とも言えるケモカイン受容体をもたせようとした。本書の執筆時点で，この取り組みは順調に進んでいる。「私たちのクリニックでは，このアプローチで数人の患者を治療しました。この治療法がうまくいけば，TIL療法，CAR療法，TCR導入細胞療法などに幅広く応用できるでしょう」。

　今後の話はさておき，フーが最初の論文を発表した頃には，臨床医学のより広い世界の中でＣＡＲや免疫療法全般の展望に興味をもつ人は少なかった。資金は乏しく，成果を発表し，知見を広め，懐疑派と戦う機会もほとんどなかった。フーは当時を振り返り，「学会では，私たちのセッションはいつもいちばん小規模でした」と語る。あるセッションでは，教室ほどの大きさの部屋を割り当てられた。「ドルー・パードル(第8章)がいました。私とドルーとデイヴ・カルボーネ(Dave Carbone, オハイオ州立医療センター所属)とあと数人が，小さな教室で免疫学のセッションをしました」。悲しいことに，彼らにはこの小さなスペースで十分だった。セッションの数少ない講演者の顔ぶれはいつも同じで，ほとんどいない聴衆の顔ぶれも同じだった。免疫療法のポスターセッションには，ポスター会場の中で最も暗く，うすら寒く，狭い一画があてがわれた。

　「私たちは多くの人に無視されていました。バイオテクノロジー系の人々だけでなく，腫瘍学の世界の主流派である化学療法医からも相手にされていませんでした。『君たちはまだそんな研究をしているのか？ 本当に？ 汚物でも注入してみたら？』という調子でした。本当です」。それから何年もたった今になっても，フーは鮮明な記憶を振り払おうとするようにかぶりを振る。「彼らには，私たちが見ていたものが見えていませんでした」。

　フーらが見ていたのは，生きているはずのないときに生きている患者たちだった。彼らの体内で持続的に起きている反応だった。全員ではなく一部の患者にしか見られなかったが，従来の治療法で，これだけの効果が生じたことはなか

> 「彼らには，私たちが見ていたものが見えていませんでした」

った。「私のクリニックに来る人が何を望んでいるか，考えてみてください」とフーは言う。「彼らは生存期間中央値の3カ月の延長など求めていません。『私の生存期間中央値を3カ月伸ばしてください』などと頼み込んでくる患者など1人もいません」。ところが，薬物が承認されるためには，(現在の標準治療に比べて)3カ月長く生きられるだけで十分なのだ。「ランダム化比較試験で標準治療より少しだけ良い成績をおさめられれば，やがて全員が死んでしまっても，偉大なASCO (American Society of Clinical Oncology: 米国臨床腫瘍学会)で発表できるのです」。これに対してフーは，数カ月どころか数年も長生きする患者を見ていた。「自分たちは何かをつかんだという手応えが，私たちに自信を与えてくれました」。

闇 夜 と 光 明

　自分の正しさを知る人は，ときに孤独だ。自分の正しさを証明しようとする人は，さらに孤独になる。「研究者であるということは，基本的に，躁状態と鬱状態を行き来するようなものです」とフーは言う。とはいえ彼は，いつ会っても，少々疲れるがとても良い休暇から帰ってきたばかりの人のように見える。「実験は，うまくいくことも，失敗することも，もっと悪いことに，最初はうまくいっていたのに，次からうまくいかなくなることもあります」。

　彼がこのことを痛感したのは，T細胞にCARを発現させられなくて苦心していたときのことだった。「TIL細胞ではできていましたが，私は力価(濃度)を上げることとT細胞に遺伝子を入れることに苦労していました」。最高のベクターをもってしても，CARが導入できる頻度は低すぎて発現を検出することさえできなかった。

　「私は当時，すっかり失望し，落ち込んで，これはうまくいかないだろうと思っていました」。しかし，研究室の士気の高さが彼を実験台につなぎとめた。「私たちは互いに励まし合いました。スティーヴに励まされたこともありました。『君にならできる。君はそういう男だ。君はやり遂げるよ』とね。おかげで私は，『そうだ，私にはできる』と思うことができました。この記憶は鮮烈で，彼に大切な教訓を与えた。「リーダーシップの一部は，スタッフが自分自身を信じられるようになる前から，スタッフのことを信じることにあるのです」。自分が見ているものが彼らにも見えるように手を貸すこと。耳を傾けること。手を取ること。1人でできる人間などいないのだ。

バンドを組もう

　今回，パトリック・フーの人となりについて私が知ったことが3つある。ウエストバージニア州のどこだかよくわからない場所の出身であること，才能に恵まれた科学者であること，バンドを組んでいることだ。彼は，一流の免疫療法研究者からなるロックとブルースのバンド「ザ・チェックポインツ」のメンバーだ。

　「以前，ASCOの会場でトム・ガジュースキー(第24章)と話していたときに，レスポールのほとんど同じギターをもっていることがわかったのです。2人とも音楽が好きだったので，みんなで演奏しようということになりました」。フーは仲間に連絡して，次の学会では演奏できる楽器をなんでもいいから持ってくるように言った。彼らは楽器を持ってきた。トロンボーンを持って来た人もいた。「楽しかったのですが，音楽的にはひどいものでした。そこで，トムと私は，もう少し整理しようと考えました。ジム(第1章)がハーモニカを吹くことを知っていたので(彼が研修会などでNIHに来たときにはよく一緒に演奏していました)，ジムに入ってもらいました。それからASCOのエスカレーターで，レイチェル・ハンフリー(Rachel Humphrey,

以前はBMSに所属していたが，現在はサイトミクス・セラピューティクスの最高医務責任者である）に
『私，歌えるわよ』と声をかけられました。彼女は長年の知り合いで，一緒にレジデントを過
ごした仲です。内心，『彼女が歌える？ そんなこと知らなかったぞ』とは思ったのですが，そ
れなら一緒にやろうと答えました。最初の練習はミルウォーキーのタラ・ウィジントン（Tara
Withingtcn）のオフィスで，そこからすべてが始まりました」。

　ウィスコンシン州ミルウォーキーの免疫療法学会のオフィスで始まったバンドは，最近で
は，シカゴのハウス・オブ・ブルースでコンサートを開き，チケットが完売するまでに成長した。

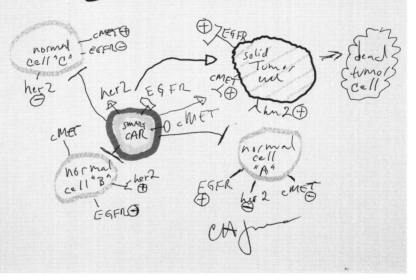

カール・ジューン
『スマートCAR』

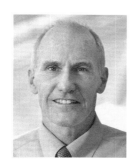

第16章

カール・ジューン (M.D.) 海軍大佐 (退役)
ペンシルベニア大学(ペンシルベニア州フィラデルフィア)ペレルマン医学大学院
アブラムソンがんセンター,トランスレーショナル・リサーチ・プログラム長

CAR-T療法で白血病を治療

「私が得た教訓は,T細胞は白血病よりも速く人を殺せるということでした」

―― C・ジューン

　カール・ジューン (Carl June) は1953年にコロラド州ゴールデンに生まれた。雄大なロッキー山脈の一部をなすフロントレンジのふもとの牧歌的な地域で,強い子ども(ジューン)と弱いビール(クアーズ)を育てるのに絶好の土地だった。

　ジューンの科学への目覚めは早かった。彼の父親は化学者を志してゴールデンのコロラド鉱山大学で学んだ後,朝鮮戦争の際に軍務としてメリーランド州にあるアバディーン性能試験場でマスタードガス[注]の研究に従事した。「父の腕には傷跡がありました。ナイトロジェンマスタードの作用を示すために自分で塗布したそうです」とジューンは言う。

　朝鮮戦争後,ジューン家はカリフォルニア州エメリーヴィルに引っ越した。父親はそこで,石油会社シェルの研究センターであるシェル・ディベロップメントの化学エンジニアとして働いた。不思議な巡り合わせで,この施設は後年,シータス・コーポレーション (Cetus Corporation) というバイオ企業に買い取られた。シータスは,米国国立衛生研究所 (NIH) のスティーヴ・ローゼンバーグ博士(第13章参照)が考案したIL-2療法のためにIL-2の医薬品化を進め,がん免疫療法という分野が始まるきっかけを作った会社だ。

　「そういうわけで,私はエメリーヴィルで成長し,父はシェル・ディベロップメントで化学エンジニアとして働きました。1971年,私はスタンフォード大学の合格通知を受け取りました。家族は全員エンジニアだったので,自分もエンジニアになるつもりでした」。悪くないアイディアだったが,実現はしなかった。タイミングが悪かったのだ。ベトナム戦争はまだ続いてい

左の図中から抜粋:正常細胞C (nomal cell, "C"),正常細胞B (nomal cell, "B"),正常細胞A (nomal cell, "A"),固形腫瘍細胞 (solid tumor cell),死んだ腫瘍細胞 (dead tumor cell)
注:ナイトロジェンマスタードガスは,遅効性で,激しい苦痛を伴う,恐ろしい死をもたらす薬物だ。第一次世界大戦では三国同盟と三国協商の両方に広く使用された。ところがその後,ナイトロジェンマスタード化合物はリンパ腫の治療薬として有効であることが明らかになり,今日も使用されている。かつて多くの人の命を奪った武器が,命を救う道具になったのだ。

た。「当時，徴兵は抽選で決まりました。すべての誕生日に抽選で番号が割り当てられ，この番号の順に，同じ誕生日の青年が徴兵されるのです」とジューン。「私の誕生日は50番でした」。

信じられないことだが，毎年行われる抽選会はクイズ番組のようにテレビ中継されていた。徴兵される18〜24歳の視聴率は当然ながら高かった。1971年にジューンの誕生日に割り当てられた番号は50番と比較的早く，彼が徴兵される運命にあることを意味していた。

「その年は，カナダに移住した人と身体的に不適格とされた人を除き，150番ぐらいまでが徴兵されました。私は身体的に適格でした」（ジューンは今でもウルトラマラソンの大会に出場するほど元気である）。ジューンは，徴兵されるのを待たずに海軍兵学校に入学した。「どうせ入隊しなければならないなら，下士官ではなく士官としてベトナムの農村地帯に行きたかったからです」。

海軍を選んだことで，（期待どおり）エンジニアリングへの興味を満たすこともできた。「私にとって，軍隊の最も良い点は原子力潜水艦などに乗れるところにありました。実際に原子力潜水艦に乗り組んで，真珠湾沖で一夏を過ごしたこともあります」。証拠となる傷跡もある。「私は18歳でした」とジューンは言う。彼は熱心で，積極的だった。身長が180センチ以上あるひょろりとした若者で，任務の合間にランニングをする習慣があった。潜水艦内では困った習慣だった。「ランニング中に頭を激しくぶつけて失神したのです」。幸い，潜水艦に乗り組んでいた期間は短く，ジューンの頭がそれ以上傷つくことはなかった。

彼はその後，海軍兵学校の授業で生命科学の学士号を取得し，ヒューストンのベイラー医科大学で医学を学んだ。すべての費用は兵役の延長の約束と引き換えに海軍が支払った。「医科大学を終えたときには海軍に12年の借りがありました」とジューンは言う。つまり，軍医として，海軍が良いと考える仕事をするのだ。最初に割り当てられたのはスイスの世界保健機関（WHO）の研究室での仕事で，それからマラリアとHIVの論文を発表した。

この経験で，彼は自分の性格がわかった。「私は自分が本当に研究が好きなことを知りました」。同時に，患者の世話するのも大好きであることに気づいた。2つの発見をした彼は，ベイラー医科大学に戻って感染症学と腫瘍学をもっと学びたいと考えるようになった。

「もう1つ，予想外の地政学的利点がありました」とジューンは言う。「当時の海軍は，大きな政治的問題を抱えていました」。潜水艦は敵に近いところに配備する必要がある。当時で言えば，ソ連に近い日本海だ。しかし，核兵器を搭載した潜水艦を沖に配備された日本は，事故による被曝が発生した場合の対応策をまとめるよう米国海軍に圧力をかけた。

「そこで海軍は私とほかに2人の医師を「ハッチ」（シアトルのフレッド・ハッチンソンがん研究センター）に派遣し，骨髄移植を学ばせました」。骨髄移植は，重度の放射線障害への唯一の効果的な治療法だ。ほかの2人の医師のうちの1人は，現在メモリアル・スローン・ケタリングがんセンターのセンター長をつとめるクレイグ・トンプソン（Craig Thompson）だった。

政府はこの3人に，メリーランド州ベセスダの海軍病院に移植センターを開設するのに必要な技術とインフラについて学ばせようとした。

しかし，ここで再び政治が邪魔をした。「1989年にベルリンの壁が崩壊し，海軍が核を恐れる必要がなくなったのです」。海軍艦船の隻数は1,200隻から約500隻まで減らされ，骨髄移植ユニットが開設されることはなかった。骨髄移植を受ける患者のために用意された最先端の無菌室は，海軍付き牧師の住居に転用された。

グランドマスターT（細胞）

それでも，シアトルで得た知識は非常に有益で，その経験は忘れられないものとなった。「最初の患者たちがGvHD（移植片対宿主病）で死去するのを見ました」とジューンは言う。「ひどいものでした」。当時は，免疫効果を高めるために，事前にあった以上のT細胞を投与するというプロトコルさえあった。「10人の患者をGvHDで立て続けに死なせてしまいました。そこで私が得た教訓は，T細胞は白血病よりも速く人を殺せるということでした」。

とはいえ，その経験は悲惨なものばかりではなく，貴重な発見もあった。「ラッキーな実験が1つありました」。幸運は，当時開発されたばかりのハイブリドーマ技術によってもたらされた。生きた細胞を利用して抗体を作る技術である。「私が在籍していた研究所は，私にひたすら抗体を作らせようとしました。切手収集のような仕事でした……『この抗体を何個作ってくれ』というような」。それはもちろん元は高度な科学だったが，すぐに誰にでもできる余興のようなものになった。本当に面白い部分は，こうして作った抗体を利用して生物学的機能に関する情報を探り出すところにあった。彼の場合なら，T細胞の機能だ。

ジューンの言う「ラッキーな実験」は，抗体とT細胞とシクロスポリンという薬物を使ったものだった。1983年に使用が承認されたシクロスポリンは，「GvHDの奇跡の治療薬だと考えられていました。ほかの治療薬ほど全身の免疫を抑制せず，T細胞を殺さなかったからです」。T細胞が死んでしまうとがん細胞を排除できなくなってしまうので，シクロスポリンのこの性質は好ましかった。シクロスポリンはT細胞を殺すことなく，T細胞が宿主を攻撃することだけを止めさせた。「ところが，私たちが9.3と呼んでいた抗体の存在下で完全に活性化したT細胞にシクロスポリンを用いたところ，T細胞による攻撃が止まらなかったのです」とジューンは言う。「T細胞はふつうに増殖しました。その後，私たちが9.3と呼んでいた抗体がCD28を標的としていたことが判明しました」。つまり，シクロスポリンはT細胞に退却するように命じたが，CD28受容体を介したシグナル伝達によってT細胞に伝えられた攻撃命令のほうが強かったのだ。ジューンが見つけたのは，ジェームズ・アリソンが発見したCTLA-4（第1章）へのカウンターパンチとなる分子だった。アリソンが見つけたのが"Stop"ボタンなら，ジューンらが見つけたのは"Go"ボタンだった。

「その後，私たちはT細胞を研究するようになりました」。ジューンがこれまでに発表したCD28の生物学的性質に関する論文は100編を超え，その多くが，海軍時代の同僚であり現在は友人であるクレイグ・トンプソンとの共著である。

がんよりHIVが先

べセスダに戻ったジューンはHIV研究に取り組んだ。がんへの興味がなくなったからではなく，資金が得られなかったからだ。「HIVかマラリアの研究でないと資金が出なかったのです」。なぜか？ 連邦政府による資金提供の仕組みがそうなっているからだ。がん研究への資金は米国保健社会福祉省（HHS）から米国国立がん研究所（NCI）に直接支払われていたのに対し，同じベセスダの通りのこちら側にある海軍施設での研究資金は米国国防総省（DOD）から出ていた。そしてDODは，戦闘による負傷か感染症の治療に関する研究を行うように命じていた。ジューンは後者の研究を選び，CD28抗体のこの特性を活かして，T細胞を大量に増殖させることのできる生細胞培養システムの基礎とした。

この革新がもたらした大量の研究素材から，抗CD28抗体とT細胞に関して，HIV感染者の治療に役立ちそうな情報が得られた。「私たちが1990年代に執筆した論文が2編，『サイエンス』に掲載されました。HIV感染者から採取したT細胞の増殖に関する論文です。CD28経路については，本当に興味深い発見がありました」。例えば，T細胞をペトリ皿の底に接着させたCD28抗体に曝露させると，T細胞はHIV感染への抵抗性を示すようになった。逆に，T細胞懸濁液のまわりに可溶性のCD28を数滴たらすと，HIVに感染しやすくなった。ジューンの研究室では，今でもこの現象を研究している。

ジューンが模索したもう1つの治療法は，CD8 T細胞（キラーT細胞）に，HIVの宿主標的であるCD4 T細胞（キラーT細胞をさまざまな方法でサポートしている，いわゆる「ヘルパー」T細胞）を攻撃させることだった。この研究のために，ジューンはCARデザインを利用した。「CARを利用した治療の最初の臨床試験は，がんではなくHIV感染者に対して行われたのですが，多くの人はそのことを知りません」。

ジューンはセル・ジェネシスというバイオ企業と共同で，このアプローチを使った臨床試験を3種類行い，興味深い結果を得た。その結果，彼らの治療法の安全性が証明され，HIV感染者の免疫機能にも改善が見られたものの，効果はあまり大きくなく，プラットフォームが最適化される前にセル・ジェネシス社は手を引いた。「HIVプロテアーゼ阻害薬が登場した1997年に臨床試験は中止されました」とジューン。「誰も

> 「CARを利用した治療の最初の臨床試験は，がんではなくHIV感染者に対して行われたのですが，多くの人はそのことを知りません」

HIVのことを気にしなくなりました。私たちがHIVのCAR療法の研究を始めた頃には HIV感染者は全員死亡していましたが, 今ではHIVは高血圧症のようなものになりました。薬さえ飲んでいれば問題なく過ごせるようになったのです」。

臨床試験は打ち切られてしまったが, HIV感染者の血液サンプルが入ったバイアルは残った。「あの臨床試験がもたらした大きな恩恵は, NIHからの要請で, 遺伝子導入プロトコルを実施する場合には(CARは遺伝子導入の産物である), 患者を15年という長期にわたって追跡し, 報告を行うようになっていることです。この要請は現在も変わっていません」とジューンは言う。精査を続ける目的は, 大胆な遺伝子改変技術により予期せぬ突然変異が発生しないか確認することにある。

ジューンが患者から採取したサンプルに異常な変異は生じなかったが, 不思議なことに──実験的にCARを導入してからこれだけ長い年月が経っているのに──CARはまだそこにあった。「私たちは細胞を詳細に調べ, 患者全員の分析を行いました。あの臨床試験にかかわることはすべて片付け, これ以上何もしないでいいようにしたいと思ったからです。ところが, 全員にまだCAR発現細胞があることが明らかになりました」。その後の分析により, CAR発現細胞の半減期が17年であることが判明し, ジューンを驚かせた。「パトリック・フー(第15章参照)が, マイケル・カーショー(Michael Kershaw)やスティーヴ・ローゼンバーグ(第13章参照)と一緒にNIHで最初にCAR-T細胞療法によるがんの臨床試験を行ったとき, 葉酸受容体a_1を標的とするCAR-T細胞を使ったのですが, この細胞は1週間も生きられませんでした……全然違うのです」。

2つの臨床試験の細胞がまったく異なる運命をたどったことは, 細胞を活性化させ, 増殖させる方法が関係していることを示唆していた。HIVとがんの治療環境の違いも重要だった。「がんはHIVよりはるかに強く免疫反応を抑制していることがわかりました」。まとめると, HIVとがんのCAR療法の研究は, 研究コミュニティーに(そしてもちろんウォール街にも), CAR療法の先行きがあまり明るくないことを示していた。そこで資金が枯渇した。

「研究を続けた人はほとんどいませんでした」とジューンは言う。「ほとんどの人が手を引きました」。CAR技術のデザインと臨床応用の専門家の筆頭に挙げられるジューンも, 仲間のミシェル・サデライン(第17章)も, NCIからびた一文引き出すことができなかった。「私たちを救ってくれたのは慈善団体でした」。ペンシルベニア大学の裕福な卒業生が, CARのいくつかの臨床試験を続けられるだけの資金を提供してくれた。しかし, 資金調達の厳しさは続いた。

ジューンも手を引くことができたかもしれない。もっと確立した技術の研究をすることもできたかもしれない。けれども1996年に, CAR療法は彼にとってプライベートな問題になった。妻のシンシアが卵巣がんと診断されたのだ。

「私は妻のために併用免疫療法を開発しようとしました。自分の研究室で妻のがん細胞

を使ってGVAX（ワクチン，第8章参照）を作り，妻に接種しました。効いたと確信しています」とジューンは言うが，それは十分ではなかった。シンシアのがんは，ワクチンに対する免疫系の反応を抑制していた。彼女にはチェックポイント阻害薬が必要だった。

ジューンは，当時メダレックス社が開発していた抗CTLA-4薬イピリムマブの存在を知り，人道的使用の制度（重篤な状態の患者を救済するために未承認薬の使用を認めるプログラム）を利用しようとした。「手を尽くしたのですが，入手できませんでした……不可能でした」。米国食品医薬品局（FDA）がイピリムマブを承認したのは2011年で，シンシア・ジューンは2001年に死去していた。

「妻のことがあってから，私はフルタイムでそれに取り組むようになりました」。「それ」とは，CAR技術の臨床応用によりがんを治すことである。

CD19 CAR療法とイメージキャラクター

がん免疫について語る本書で，CAR技術をここまで詳細に取り上げることにはいくつか理由がある。大きな理由は，遺伝子を改変した，生きているヒトT細胞を，自力で動き回る錠剤か何かのように利用するという，想像を絶する仕組みにある。そのほかにも，

・CD19を標的とするCARが予想以上の効果を示した
・CD19 CAR療法で最初に回復した患者の1人が，エミリー・ホワイトヘッド（Emily Whitehead）という愛らしい少女だった。死の淵にあったエミリーをCD19 CAR療法が救ったというニュースは大々的に報道された

という理由がある。

CD19をCAR構築物の標的に選ぶことは，イチかバチかの賭けと安全な賭けの間をとることだった。CARはがんにはほとんど効果がなく（イチかバチかの賭け），効果があった場合には体内のすべてのB細胞を（がん化しているかどうかを問わず）死滅させるが，人はB細胞がなくても生きられることがわかっていたからだ（安全な賭け）。

心配だったのは，標的抗原が発現している正常細胞まで攻撃してしまうこと（いわゆる"on-target/off tumor"効果）だった。ジューンは説明する。「オランダのコル・ラーマース（Cor Lamers）のグループが，炭酸脱水酵素Ⅸ（carbonic anhydrase Ⅸ：CAIX）を標的とするCAR療法の臨床試験を行いました。CAIXは，腎がんで過剰発現している炭酸水素塩ポンプです」。CAIXはほかの種類の組織でも発現しているが，がん組織で見られるような極端な高レベルではない。治療用の単クローン抗体を使った事前の経験にもとづき，正常細胞における標的の低レベルの発現は問題にならないと推測された。「各種の組換えモノクローナ

ル抗体について製薬会社が膨大な専門知識をもっている抗体の分野では, 細胞表面に10万〜100万個の標的がないと良い標的とは認められません」とジューン。「1,000個未満では目もくれません」。

　この場合は目をとめるべきだった。CAIXを標的とするCARデザインはたしかに腎がんを攻撃したが, 患者の肝臓も攻撃して激しい毒性を生じてしまった。「この分野にとって, 大きな教訓になりました。もう一度よく観察したところ, 肝臓でCAIXが非常に低レベルながら発現しているのを見落としていたことが明らかになったからです」。この経験に学んだ米国食品医薬品局(FDA)は介入を行い, さらなるCAR研究は, CD19のように, 十分に解明されている標的についてしか行ってはならないとした。これにより比較的安全な標的が用いられるようになり, 問題を解決したCAR技術の前進が始まった。

ビルの賭け

　カール・ジューンらが作成したCD19 CARは, がんで死にかけている患者に投与するのに「比較的安全」であると考えられた。これは, CD19を標的とするキメラT細胞受容体と, 4-1BBという共刺激分子(T細胞の活性を高める点でCD28とよく似ている)から構成されていた。

　2010年の時点で, 標的はよく解明されていたものの, CAR技術はそれほどよくわかっていなかった。ジューンは「神頼みのようなところがありました」と認める。「どんな結果になるか, 全然予想できませんでした。本当にわかっていなかったのです」。それまでに作成されていたCARは, 効果はなかったが毒性もさほどなかったので, 何が起こるか予想できなかったのだ。被験者はビル・ラドウィグ(Bill Lutwig)という男性だった。「CARが的に当たったことはわかりました。彼の正常なB細胞も消えたからです。1カ月後, 白血病は消えていました。これ以上ないほどよく効いたことは大きな驚きでした」。

　とはいえ合併症はあった。治療からしばらくして, ラドウィグ氏は高熱を出した。たちの悪い感染症にかかったらしい。白血病患者が感染症にかかるのは珍しくなく, 命を落とす患者も少なくない。検査結果は, ラドウィグ氏の体内で「何か」に対する激しい免疫反応が起きていることを示していたが, ジューンと医療チームのほかのメンバーは原因を特定できなかった。数週間後, 問題は自然に解決した。やっかいな徴候は, 患者の腫瘍とともに消失したのだ。

　後日, ジューンはこのときに起きていたことを解明した。彼は, ラドウィグ氏が発熱していたときに採取した血液サンプルの後ろ向き解析を行った。結果は示唆に富んでいた。「私たちは彼のサイトカインの濃度, 特に, T細胞の活性の指標となるIL-6とインターフェロンγの濃度を調べました。濃度はとんでもなく高くなっていて, その時期は彼が高熱を出していた時期と相関していました。データを見れば誰にでもわかることでしたが, 問題が起きてい

たときには，臨床医はそんな症候群を目にしたことがありませんでした。それまで存在していなかったのです」。ところがその後，CAR療法を受けたほかの患者でも同じことが起きた。「今では，この治療から恩恵を受けた患者だけで起きていたことがわかっています」。

　そこで起きていた事象は，現在はサイトカイン放出症候群（cytokine release syndrome：CRS）と呼ばれている。火の戦いには火で応じようとした免疫系が，高熱やその他の極端な戦術を用いたことで，むちゃくちゃな反応になってしまったものである。ラドウィグ氏が高熱を出したとき，ジューンはCRSは考えていなかった。考える理由がなかった。「なぜなら，私たちのマウスの実験では起こらなかったからです。私たちの前臨床研究では一度も見られませんでした」。理論的には，ならず者のベクターが気まぐれにT細胞の形質転換を引き起こし，T細胞が増殖を始めたら止められなくなったり，深刻な感染症のリスクを高めたりするような副作用が想定されていた。「そうした副作用は起こりませんでした」とジューンは言う。代わりにラドウィグ氏に起きたのがCRSで，効果的な治療はできなかったが，彼はやがて回復した。

　CD19 CAR療法を最初に受けた小児科の患者にも同じことが起きた。

　彼女はそのせいで死にかけた。

エミリー

　しかしエミリーは死ななかった。理由は2つある。（1）カール・ジューンが優秀な科学者であったことと，（2）カール・ジューンに子どもがいたことだ。

　2010年，5歳のエミリー・ホワイトヘッドは急性リンパ性白血病（acute lymphoblastic leukemia：ALL）と診断された。彼女は化学療法を受けたが2回再発し，両親はその段階で，幼い娘に使える承認薬がなくなったことを知らされた。

　そこに登場したのが，エミリーの主治医となったフィラデルフィア小児病院のスティーヴン・グラップ（Stephan Grupp）医師とカール・ジューンだった。2人は臨床試験の一環として，エミリーに実験的なCD19 CAR療法を実施した。この新技術による治療を受けた子どもはエミリーが最初で，子どもがどのように反応するかはまったくわかっていなかったが，ほかに選択肢はなかった。「ALLの子どもが移植を受けたあとで再発した場合や，移植を受けられなかった場合，その先には死が待っています」とジューンは言う。そして，ラドウィグ氏のような慢性リンパ性白血病（chronic lymphocytic leukemia：CLL）患者に比べて，ALL患者の死は早い。「まだ満たされていない医療ニーズはALLのほうが大きいのです」。

　2010年4月，CD19 CARを使ったエミリーの治療は，桁外れの免疫反応を引き起こした。重篤なCRSだった。ジューンはラドウィグ氏の治療の経験から，自分たちが何に直面しているかを知っていた。しかし，CRSが知られるようになってからまだ日が浅かったため，

どのように対処すればよいかはわかっていなかった。ジューンは「熱を下げるため，最初は高用量コルチコステロイドを試しました」と振り返るが，それは奏効しなかった。「次にTNF阻害を試しました（TNFはサイトカインである）」。これも奏効しなかった。エミリーは急激に衰弱していった。多臓器不全に陥り，彼女の命は尽きようとしていた。両親の許可を得て，最後の指示が出された。蘇生は行わない。

「血液サンプルの血清中サイトカインの分析をしてくれていた病理医のマイケル・ケイロス（Michael Kalos）からメールが来たとき，私はシアトルで講演をしていました」とジューンは言う。エミリーのサイトカインのデータだった。「データをグラフにしてみると，信じられないことが起きていました。彼女のIL-6濃度が平常時の1,000倍以上になっていたのです」。まるで，彼女の体内のすべての細胞が燃えているようだった。その火は，がんを焼き尽くそうとする免疫系が放ったものだ。

「私はスティーヴ・グラップに電話をかけて説明しました。『いいかい，スティーヴ，こういうことが起きているんだ』とね」。エミリーの2種類のサイトカイン濃度は天文学的な数値になっていた。インターフェロンγとIL-6である。

ここで前述の「ジューンに子どもがいた」という理由が関係してくるのだが，その関係は以下の2つの情報で説明できる。(1) ジューンの娘は若年性関節リウマチを患っていた。この病気は，将来的に歩けなくなる可能性もある自己免疫疾患である。(2) 2009年，ジューンは米国臨床免疫学会（Clinical Immunological Society：CIS）の会長に就任していた。

2010年，CISのカール・ジューン会長は，関節リウマチの治療薬トシリズマブを開発した岸本忠三という日本人研究者にCIS会長賞を授与した。トシリズマブの標的は，炎症性サイトカインIL-6の受容体だ。娘の病気のこともあり，ジューンは以前からこの薬の開発状況を注視し，FDAが関節リウマチの患者への使用を承認するのを今か今かと待っていた。ついに承認されたのは2010年1月だった。

ジューンは，インターフェロンγについてはどうにもできないことを知っていたが，IL-6についてはトシリズマブのことを知っていたため，グラップにこれを試してはどうかと助言し，グラップはすぐに賛成した。エミリーはトシリズマブの投与から1時間もしないうちに目覚めた。彼女の容態はよくなり，その後まもなく，がんが消えていることがわかった。

現在，抗IL-6薬トシリズマブの使用は重篤なCRS患者の標準治療になっている。「信心深い人なら，奇跡が起きたと言うでしょう」とジューン。そうでない人にとっては，幸運と環境と努力を怠らない精神の3つがもたらした結果である。

＊＊＊

私が本書を執筆している2017年8月の時点で，エミリー・ホワイトヘッドは元気に生きて

いる。Google 画像検索で彼女の名前を調べると，2015年に当時の米国大統領バラク・オバマと楽しくおしゃべりをしたあとに撮影された，愛らしい写真を見ることができる。エミリーはその日，学校を休まなければならなかったため，大統領はエミリーの担任に宛てて欠席届を書いた。

「エミリーが学校を休んだのは，私と一緒に過ごしたからです！」

——B・オバマ

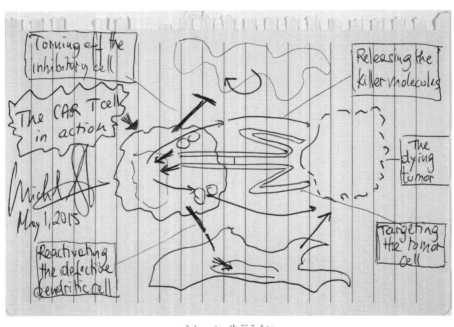

ミシェル・サデライン
『戦うCAR-T細胞』

第17章

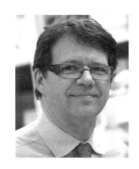

ミシェル・サデライン (M.D., Ph.D.)
メモリアル・スローン・ケタリングがんセンター (ニューヨーク州ニューヨーク)
細胞工学センターおよび遺伝子導入・遺伝子発現研究室ディレクター
スティーヴン・バーバラ・フリードマン教授職

臨床応用に向けた CAR-T療法の技術開発

「母にはこう言われました。『あのね，あなたのお友達とお話ししたの。そうしたら，あなたがおかしな研究をしているって』」
——— M・サデライン

　ミシェル・サデライン（Michel Sadelain）は1960年にフランスのパリに生まれた。両親はどちらもフランス人ではなかった。「母はカナダ人で，父はポーランドからの政治難民でした。イギリスからはビザの発給を拒まれましたが，フランスは政治難民の地位を与えてくれました」。選択の余地なく，フランス語もわからないまま，サデライン一家はパリに落ち着いた。両親はそれぞれの役割を果たしながらフランス語を学び，彼らの息子は，フランス語のほかにラテン語を少々と，たくさんの数学を学んだ。数学では賞ももらった。「『おたく』だったのです」。
　わかる気がする。サデラインは非常に背が高く，堂々たる体躯の持ち主だが，そうではない人のようなふるまいをする。彼のオフィスは科学誌や科学論文が山積みになっていて，科学者の作業スペースというよりは思想家の隠れ家のようだ。彼はその真ん中に座って，黒縁の分厚い眼鏡を通して概念の世界を精査している。このようにサデラインには「おたく」らしいところもあるが，純粋な理論家でもない。例えば彼は哲学に関心をもっているが，弁証法的な細かい点にはこだわらない。彼が引きつけられたのは，複雑で神秘的な脳だった。「哲学は本当に好きだったのですが，脳の仕組みを理解するほうが自分にとっては有益だと思い，医学の道に進むことにしました」。
　哲学と医学が交わるところにあるのは神経科学だ。こうして進むべき方向が決まった。けれども彼は，脳と同じくらい不思議で，同じくらい複雑なものを見つけてしまった。「勉強中に免疫学に出会い，好きになってしまったのです」とサデラインは言う。彼の口調は，ふつうの感覚の持ち主なら誰でも免疫学に魅了されるはずだとほのめかしていた。「私は神経科

左の図中から抜粋：活性化したCAR-T細胞（the CAR-T cells in action），樹状細胞を再活性化（reactivating the defective dendritic cell），キラー分子を放出（releasing the killer molecules），死滅した腫瘍（the dying tumor），腫瘍細胞を標的とする（targeting the tumor cell）

学の道を進むのだと思っていましたが，免疫学の道へと方向転換していました」と語る。よくあることだ。人生が一本道であることはめったになく，ふつうはらくがきのように曲がりくねっている。

とはいえ，らくがきの名手は，そこにある与えられた居場所をうまく利用する。サデラインの母親が生まれ故郷のカナダに帰ることを決心したとき，彼は絶好の居場所を得た。パリ生まれの天才は，カナダのエドモントンにあるアルバータ大学に歓迎された。

タイミングは完璧だった。免疫学にとってもホッケーにとっても。

サデラインはにやりと笑い，誇らしげに言った。「カナダにいた4年半の間にスタンレー・カップを3回見ました」。ウェイン・グレツキー，ヤリ・クリ，グラント・ファー。ホッケーの殿堂入りした選手が全員同じチームに所属していた。ホッケーが最高に盛り上がっていた時代だ。「私がエドモントンで過ごしたのはあの時代でした。本当にラッキーでした」。

この時期のエドモントンは，ホッケーにも研究室にも恵まれていた。ホッケーについては，スタンレー・カップに輝いたエドモントン・オイラーズがあった。科学については，カナダ医学研究評議会の免疫学部門があった。アルバータ大学に集まった才能ある免疫学者のグループで，アメリカ人も数人含まれていた。「当時のカナダには，ベトナム戦争を嫌って米国から移住してきた科学者が大勢押し寄せていたのです」とサデラインは言う。彼の博士号指導教官もその1人だった。「トム・ウェグマン（Tom Wegmann）……才気あふれる人です」。

ある科学スキャンダルの影響で（「第20章　坂口志文」参照），アメリカから第2の（ただしはるかに小規模な）移住者の波がやってきた。その1人がダグ・グリーン（Doug Green）だった。彼も非常に優秀な研究者で，のちにアポトーシス研究の大家となり，現在はセント・ジュード小児研究病院（米国テネシー州メンフィス）に所属している人物だ。

概して，エドモントンは良いスケートリンクのある豊かな土地で，若きサデラインの才能と科学への興味を大きく育てた。彼のスキルは，ウェグマンのもとで行っていた移植後の拒絶反応のメカニズムに関する研究により磨かれていったが，彼の科学的興味は，大学院生時代に聴いたスティーヴ・ローゼンバーグ（第13章参照）の講義に出てきたTIL（腫瘍浸潤リンパ球，「第15章　パトリック・フー」参照）に集中していった。TILは，治療薬として使われていたT細胞だ。

TILの研究は魅力的だったが，本質的な制約があった。サデラインは，TILの用途を広げるために，この生きた治療用物質を分子的に再加工する方法を考えた。「T細胞を加工する必要があると考えたのです」。

事業の遂行にあたって運を味方につけるためには，明確な目標をもつことが何よりも大切だ。サデラインは今や非凡なアイディアをもっていた。彼は博士号を取得するとすぐにマサチューセッツ工科大学（MIT）のフェローシップに飛び込んだ。MITは史上最高の工科大学である。冗談でも虫の知らせでもなく，それが彼のやり方だった。

MITでの孤独な戦い

　MITでサデラインを待っていたのは、マッカーサー基金の「天才賞」と呼ばれる助成金を受けていたリチャード・マリガン（Richard Mulligan）だった。もし本書が遺伝子工学の権威についての本だったら、最初のほうの章に登場したはずの人物だ。あいにく、彼が新しいフェローのために考えていた計画は、サデラインが熱望していたものではなかった。サデラインは研究室に来てすぐに、「そうそう、君にはＴ細胞の研究はしてほしくない。実にばかげたアイディアだ」と言われてしまった。

　代わりにサデラインに与えられたのは、造血幹細胞に遺伝子を導入する研究だった。遺伝病により特定のタンパク質が欠損している患者のために、そのタンパク質を作るための指示をもつ遺伝子を組み込むのだ。サラセミア（ヘモグロビンの異常な形成を伴う遺伝病）は、そうした疾患の1つである。サデラインのプロジェクトは、サラセミアの治療に用いるために、造血細胞の遺伝子を改変して能力を向上させることだった。

　「ですから私は、マリガンの研究室ではその研究をしていました。表向きにはサラセミアのプロジェクトに取り組み（今でもそうだ）、裏のプロジェクトとして、Ｔ細胞に遺伝子を入れる方法を考えていました」。彼は、否定的な言葉が雨のように降り注ぐなかで、苦労して研究を続けた。「当時は、造血幹細胞に遺伝子を導入する方法がわかってきたばかりでした」。それだけでも十分難しいと考えられていた。ほとんどの人にとって、Ｔ細胞を使った研究はあまりにも先にあるものだったため、サデラインの数年分の研究が不首尾に終わったときには、母親まで口出ししてきた。「母にはこう言われました。『あのね、あなたのお友達とお話ししたの。そうしたら、あなたがおかしな研究をしているって』」。

　母さん、心配ありがとう。

　もちろん、彼らの言葉は本当にこたえた。自分の愛する人々、尊敬する人々、その意見を尊重する科学者たちに自分のアイディアを説明しようとすると、全員が途方にくれた犬のように首をかしげるのだ。「とても頭のいい人たちが、『いったいなぜそんな研究を？』と言いたそうな顔をして私を見るのです」。そんなことを言われたら、自信のない若手科学者なら研究方針を変えるだろう。傷つきやすい人なら、科学者以外のキャリアに進もうとするかもしれない。しかし、1つのアイディアを大切にする科学者なら、いっそう夢中になるだろう。

　そんなサデラインを励ましたのはデヴィッド・ボルティモア（David Baltimore）博士だった。ボルティモアは1975年のノーベル生理学・医学賞の受賞者で、分子生物学の世界だけでなく科学界全体から尊敬されていた。1990年代初頭、ボルティモア博士の研究室はMITから1キロも離れていないホワイトヘッド研究所にあった。「私は何度か彼と話をしましたが、彼は私の言うことをそれほどクレイジーとは思っていませんでした」。ボルティモアはこの技術に興味を示しさえした。ちょうどその頃、HIVが同定され、臨床医たちはついにHIVが

AIDSの原因ウイルスであることを知った。「当時，AIDSの動物モデルが切実に必要とされていました」とサデラインは言うが，ボルティモアの研究室の人々も含め，T細胞にレトロウイルスベクターを組み込むことができた人はいなかった（HIVはT細胞に感染するレトロウイルスなので，AIDSの動物モデルを作るためにはこの技術が必要なのだ）。「多くの人が挑戦しましたが，できなかったのです」。

サデラインにもできなかった（今でもHIV感染モデルはできていない）。研究に進展が見られないことで，彼を諦めさせようとする声はますます大きくなっていった。サデラインはこともなげに，「プロジェクトは失敗しました」と言う。「1年後に失敗し，2年後にも失敗し，3年後になっても，かろうじてT細胞に遺伝子を導入できるようになった程度でした。繰り返しになりますが，私がこの研究を続けることをクレイジーではないと思っていたのは，デヴィッドと彼の研究室の人たちだけでした」。

闇 夜 と 曇 り の 日

母親にさえ成功を疑問視されていたときに，どうして前を向いて進み続けることができたのだろう？「ああいう状況を切り抜けられるのは……少々クレイジーな人か，自分のアイディアに取り憑かれているような人だけでしょう」とサデラインは言う。彼はじっくり考えて，ゆっくりと，言葉を選んで話す。「内なる声が語りかけてくるのです。お前には大きな使命がある。お前は，なにがなんでもそれを成し遂げるのだ，とね。人と違ったことをしようとする人には，そういうところが必要なのだと思います」。これに対して「先人が奏でた主題を変奏しようという人には，その反対の性質が必要でしょう」。むしろクレイジーさは必要ない。学ぶべきことを学び，学んだことを整理し，戦略を立て，計算し，誰かが最初に歩んだ道を忠実にたどるのだ。「けれども道を最初に歩もうとする人は少し……」

外れている？

サデラインがその先を言うことはなかった。彼がこの名状しがたい特質を恵みと考えているのか厄介なものと考えているのかも不明のままだった。おそらく両方なのだろう。

MITでの苦労の終わりに，彼はついにT細胞に遺伝子を組み込む方法を編み出した。偉大な業績だったが，賞賛の声はなかった。「この期間に私が書き上げた論文は，『PNAS』で発表した，1編のぱっとしない論文だけでした」とサデラインは言う。しかもそれはサラセミアに関する論文だった。科学者の就職市場では発表した論文の数が通貨であるため（だから多くの若手科学者は食べることより論文を書くことを重視する），論文数の少なさは求職者にとって赤信号になるはずだったが，サデラインの技術と，時間外にやっていたT細胞研究がものを言った。「MITを去るとき，6カ所の求人に応募して，6つのオファーを受けました」。最終的に彼が選んだのはニューヨーク市からのオファーだった。「私がメモリアル・スロー

ン・ケタリングがんセンター (MSKCC) で働きはじめたときに最初にしたのは, 実験補助技師を雇い入れることでした。私たちはＴ細胞の研究に取りかかりました」。1994年のことだった。それは, ウィニングランの始まりになるはずだったが, 実際にはそうならなかった。ありとあらゆる走路妨害が発生し, 彼が切望していたキャリアの支援も受けられなかった。

　問題の多くは, 駆け出しの研究者である彼を引き立て, 守ってくれるような後ろ盾がなかったことと関係していた。サデラインにしてみれば, このような状況に追い込まれてしまったのは, 自分ではどうしようもないことだった。彼が博士号を取得してまもなく, 恩師のトム・ウェグマンが死去した。フェローシップの指導者マリガンは, 彼のアイディアを認めてくれなかった。ボルティモアは彼を気に入ってくれたが, 指導してくれたわけではなかった。そして, 医学部時代の仲間は全員医師であり, 科学者ではなかった (しかも彼らはフランスにいた)。師弟関係に恵まれなかったことと支援網の弱さは, サデラインのキャリアを通じて付いて回った。

　「私のキャリアは孤児として始まりました。その影響ははっきり出ています」とサデラインは言う。実際, 非常に高くついた。「ほかの人たちがもらっている賞を私がもらえずいるのは (そして, その賞に伴う助成金を受けられないのは), この分野の競争が非常に激しく, 私に後ろ盾がないからです。背後に強い政治力をもつ人物がいなかったら, ある種の場所にたどり着くことは非常に困難です。それが私の置かれている状況です」。

　サデラインが, この「ある種の場所」を, 専断的で不公平なものとして見ているのも無理はない。査読について考えてみよう。査読とは, 研究者が書いた論文に出版するだけの価値があるかどうかを見きわめるために, 同じ分野の研究者に公平な論評をしてもらう制度である。査読による評価はすべてのレベルの科学者にとって重要だ。「出版するか, さもなくば死か」だ。「経験上, 私は査読について少々シニカルな見方をするようになりました。査読の本当の意味は『報復の力』です」と言う彼は陰気な微笑みを浮かべていた。「君が私の論文をリジェクトするなら, 次は私が君の論文をリジェクトするよ, ということです」。

　あるレベルの科学——私たちがここでお話ししているレベルの科学——の成功は, 次の3点にかかっている。

・業績。インスピレーションに富む洞察は必須だが, ほかの人が理解できる研究でなければならない。良い科学者は良いセールスマンでもなければならず, 科学を巧みに売り込むためには, 良い語り手でなければならない。「昔々, あるところにＴ細胞がありました……」

・人物。有名な研究室で学ぶことは, (比較的小さいが) 強大な権力をもつ王室の大きなファミリーの一員になるのに似ている。

・バックにいる人。テレビ番組『サバイバー』と同様，島から追放されないためには同盟を結ぶ必要がある。ほかの人とうまくやっていけない人はひどい目にあう。

　科学と聞くと，白衣を着た聡明で幸福な人々が，労働歌を歌いながらブンゼンバーナーの前に座って作業をしているようなイメージをもつ人もいるかもしれないが，ハイレベルの（そして巨額の費用が投入される）科学はそうとはかぎらない。「科学には暗黒面もあるのです」とサデラインは言う。オリュンポス山の神々のような自我と知性と立場がぶつかり合い，ぎりぎりの勝負を繰り広げている。このレベルの業績をあげた人々の間では，それは当たり前のものである。

　近年では，サデライン（と，CAR-T細胞の研究に従事する多くの研究者）を苦しめてきた独善的な暗闇は，彼らの研究の正当性を照らし出す暖かい光によってほとんど追い払われた。ここで，若きミシェル・サデラインが1992年の世界免疫学会で発表したT細胞の改変に関する論文の抄録の最後の部分を引用したい。「初代培養リンパ球に遺伝子改変を加えることで，新たな特異性の付与，反応性の調節，サイトカイン産生の誘導が可能になり，それにより，実験や治療の場面で免疫を制御する手段がもたらされると期待している」。

　ミシェル・サデラインが世間から理解されない発表を行ってから21年後の2013年，彼とレニエ・ブレンチェンス（Renier Brentjens），フィル・グリーンバーグ（第12章参照），マイケル・ジェンセン（Michael Jensen），スタン・リデル（Stan Riddell），イザベル・リヴィエール（Isabelle Rivière，サデラインが多くの共同研究をしている科学者で，彼の妻）は，ジュノー・セラピューティクス（Juno Therapeutics）という企業を設立した。ジュノーのビジネスプランの中核にあるのはサデラインが改変したT細胞だ。ジュノーの現在の時価評価は約20億ドルである〔監訳者注：2018年1月，ジュノー・セラピューティクスは90億ドル（約1兆円）でセルジーン社に買収された〕。

ＣＤ28，ＣＤ19

　現在，ノバルティス（「第16章　カール・ジューン」参照），ジュノー，カイト・ファーマ（訳注：2017年8月にギリアド・サイエンス社に買収された）など複数の企業がCAR-T薬の開発に取り組んでおり，本書の印刷が終わる前に最初のCAR-T療法が承認されるのではないかと見られている[訳注]。どの企業が最初に商品化するにせよ，それを可能にしたのは，T細胞受容体の発見（「第11章　タック・マック」参照），T細胞の遺伝子を改変できるようになったこと（サデライン），T細胞受容体のパーツを組み合わせて1つの遺伝子構築物とし，その組み込み

訳注：2017年8月，FDAはノバルティスのCAR-T薬「キムリア」を子どもと若年成人の急性リンパ性白血病の治療薬として承認した。さらに同年10月にはギリアド・サイエンス社のCAR-T薬「イエスカルタ」をびまん性大細胞型B細胞リンパ腫の治療薬として承認した。

とターゲティングを容易にするというアイディア（「第14章　ジーリグ・エシュハー」参照），CAR
にアクセルをつけたこと（サデライン），CARに適切な標的を与えたこと（サデライン）などの重
大な革新である。

　サデラインは，「CD19 CAR療法の開発を大きく前進させたのは，最後の2つの飛躍だ
ったと思っています」と説明する。「1つめの飛躍は，ふつうのT細胞受容体（TCR）を模倣
するのではなく，複数の機能を組み合わせたT細胞受容体を作らなければならないという
アイディアです。ジーリグ（エシュハー）もそれをやっていましたが，彼のものとは違います」。
違いは，カール・ジューンらが調べた免疫刺激分子CD28を，1つの遺伝子として確実に
CARに組み込む点にあった。

　エシュハーらが作った第1世代のCARは失敗に終わった。これらはがん細胞を殺すこ
とができたが，「治療に使えるほどは殺せないという問題がありました」とサデラインは言う。
「がん細胞を殺せるだけでなく，分裂して適切なサイトカインを放出し，患者のがんを消滅
させられるだけの期間，もちこたえられるような細胞が必要なのです」。単純化して言うと，
第1世代のCARには勢いがなかったのだ。彼らのCARは1度か2度はがん細胞を殺す
が，やがて疲れて，止まってしまう。この状態は「アナジー（anergy）」と呼ばれる。だから，「数
時間か数日しか働かず，少数の腫瘍細胞しか殺さないようなT細胞では有効な治療はで
きず，薬としては役に立たなかったでしょう」とサデラインは言う。

　サデラインがTCR構築物に免疫刺激分子CD28をアクセルとして追加したことで，アナ
ジーは克服された〔カール・ジューンが開発したCAR-T細胞は，セント・ジュード小児研究病院の
カンパーナ（Campana）らが開発した，4-1BBという別のタイプのアク
セルを使っていた〕。こうしてできた第2世代の「シリアルキラ
ーCAR」は，「これまでに作られた薬物のなかで最も複雑な
ものです」とサデラインは言う。

　もう1つの飛躍は，CD19という，適切な標的を見つけたこ
とだった（「第16章　カール・ジューン」参照）。「ここまでの物語

「これまでに作られ
た薬物のなかで最も
複雑なものです」

を振り返ると，科学者，患者，投資家，大手製薬会社に強い印象を与えたのは，臨床試験
の結果が非常に良好だったことでした。実際，先例のないほどでした」とサデラインは言う。
「これは，より複雑なタイプのT細胞受容体融合のデザインと，本当に良い標的を見つける
ことができたからです」。これほど良い標的を選んでいなかったら，T細胞の科学は，せい
ぜい面白そうなジャーナル論文で終わっていただろう。「CD19が華々しい成功をもたらし
たのです。これが，私たちの第2の貢献でした。おかげですべてがうまくいきました」。

すべての人にCARを！（まだそうはいかないが）

　CAR-T細胞は医薬品のスマッシュヒットだが，まだ揺籃期にあり，用途は限定されている。今のところ，CAR-T細胞で確実に行ける場所は数カ所しかない（標的は，CD19，BCMA，CD22など）。そのため，臨床利用は，白血病やリンパ腫など，ある種の血液のがんに限られている。CAR-T細胞の作成は難しく，数カ所のがん研究センターにしかない設備が必要であり，使用されるCAR-T細胞は本質的に自己由来である（つまり，T細胞を採取した患者本人にしか使用できない）。作成したCAR-T細胞を別の患者に使用すれば，患者は移植片対宿主病で死に至るか，患者の免疫系がCAR-T細胞を破壊するだろう。

　CAR-T細胞の用途の狭さについては，サデラインも，ほかの多くの研究者も，CAR-T細胞に手を加えて固形腫瘍を攻撃させようとしている（固形腫瘍は血液のがんよりはるかに種類が多い）。CAR-T細胞の作成技術をもつ施設の少なさについては，これは基本的に技術的な問題であり，既存のT細胞増殖技術を洗練させることで克服できる。研究の成果はおそらく数年以内に手に入るだろう。第3の問題については，いつの日か，患者本人の細胞から作成した自己由来のT細胞ではなく，同種異系の（つまり，同種の生物に由来するが，遺伝的に異なる）T細胞を作成できるようになることを信じるしかない。つまり，健康なドナーからT細胞を抽出し，CARを組み込んで，血縁関係のないがん患者に安全に投与できるようになるということだ。外来の細胞を改変して，免疫抑制薬を使わずに（免疫抑制薬を使ってしまうと投与した細胞も抑制されてしまい，細胞療法の目的が果たせなくなるため），患者の免疫系に許容されるようにすることは可能だろうか？　この点について議論するのは困難で，そのようなCAR-T細胞を作成しようとする研究者は少ない。しかし，フランスのセレクティス（Cellectis）社は，遺伝子改変技術を用いて，どんな患者にも使用できるようなCAR-T細胞を作ろうとしている。現行の「オーダーメイド」式アプローチと対比されるこうした「既製品」式アプローチは，現在クリニックで試験が行われている最中であり，まだ件数は少ないものの，初期の試験からは有望そうな結果が出ている。

　このアプローチを広範な種類のがんに用いることができるかどうか，サデラインらはいまだに確信がもてずにいる。CAR-T細胞にさまざまな操作を加えても，患者の免疫系によって異物として認識されれば，やがて体内から排除されてしまうからだ。現在，同種異系CAR-T細胞の有用性については，(1)これらの細胞を患者の免疫系と適合させることができるのはどの程度の期間か，(2)がんを根絶するためには細胞が患者の体内をどのくらいの期間循環している必要があるのか，という論争がある。

　サデラインは，答えが出るのを待たずに，CAR-T細胞の可能性を信じてもっと大きな一歩を踏み出そうとしている。T細胞がレシピエントの免疫系にどのように認識されるか（敵か味方か），腫瘍に対してどのように応答するかなど，T細胞のすべての特性を制御できるよう

に，一から作ってしまおうというのだ。彼がここで利用しようとしているのが，人工多能性幹細胞*（iPS細胞）だ。

　サデラインがiPS細胞を使おうとするのは，セレクティス社のように年老いた犬に新しい芸を教え込むより，小犬を訓練したほうが簡単だし有効だと考えているからだ。「ここでさきほどの，T細胞を使った自然療法（ふつうのT細胞を用いる治療法）から人工療法（CAR-T細胞を用いる治療法）への進化についての話に戻ります」とサデラインは説明する。「作成したT細胞を生体外で活性化させ，遺伝子型の合うドナーを選び，T細胞のさらなる遺伝的改変と組み合わせれば，多くのレシピエントに投与できる細胞を作れるかもしれません」。とはいえ，すべての

> 幹細胞(stem cell)：あらゆる種類の，成熟し，分化した細胞になることのできる前駆細胞である。幹細胞には大きく分けて2種類ある。1つは，発生途中の胎児に由来し，文字どおりの多能性をもつ胚性幹細胞(embryonic stem cell：ES細胞)であり，心臓細胞，筋細胞，脳細胞など，あらゆる種類の細胞に分化することができる。もう1つは，この始原的な細胞集団に由来する，組織特異的な成体幹細胞(adult stem cell)で，使い古された細胞や損傷された細胞を，生涯にわたり補充する。
> 人工多能性幹細胞(induced pluripotent stem cell：iPS細胞)：体細胞を実験的に未熟な状態に戻すことによって作られた成体幹細胞である。4種類の重要な遺伝子を導入された成体幹細胞は，胚性幹細胞のようにふるまう。理論上，iPS細胞はT細胞を含むあらゆる種類の細胞に分化し，大量に増殖するようにプログラムできるはずである。

人に投与できる普遍的なT細胞ができるわけではなく，実際には，数種類の既製品のガラス瓶が薬品棚に並ぶことになるかもしれない。これは，臨床の面からもビジネスの面からも理にかなっている。

　「ただし，そのような既製型の細胞製剤を開発するには，現時点で自己由来細胞を使うアプローチが採用されている理由に関して，さきほど述べた2つの問題を克服する必要があります」。レシピエントによる拒絶を回避できる細胞を設計する技術は，近年，CRISPR-Cas9（細菌由来の分子で，遺伝子工学に革命を起こした）の発見により大幅に前進した。また，CAR-T細胞に患者の体内をどのくらいの期間循環させる必要があるかという問題については，サデラインは，「所要時間を厳密に知っている人はいないと思います。がんの種類によって異なる可能性が高いのです」と言う。「個人差もあるかもしれません。遺伝的背景が異なるからです。単純な答えはないのかもしれませんが，『これこれの時間ならCAR-T細胞を拒絶反応から守れるから，内科医はその間に病気を治してしまってください』と言えるような数字はあります。だから私は，より短いタイムスパンで働く，強力なT細胞を作れると信じているのです」。

　iPS細胞を使った同種異系[監訳者注]的アプローチは机上の空論ではない。サデラインはすでに科

> 「簡単なことは1つもありません。きわめて野心的な企てです。だからこそ私は楽観的なのです」

学的な基礎を築いた。彼は、「ここもまた不確実な未知の領域です……答えがはっきりしない『ハイリスク』領域だとも言えます」として、次のような言葉で話を締めくくった。「簡単なことは1つもありません。きわめて野心的な企てです。だからこそ私は楽観的なのです」。

トム・ウェグマン

若きミシェル・サデラインが苦労して博士号を取得した直後、恩師であり庇護者でもあったトム・ウェグマンが脳卒中で死去した。53歳だった。

「私はトムが大好きでした。非常に陽気な人で、エネルギッシュで、途方もないアイディアを面白がる人でした……もちろん、しっかりした理論であることが前提ですが」。

ウェグマンはウィスコンシン大学のノーベル賞受賞者オリヴァー・スミシーズ（Oliver Smithies）の下で学んだ。学位を取得した彼には、デヴィッド・ボルティモアとジェームズ・ワトソン（DNAの構造の発見者の1人で、当時はハーバード大学にいた）という2人のノーベル賞受賞者から声がかかった。「優秀な若手を獲得しようと、この2人が争ったのです」とサデラインは言う。「けれども当時はベトナム戦争の時代でした。多くの科学者と同様、彼はカナダに移住してアルバータ大学で研究することを選びました」。

カナダは、多くの点でウェグマンに合っていた。例えば、彼は野外で生活することを好んだ。「共同研究者のアーヴ・ワイスマン（Irv Weissman, スタンフォード大学の免疫学者）が来たときには、よく一緒に馬に乗って出かけていきました。ビーバー猟でもしていたのだと思います……彼らが山で何をしていたのか、私にはよくわからないのですが」。

ウェグマンの冒険好きは免疫学の関心分野にも及んでいた。「彼は、妊娠中の同種異系反応性の役割について、クレイジーなプロジェクトをもっていました。免疫系が胎児の成長の促進に果たす役割は、今日でも大きな研究テーマになっています」（「第22章　デヴィッド・マン」参照）。ウェグマンは、母親の免疫系が胎児という異物（遺伝的に見れば、胎児は半分しか彼女自身ではない）を許容する理由を解明しようとした。この研究は彼を面白い場所に連れて行った。「サウジアラビアの王様のところに、レース用のラクダの交配について助言をしに行ったこともありました。近親交配を重ねすぎて、流産を繰り返すようになってしまっていたのです」。ウェグマンは、これを阻止する方法を考案しようとした。マラリアの研究もしていた。マラリア原虫を媒介するハマダラカを遺伝子改変することより感染を防ぐ方法を模索していた。

マウスをつなぎ合わせる研究もした。この小さなプロジェクトにはサデラインも参加した。

監訳者注：同じ種の中で、遺伝的には異なる個体同士のことを同種異系という。ヒトの場合、一卵性双生児同士以外は同種異系の関係となる。

第17章　臨床応用に向けたCAR-T療法の技術開発　　**185**

「並体結合（parabiosis）と呼ばれる実験です。2匹のマウスを腰のところで縫い合わせるのです」。この外科的結合の生理学的な結果として，2匹のマウスは1つの循環系をもつようになる。つまり，マウスのシャム双生児を作るのだ。

疑問：一体なんのために，そんなことを？

ほとんどのマウスが死亡したのは特に意外ではなかった[監訳者注]。驚いたのは，一部のマウスが生き延びたことだった。この生き延びたマウスが実験を正当化した。実験の目的は，移植免疫寛容（移植された異物を免疫系が許容するプロセス）のメカニズムを探究することだった。「生き延びたマウスでは，一方のマウスに他方のマウスの骨髄が完全に移植されていました」とナデライン。「このマウスたちを切り離せば，一方から他方に骨髄移植をしたことになります」。2匹のマウスは同じ免疫系をもつようになっていた。

この実験には非常に深い意味があった。ウェグマンは謎を解明しようと懸命に努力した。「彼は，一方のマウスに他方のマウスへの抗体反応（免疫による攻撃）があることに気づきました。抗体反応の立ち上がりが遅いと，2匹のマウスは移植片対宿主病の状態になり，お互いを死なせてしまいます。けれども一部のペアでは，一方のマウスが他方のマウスに反応していて，これらの反応はMHC（主要組織適合遺伝子複合体。免疫系による自己の認識にかかわる非常に重要な分子）に対する抗体でした。これにより，他方のマウスの免疫系と造血系が死滅して，その結果として一方のマウスの骨髄が他方のマウスに生着したのです」。

一方のマウスが，他方のマウスの免疫反応を消去したのだ。同じことをヒトでできれば，移植医療に革命を起こすだろう。サデラインがこのプロジェクトに従事していたのはわずかな期間で，MITに移ってしまった。その後ウェグマンが死去したことで，パズルはバラバラのまま放置されることになった。けれども近年，ウェグマンの観察を発展させ，もしかすると商業化の可能性を考えている企業が2社設立された。

「ウェグマンの観察を確認し，その機序を解明することができれば，非常に大きな影響を及ぼすでしょう」とサデラインは言う。「現在，移植を行うときには，化学療法や放射線照射などを行います。こんなに大がかりなことをせずに，外来で，毒性なしに，同じ効果のあることをできるようになったらどうでしょう？　現時点ではまだ夢のままですが，30年前のトムの物語が現在のバイオ企業を動かしているのです」。

199C年代初頭，人々はこれをいかれたアイディアだと言っていた。サデラインのアイディアについても同じことを言っていた。「けれどもトム・ウェグマンとダグ・グリーンは私を励ましてくれました。だから私はMITに応募してT細胞を操作する研究を始めることができたのです。すべては，すばらしく，クレイジーで，才気にあふれた恩師のおかげでした」。

監訳者注：同じ系に属するマウスは遺伝的に均質なので，つなぎ合わせても死なない。ここでは，異なる系のマウス同士をつないでいる。

『*Journal of Reproductive Immunology*（生殖免疫学ジャーナル）』のウェグマンの死亡記事にはこう書かれていた（彼はこの雑誌の共同創刊者だった）。『トムは度量の大きい人物で，論争の種になるような刺激的なアイディアを次々に思いついては，無限の情熱をもって周囲の人々にそれを語った。彼はどこでも自分の見解を堂々と述べた。講堂でも，研究室でも，バーでも』。

＊＊＊

CAR-T 細胞の可能性について

「ミシェルは私をすし詰め状態の会議室に引き込み，新たに得られたデータを見せてくれました。私は椅子から転げ落ちそうになりました。最初は間違いだろうと思いました。あんなデータを見せられたら，誰でもそう思うでしょう。けれども，私たちが力を合わせてこの分野を前進させ，固形腫瘍の患者を標的にできるようになれば，がん治療を一変させるだけでなく，医学史上最も破壊的な技術の1つになるでしょう」。

――ホセ・バセルガ（José Baselga）
メモリアル・スローン・ケタリングがんセンター医長，最高医務責任者

セクション7

ビジネス・アット・ザ・ベンチ：
1個のタンパク質，
1個のウイルス

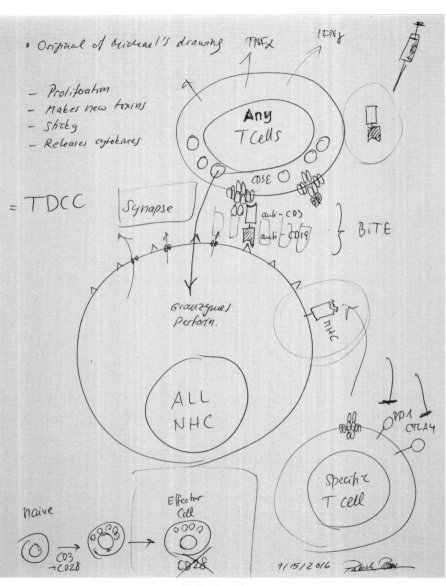

パトリック・バウエル
『最初のBiTE』

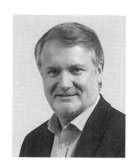

第18章
パトリック・バウエル (Ph.D.)
MPMキャピタル社(米国マサチューセッツ州ボストン)マネージング・ディレクター

二重特異性抗体の開発

「NK細胞はT細胞ほど優秀な殺し屋ではありません。NK細胞が黒色火薬だとしたらT細胞はダイナマイトです」
—— P・バウエル

　パトリック・バウエル(Patrick Baeuerle)は1957年にドイツのフリードリヒスハーフェンに生まれた。ボーデン湖の岸辺に広がる，絵のように美しい街である。彼は公平な意見を述べようとして，「そうですね……隠居暮らしを考えている人には美しいところです」と言う。「けれども，たくさんのすばらしいアイディアをもつ若者にとっては…… 私は，街を出る最初のチャンスに飛びつきました」。

　そのチャンスはバウエルが大学に進学する年齢になるまで訪れなかった。それまでの間は，のどかな土地で育つほとんどの少年と同じように，興味のあることに打ち込んで過ごした。1つは身の回りの自然をスケッチすることだった。少年は，将来は芸術家になるかもしれないと思っていた。もう1つは爆発物を作ることだった。

　「60年代と70年代には，生物学はまだよく理解されていませんでした」とバウエルは説明する。生物学は，あまりにも入り組んでいるように見えた。「けれども化学は単純でした。原子があり，分子がある」。化学は満足感も与えてくれた。この物質をひとつまみと，あの物質を1グラム用意し，溶媒に加えて，フラスコを振れば，すぐに明らかな反応が起こる。

　「私は発熱反応に魅了されていました」。発熱反応とは，文字どおり熱を発生する反応のことで，爆発に至る可能性がある。これに対して，氷の融解のように熱を吸収する反応は吸熱反応と呼ばれる。「発熱反応では，いろいろな物質を混ぜ合わせて火花を飛び散らせたり，白熱光を生じさせたり，ガラスを溶かしたりすることができますからね」。バウエル少年は，14歳のときには実家のガレージに実験室を完成させていた。

　実験は非常に楽しく，また，彼は実験が上手だった。女の子と仲良くなるのにも役に立つ

左の図中から抜粋：T細胞依存性細胞傷害活性(TDCC)，急性リンパ性白血病(ALL)，エフェクター細胞(effector cell)，特異的T細胞(specific T cell)，新しい毒素をつくる(makes new toxins)，サイトカインを放出(release cytokines)
監訳者注：NHCは非ホジキンリンパ腫を指すと思われる。

た。「私は化学が苦手な同級生に化学を教えるようになりました。化学反応は女の子たちに大受けでした。彼女たちはよく笑い，小さな爆発を見せると，みんな大喜びしました」。バウエルは隣のマジシャン，独学の錬金術師だった。実験に必要な粉末や液体は地元の薬局で購入した。薬局の店主には，実験の内容は十分理解しているからと説明していた。実際，基本的にはよくわかっていた。

しかし，理解が足りないところもあった。

バウエルは得意げに，「水を1滴加えて爆発させるタイプの爆発物を作ったこともありました」と言う。ある日の午後，彼はその物質を一握りほど作り，野外で爆発させようと，手に持って外に出た。ちょうどそのとき雨が降りはじめて，ボン！「手の中の物質は消え，手の皮膚がべろんと剥けました」。痛かった？　もちろん。「けれども，それ以上に面白かったのです」。

バウエルが最も興味をもっていたのは，爆発の手品でものを破壊することではなく，わずかな種類の材料で爆発物を作れることだった。硫黄と，酸素と，炭素と，ほかに数種類のありふれた元素があれば十分なのだ（監訳者注：火薬を作るとき，酸素を供給するのに硝酸カリウムを用いる）。ひとつかみの元素には，ものを破壊し，作り出し，生命を生み出すパワーがある。「炭素を考えてごらんなさい」とバウエルは言う。太陽からのエネルギーは，二酸化炭素を植物の体に変える化学反応を進行させる。植物はその後，魚類，鳥類，哺乳類，あるいはヒトの体を作る。「すべてがそこにあるのです。炭素原子には重要な生体分子を作るのに必要なすべての情報が含まれていて，炭素原子自体は恒星のなかで作られます。そして，ヒトを作るのに，そんなに多くの種類の元素は必要ありません。そう考えると，うっとりしませんか？」

実際，ヒトを作るのに必要な元素の種類は驚くほど少ない。酸素（65%），炭素（18%），水素（10%），窒素（3%），カルシウム（1.5%），リン（1%），硫黄（0.3%）だけでレシピの98.8%を占めている。残りの1.2%は，微量のカリウム，ナトリウム，塩素，銅，マグネシウムである。

> 「炭素原子には重要な生体分子を作るのに必要なすべての情報が含まれていて，炭素原子自体は恒星のなかで作られます……そう考えると，うっとりしませんか？」

逃　走

バウエルが爆発物に熱中したのはものづくり的な好奇心からであり，発熱反応を戦略的に利用したいと思ったことは一度もなかった。だから，兵役に服する時期が来たとき（当時のドイツには徴兵制度があった），彼は良心的兵役拒否を宣言した。良心的兵役拒否を宣言する

と，代替義務として，兵役よりも長期間の社会奉仕活動を行うことになる。彼の場合は病院での2年間の奉仕活動だった。

「人体をバラバラにするのを手伝っていました」。

解剖？

「いいえ。遺体から取り出された臓器をきれいにするのを手伝っただけです」。ほとんどはふつうの遺体だったが，なかには犯罪の被害者の遺体もあった。「興味深い経験でした」。

素人には耐えられそうにない環境で大いに役に立つことを証明したバウエルは（彼は一度も吐かなかった），病院の手術室で写真家の代役をつとめることもあった。「医師と同じ格好をして手術室に立ち，外科医が誇らしげに捧げ持つ切除したての腫瘍の写真を撮影するのです」。放射線科や核医学科でも奉仕活動をした。

こうした経験から，バウエルは医学のキャリアを志すことに決めた。彼はボーデン湖のほとりにあるコンスタンツ大学を卒業したあと，ついにこの穏やかな池から離れ，ミュンヘンのマックス・プランク研究所の大学院生になった。彼はそこで，最初の師を選ぶというデリケートで重大な仕事に着手した。「研究所の建物に入って周囲を見わたすと，『神経化学』と書かれた大きなプレートが目に入りました。面白そうだったので，廊下をまっすぐ歩いてゆき，最初に見つけた研究室を訪ねました。そこにいたのは30歳ぐらいの若い男性で，イェール大学でポスドクを終えて帰ってきたばかりだということでした」。名前はヴィーラント・フットナー（Wieland Huttner）という（現在はマックス・プランク分子細胞生物学・遺伝学研究所の所長である）。「神経化学のアイディアは私の心に響きました」。2人は短時間だけ話をした。「1時間後，私は彼の最初の学生になりました」。

フットナーの研究は，キナーゼという酵素と，タンパク質の構成要素の1つであるチロシンというアミノ酸についてのものだった。チロシンキナーゼという酵素は，タンパク質中のチロシンにリン酸基を付加する。タンパク質がリン酸化されると，原子の集合体の全体が細胞シグナル伝達の中継局として振る舞うようになる。がんの発生には，突然変異を起こしたキナーゼが関与していることが多い。このことを重要な事実として認識したノーベル賞委員会は，チロシンキナーゼをコードするがん原遺伝子"src"を発見したチームに1989年のノーベル生理学・医学賞を贈った。バウエルの学位論文のプロジェクトは，各種の分子（キナーゼとチロシン）が相互作用するプロセスをさらに解明することだった。

プロジェクトには3年かかったが，テーマと指導教官の選び方がよかったため，非常に実りの多い3年間になった。「彼は私に，科学に関するすべてを，どんな大学よりもはるかによく教えてくれました」とバウエルは言う。「論文の書き方も，実験のデザイン方法も，すべてです」。この師弟関係は，バウエルとフットナーの両方に恩恵をもたらした。「私は大学院生ながら彼と8編の筆頭著者論文を発表しました。非常に珍しいことです」。

キナーゼの研究はフットナーの研究室の知名度を高め，フットナーはヨーロッパを代表

する研究機関であるハイデルベルクの欧州分子生物学研究所(EMBL)から招聘を受けた。このことで研究室内に少々の緊張が生じた。全員がミュンヘンから300キロ以上離れたハイデルベルクに引っ越さなければならなかったからである。バウエルの妻はミュンヘンで働いていたため、一緒には行けなかった。幸い、別居は1年で済んだが、その時間はバウエルの仕事にとって非常に重要なものになった。彼はEMBLで学位論文を書き上げただけでなく、1975年のノーベル生理学・医学賞受賞者であるデヴィッド・ボルティモアにも出会った（大学院生がデヴィッド・ボルティモアと知り合うことは、音楽を始めたばかりの学生がデヴィッド・ボウイに出会ったり、トランプの手品を1つ覚えたばかりの人がフーディーニに出会ったりするような経験だ）。

　バウエルは米国で勉強を続けようと決心し、ボルティモアを知っていることがアメリカ行きの切符になることを期待した。彼は5つの機関のポスドクに応募し、4つの機関から断られた。「断られなかったのはデヴィッド・ボルティモアのところでした。私を欲しがってくれたのは彼だけだったのです。すごいと思いませんか？」バウエルは家族を連れて（その頃には息子も生まれていた）、米国マサチューセッツ州ケンブリッジのホワイトヘッド研究所に向かった。

　バウエルはすぐにボルティモアの理解力の鋭さに気づいた。「数秒、長くても1分あれば、なんでも理解できました」と彼は言う。「私が実験をしているところに彼が来て、1つ2つ質問をすると、それだけで本質を理解し、自分が見たものを決して忘れないのです。ときどき、本当に面白そうだと思ったときには、暗室までついて来て、現像が終わるのを一緒に待っていました。そして、機械から出てきたフィルムをひったくって『スライドをくれ』と言うのです」。

がん免疫学へ

　ボルティモアの研究室でのバウエルのプロジェクトは、NF-κB（「エヌ・エフ・カッパ・ビー」と読む）というタンパク質を徹底的に解明することだった。このタンパク質は、免疫反応を含め、複数の機能と関連しているようだったが、効果が生じる仕組みは不明だった。バウエルが研究室にやってくる前、ボルティモアのチームは、ゲルシフトアッセイ（放射性同位体でDNAを標識し、DNAとタンパク質の結合を調べる手法）により、NF-κBが高度に特異的な遺伝子領域に結合するという、非常に興味深い手がかりを得ていた。

　DNAと特異的に結合するタンパク質はNF-κBだけではない。タンパク質はしばしば、遺伝子をオンやオフにして発現レベルを調節するためのスイッチとして利用されている。DNAにコードされた指示を開始させるNF-κBなどの分子は「転写因子」と呼ばれる（細胞を受注生産の店だとすると、何かが必要になったときに注文を出すのが転写因子だ）。けれどもNF-κBは勝手が違っていた。NF-κBはあまりにも多くの重要なプロセスに影響を及ぼしている

ように思われた。だから、最初に問いかけるべき最も重要な問題は、「何がNF-κBを活性化させるのか？」であった。

「それが私の出発点でした」とバウエルは言う。2年後に彼が到着したゴールは、その活性化物質を特定したことだった。「私はNF-κBが細胞質にあることに気づいたのです」（高等生物の本を構成する細胞は、2つの大きな区画からできている。1つはDNAが貯蔵されている核であり、もう1つは、遺伝子の指示にしたがってタンパク質を作る機構がある細胞質である）。「NF-κBは、私が発見したI-κBによって、不活性状態で細胞質内に保持されていました」。I-κBがリン酸化されたときに初めて、NF-κBは細胞質から核内に入り、何を作るべきかをDNAに指示するのだ。「NF-κBの特別な点は、細胞質で不活性な前駆体として存在していることです」。I-κBは免疫系からの警告（ウイルスを検出したなど）に反応してNF-κBを解放し、核内に侵入させて、免疫反応を開始させるのに必要な遺伝子を活性化させるのだ。

行ったり来たり

ボルティモアの研究室でのバウエルのポスドク研究は、かなりの注目を集めた。彼は古巣のマックス・プランク研究所から招聘され、自分自身の研究室を率いることになった。「信じられないかもしれませんが、自分の研究室を立ち上げて3カ月後には、『セル』に最初の論文を投稿して、受理されたのです！」論文は広く読まれ、そこから論文の量産が始まった。「100編に執筆したと思います。NF-κB関連の論文のおかげで、私は90年代に最も多く論文が引用されたドイツ人科学者になりました。あなたもご存じかもしれませんが」。

多くの人がバウエルを知るようになった。彼はさらに多くの申し出を受けるようになり、そのなかで最高のものを選んだ。フライブルク大学の生化学教授の地位だ。「ドカーン！」とバウエルは言う。「私は34歳で、最年少の教授として44人の同僚を相手にしながら大きいクリニックをいくつも運営し、何台もの高級車に乗り、高額の給料をもらっていました」。

バウエルは本当にそんなに優秀だったのだろうか？　それとも単に幸運だったのだろうか？　常に良いタイミングで、良い場所に居合わせただけなのだろうか？「そうですね。多くの幸運と、チャンスが訪れたときに正しいほうを選び取る直観でしょうか。たくさんの直観、つまり勘です」。しかし、彼のアプローチは完全に本能的というわけではなかった。簡単に言えば、自分がいちばん面白いと思ったものを追求した。バウエル自身は、「たいした論理的裏づけがあるわけではないのです」と言っている。「チャンスを作り出し、直観によって追求すると言ったほうがいいかもしれません。あとになって振り返ると、それが1本の直線になっているのです。面白くないですか？」

サンフランシスコに本社があるバイオ企業トゥラリック（Tularik）でデータを発表してほしいと招かれたとき、彼はキャリアの点では非常に良い位置につけていた。「友人が借りてく

れたコンバーチブルに乗って橋を渡りました。霧が晴れ，青空が広がりました。ゴールデン・ゲート・ブリッジの赤いケーブルとサンフランシスコ湾が見えてきました」。彼はすっかり魅了された。翌日，彼はトゥラリック社で講義をした。帰りがけに同社のCEOから仕事のオファーがあり，彼はそれを受け入れた。生涯にわたって高給が約束される名誉ある大学での地位を捨て，一家でサンフランシスコに移住したバウエルを，年長の同僚は愚かだと考えた。若い同僚は，その自由さに羨望のまなざしを向けた。

　トゥラリックでのバウエルの主要な仕事は，彼の代表作であるNF-κBに言うことを聞かせる薬物を探すことだった。結局，1つも見つけられなかったが，バイオ産業について貴重な勉強をすることができた。「バイオ産業を一から学ぶことができました」とバウエルは言う。「なかでもトゥラリックのCEOデイヴ・ゲデル（Dave Goeddel）からは多くのことを教えてもらいました」。個人的な理由と職業的な理由から，バウエルは1998年にトゥラリックを去ってドイツに帰国し，マイクロメット（Micromet）社に入社した。

マイクロメットと BiTE

　バウエルがマイクロメットに加わったとき，開発中の化合物は2種類しかなかった。どちらも社内で発見されたものではなく，インライセンス（導入）されたものだった（大学などで発見された化合物について，企業が対価を支払って商品開発する権利を取得するのは珍しいことではない）。けれどもしばらくして，これらの権利が無効になってしまった。「困り果てた私はミュンヘンの免疫学研究所に行き，T細胞をがん細胞に引き寄せる二重特異性抗体を開発している人々に会いました」とバウエルは言う。それはイチかバチかの直観だった。「この種の分子には芳しくない歴史がありましたが，私は即座に，今回のものは非常に魅力的だと思いました」。彼らはこの二重特異性T細胞エンゲージャー（bispecific T-cell engager）をインライセンスしてBiTEと名づけた。BiTEは，どんなT

> 「困り果てた私はミュンヘンの免疫学研究所に行き，T細胞をがん細胞に引き寄せる二重特異性抗体を開発している人々に会いました」

細胞でも，保持している特異性とは無関係に，特定の標的に引き寄せることができる特別な抗体だ。新しいのは，T細胞の誘導システムの一部を強化したことだった。この抗体分子の片方はがん細胞に結合し，もう片方はすべて，T細胞が細胞表面に出しているCD3という分子に結合する（「第11章　タック・マック」参照）。

　バウエルは，「実は，ふつうの抗体は天然の二重特異性抗体なのです」と説明する。抗体はYの字の形をしている。Yの字の上に突き出した2本の枝の先端は，特異的な標的抗原に結合するようにデザインされている。ひとたび結合すると，各種の免疫細胞がFc受容

第18章 二重特異性抗体の開発

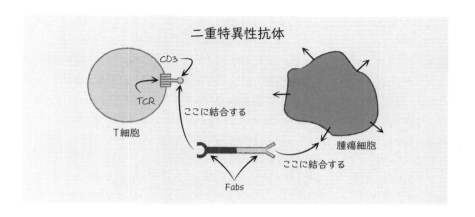

体を介してYの字の柄の部分に固定される(Fcは"Fragment, crystallizable"の略で「結晶性フラグメント」という意味)。これにより、抗体は免疫系細胞を標的の近くに引き寄せ、標的細胞を根絶しやすくなる。

けれどもときに、あまり効率よくいかないこともある。このFc受容体を介して動員される最も一般的な細胞はナチュラルキラー(NK)細胞であるが、少なくともがんとの戦いについては、NK細胞は必要な破壊力を欠いているからだ。「NK細胞はT細胞ほど優秀な殺し屋ではありません」とバウエルは言う。「NK細胞が黒色火薬だとしたらT細胞はダイナマイトです」。

BiTE(やその他の同様な二重特異性構築物)は、T細胞を動員するために構築された人工の抗体様分子である。BiTEは、腫瘍抗原(この場合はCD19)を認識する抗体のY字型の先端部分を切り取り、別の抗体のT細胞上のCD3分子を標的とする先端部分とくっつけた短いアダプターで、抗原と結合するフラグメントを両端にもつ(一方の端は腫瘍細胞上の抗原と結合し、他方の端はT細胞上の抗原と結合する)。

バウエルが開発した薬物は、T細胞上のCD3とB細胞性腫瘍上のCD19を標的とすることで両者を引き寄せるもので、ブリナツモマブ(blinatumomab)と命名され、二重特異性抗体として初めて市販された。前臨床試験の結果は、非常に高い効果があることを示していた。実験室での徹底的な検証と初期の臨床試験が終わった2012年、バイオ業界の大手アムジェン(Amgen)はマイクロメットを11億6,000万ドルで買収した。

当時、この薬物は承認もされていなかった(そのためバウエルと彼のチームのほとんどが会社に残った)が、データはそれほどまでに印象的だった。2年後、ブリナツモマブはB細胞性急性リンパ性白血病の治療薬として食品医薬品局(FDA)により承認された。

「その日は妻の60歳の誕生日でした。夜の9時に、彼女のために乾杯をしようとしていたときのことでした」。バウエルは今でも鮮明に覚えている。「シャンパンのグラスを手に取った

とき，携帯電話が鳴りました。アムジェンのCEOからでした。『こんな時間になんの用だろう？ 私はクビになったのだろうか？ そうでなかったら，なんだろう？』と思いながら電話に出て，『やあ，ボブ。パトリックだ。どうしたんだい？』と言いました。すると彼はこう言ったのです。『パトリック。今，FDAから電話があった。君の薬が承認された。君に一番に知らせようと思って』」。バウエルはかろうじて電話は落とさなかったが，シャンパンはこぼしてしまった。「体から力が抜けて，涙が出ました。その晩はずっと同僚たちに電話をかけて，ことの顛末を説明していました」。申請からわずか2カ月半後の承認だった。FDAによる薬物の承認としては最速だった。

　ブリナツモマブは，それから1年もしないうちにヨーロッパでも承認された。バウエルの誕生日である11月24日のことだった。「すごいでしょう？」とバウエルは快活に言う。「ものごとはこんなふうに重なることがあるのです」。

　手品のように。

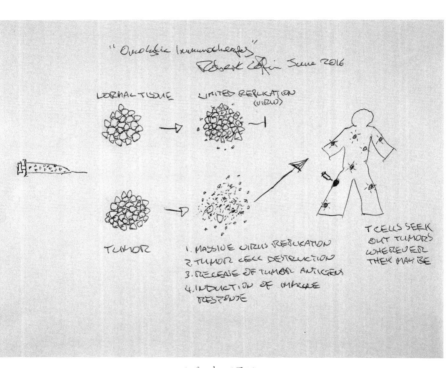

ロバート・コフィン
『腫瘍溶解性T-Vec』

第19章

ロバート・コフィン (Ph.D.)

レプリミューン社（米国マサチューセッツ州ウォバーン）共同設立者，CEO

腫瘍溶解性ウイルス療法の開発

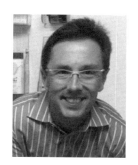

「重要なのは手を引くタイミングを知ることです」　　　　　　　　　　　　──R・コフィン

　ロバート・コフィン（Robert Coffin）は1965年に英国に生まれ，ウィンザーのテムズ川南岸で育った。ウィンザーは小さな町だが，少なくとも1件，大邸宅がある。「名物はウィンザー城です」と彼は言う。たしかに名物だ。ウィンザー城は，居住者がいる世界最大の宮殿であり，900年以上にわたりロイヤルファミリーの夏の住居になっている。「私が子どもの頃，母はウィンザーの王室図書館で印刷物などを販売していました。学校が休みのときには，私もそこでアメリカ人観光客に絵葉書を売っていました」。

　ウィンザーは，世界で最も混雑する空港の1つであるヒースロー空港に向かう飛行経路の真下にあるため，騒々しいことがある。ウィンザーの輝かしい歴史についてアメリカ人たちが投げかける洞察力に富む質問の数々は，コフィンの記憶にしっかりと刻まれている。「彼らはなぜ，ヒースローへの飛行径路のすぐ下に城を建てたのだろうね？」という質問に対して，コフィンは礼儀正しく答えるすべを知らなかった。

　コフィンがウィンザーで受けた初等教育は波乱なく過ぎていった。「私はウィンザー・グラマー・スクールに通いました。男子校です」。ウィンザーには女子校もあったが，離れた場所にあった上，学校どうしの正式な交流もなかった。「私は大学生になるまで女の子の知り合いがいませんでした。本当です」。社交に煩わされずにすんだコフィンは，ウィンザー・グラマー・スクールで生物学，化学，物理学など科学の勉強に打ち込み，数年後にはイースト・アングリア大学で微生物学の学位を取得した。

　コフィンのここまでの物語には恩師と呼べる人物は1人も登場しない。微生物学の学士号をもっていても，人から科学に関心があるのだろうと思われる程度で，英文学の学位をも

左の図中から抜粋：腫瘍溶解性免疫療法（oncolytic immunotherapy），正常組織（normal tissue），ウイルスの限られた増殖〔limited replication（virus）〕，ウイルスの旺盛な増殖（massive virus replication），腫瘍細胞の破壊（tumor cell destruction），腫瘍抗原の放出（release of tumor antigen），免疫反応の誘導（induction of immune response），T細胞は腫瘍がどこにいようとも探し出す（T cells seek out tumors wherever they maybe）

っているのと同じようなものである。本は良いものだが，自分で本を書きたいなら，具体的なテーマを決める必要がある。

「私は，自分がどこに向かおうとしているのか，わかっていませんでした」とコフィンは認める。「博士課程に進むまで，方向性がまったく定まっていませんでした」。その上，大学院に進学する前の成績はぱっとしなかった。「成績は 2.2 でした。第二級の成績[注]で，一般には博士課程に進学できるレベルとは考えられていません」。

イギリスの成績評価システムでは，学生は上位から第一級優等（1st），第二級優等上（2.1），第二級下（2.2），第三級（3rd），パス（pass）と評価される。大学院入学の足切りは通常 2.1 だ。

「私は，人からものを教えられるのは退屈だが，自発的に何かをするのはとても面白いと思うようになりました……博士課程が始まってから，俄然，やる気が出てきたのです」。

彼は 1988 年にユニヴァーシティー・カレッジ・ロンドンの大学院に進学した。そこでは適性と姿勢がすべてだった。「教授は基本的に放任主義で，私は自由にやることができました。それは良いことでした」。コフィンは指導教官からの表立った指導を望まず，必要ともしなかった。彼は失敗する自由を望んだ。「博士課程では自律的に研究して，成功したり失敗したりするべきだ，というのが私の持論です」。「go/no-go（断行か断念か）」の判断はコフィンにはお馴染みのものだが，学術研究機関のあり方とは相入れないかもしれない。大学院の趣旨からして，大学院生の失敗を手をこまねいて見ているわけにはいかないからだ。

けれどもコフィンの信念は揺るがない。「博士課程の学生は，しばしば細かいところまで管理され，過保護にされています。本当は 3 年間放っておかれるべきであり，それで成功すれば問題ないし，成功しなかったら基礎研究向きの人間ではないということでよいのです」。

コフィンは研究者向きで，放任されている間，当時のホットな話題の 1 つである植物ウイルス学に打ち込んだ。「当時は植物遺伝子工学が世界を救う技術としてもてはやされていました。植物遺伝子工学は新しいフロンティアで，すべてが猛スピードで進んでいきました」。無数のプロジェクトが提案された。作物の病気の治療法だけでなく，植物を遺伝的に強化して干ばつや害虫への抵抗性をもたせることや，治療薬として使用するためのヒトタンパク質を植物に作らせることまで提案された。

提案の多くは失敗に終わった。「植物によって，遺伝子導入が比較的容易なものと非常に難しいものがあったからです」。それだけではない。コフィンはシニカルとは言わないまでも非常に残念そうに，「植物遺伝子工学は世界中の人々の生活を豊かにし，栄養政策などを向上させることができる技術なのですが，その可能性を実現することはできませんでした」と言う。「この技術は十分に活用されていないと思います。人々の間に遺伝子組換え生物

注：ここで平凡な成績とされた人物は，現在，時価数百万ドルのバイオ企業レプリミューン（Replimune）の CEO である。その前にはバイオ企業 BioVex の共同設立者で CEO だった。BioVex は 2011 年に 10 億ドルでアムジェンに買収された。彼の成績がもっと良かったらどうなっていたか，想像してみてほしい……。

への不当な恐怖心があるからです」。

コフィンの博士課程プロジェクトはキュウリの病気だった。「南欧とイギリスのウリ科の植物(キュウリ,ヒョウタン,カボチャ)の生産者を悩ませるビート・シュード・イエロー・ウイルス(beet pseudo-yellow virus:BPYV)という奇妙なウイルス*があるのですが,このウイルスを詳しく調べたのです」。

コフィンの研究対象は,クロステロウイルス属というRNAウイルスの1種であることがわかった。この小さな謎を解決したことで,コフィンのスキルは大幅に向上し,次のプロジェクトのアイディアの基礎を固めることができた。それは,タバコモザイクウイルスというRNAウイルスを使ってHIVワクチンを作るというプロジェクトだった。ちなみに,タバコモザイクウイルスは最初に発見されたウイルスである。

彼のアイディアは,HIV前駆タンパク質*の遺伝的バリエーションのすべてを含むタバコモザイクウイルス粒子のライブラリ*を作成し,あらゆるHIV株に対するワクチンとすることだった。「HIVは遺伝的に多様な準種(quasi-species)として存在しています」とコフィンは説明する。「だから免疫系による監視を容易にすり抜け,介入に対して急速に抵抗性を生じるのです」。

ウイルス(virus):ウイルスは非常に小さい。典型的な微生物がバスケットボールの競技場の大きさだとすると,典型的なウイルスはバスケットボールの大きさだ。すべてのウイルスは,ほかの生物の細胞を利用して増殖する。ウイルスは動物,植物,微生物の細胞の表面に付着して遺伝物質(DNAまたはRNA)を細胞内に注入するか,ウイルス粒子ごと細胞の中に入り込んで遺伝物質を放出する。どちらの場合も,感染細胞は自分の資源と分子機構を使って,新しいウイルス粒子のさまざまなパーツを製造することを強要される。できあがったパーツは自己組織化によって自然に組み立てられて新しいウイルス粒子となり,そのまま宿主細胞と共存するか,宿主細胞を殺して外に放出される。

前駆タンパク質(proprotein):一部が切り落とされることではじめて機能するようになるタンパク質。中華料理のテイクアウトについてくる割り箸のように,前駆タンパク質はつながった状態で提供される。そのほうが作りやすいからである。しかし,使うためには切り離す必要がある。HIVは,プロテアーゼというタンパク質を使って前駆タンパク質を切り離す。HIV感染の治療薬の多くはプロテアーゼ阻害薬である。

ライブラリ(library):標準化された微生物のDNAに蓄えられたDNA断片のコレクションである。ライブラリを作成することで,ワクチンの製造を含め,さまざまな用途のための遺伝物質を容易に作ることができる。理論的には,ライブラリ中のHIVを構成するすべてのタンパク質を植物に作らせ,植物を収穫し,タンパク質を精製し,それらを混ぜたものをワクチンとして利用することができるはずだ。

コフィンは,この研究をするために助成金を申請したが,却下された。翌年,再び助成金を申請したが,また却下された。「その次の年なら助成金を獲得できたかもしれませんが,すでに遅すぎました」とコフィン。「私はユニヴァーシティー・カレッジ・ロンドンで単純ヘルペスウイルスの研究を始めていたからです。以来ずっと,その研究をしています」。

ヘルペスの約束：パーキンソン病など

ヘルペスと聞いて喜ぶ人はあまりいないが、コフィンにとっては大切なものだ。「当初のプロジェクトは単純ヘルペスウイルス（herpes simplex virus：HSV）の潜伏期の研究でした」と彼は言う。「HSVは感染者の体内で長期にわたって休眠状態にあり、ときどき飛び出して口唇ヘルペスを引き起こします。そのメカニズムを解明しようとしたのです」。この「飛び出し」は、HSVのライフサイクルと関係がある。HSVのDNAは感染細胞の核の中で安定した円形になり、宿主の核DNAと一緒に何カ月も何年もじっとしている。そして、しばしばストレスをきっかけにHSVのDNAが活性化して、口唇ヘルペスを引き起こすのだ。

コフィンは、HSVのDNAの再活性化現象についての自分の研究を、「その仕組みはまだ解明されていません」という言葉で総括する。そこで彼らは焦点を切り替え、より直接的な応用を考えるようになった。HSVを遺伝子治療のベクターとして利用するのだ。HSVは自分のDNAを宿主細胞に届けられるのだから、ほかの遺伝子の輸送にも利用できるはずではないか？

「私たちは、パーキンソン病などの神経疾患の遺伝子治療を行うために、HSVを利用して神経系に遺伝子を送達することを考えました」。これは理にかなったアイディアだ。HSVは好んでニューロンに感染し、ニューロンが死ぬまで細胞質にとどまることができるからである。「つまり、非常に長い間、遺伝子を発現させられる可能性があるのです」とコフィンは言う。「HSVベクターに遺伝子を届けさせることができれば、長期的に疾患に作用させることができます」。コフィンはパーキンソン病協会から助成金を得て、HSVから神経毒性のあるICP34.5遺伝子を除去した変異体を作成し、パーキンソン病を治療するためのDNAを運ばせようとした。

「名案だと思っていました」とコフィンは言う。「自分でもすばらしい試みだと思っていました。ところが比較的早い段階で、ニューロンを長期にわたって生かしておくことも、遺伝子を長期間発現させることもできないことが明らかになりました。作成した変異体に病原性はなかったのですが、それでもニューロンに対して強い毒性があったためです」。

HSV遺伝子プールに外来遺伝子を落とすと、その影響が波及して、ウイルスは細胞に感染したあと潜伏期に入ってしまうこともわかった。「HSVのすべての遺伝子のスイッチがオフになると、HSVに挿入した遺伝子のスイッチもオフになってしまいます」。完全にではないが、ほぼオフになる。「爆発的に発現するのは短期間だけで、これではパーキンソン病を治療することはできません」。

乗り越えなければならない問題は2つだった。1つは、発現させたい遺伝子を長期にわたって発現させる方法を見出すこと、もう1つは、毒性のないHSVを作ることだ。「どちらの問題もそれなりに解決することができ、私たちはその技術につき特許を出願しました」。コ

フィンと共同研究者のデヴィッド・ラッチマン（David Latchman）は，1999年にこれを基礎となる知的財産としてNeuroVax（現在の社名はBioVex）社を設立した。

BioVexとHSV

新しい会社の中核になったのは，神経系にDNAを送達するために最適化したHSVベクターだった。「私たちが最初に狙っていたのは，パーキンソン病などの神経変性疾患，脊髄損傷の修復，慢性痛……でした」。

主要なプログラムはパーキンソン病の治療で，その効果が実証されているグリア細胞由来神経栄養因子やチロシンヒドロキシラーゼなどの遺伝子を導入することだったが，コフィンは，先に小児の遺伝性神経疾患に取り組んだほうがビジネスを進めやすいだろうと考えた。「神経系を侵し，治療法のない，先天性の代謝疾患をもつ子どもたちの治療に最初に挑戦するほうが，ハードルが低いかもしれないと考えたのです」。彼によると，患者は10代前半に死亡することが多く，満たされていない医学ニーズは非常に大きいという。

「ベンチャー・キャピタルから調達した第1ラウンドの資金で神経系の臨床試験を進めていましたが，1年ほどで，『臨床試験は非常に面白く，エキサイティングだが，最後まで行うのは非常に時間がかかり，困難である』という結論に達しました」とコフィンは言う。「私たちは手を引くことにしました」。

彼が今回選んだのは"no-go"だった[注]。

T-Vecの登場

当時のBioVex社にはうまくいきそうな治療薬はなかったが，効率的で汎用的なツールはいくつか開発できていた。コフィンはこともなげに，「そこで会社の方向転換をすることにしました」と言う。それががんの治療薬だった。

「重要なのは手を引くタイミングを知ることです」と彼は言う。それには，できるだけ早いうちに，最終的な"go/no-go"の決断をするためのデータを収集する勇気と分別が必要だ。「科学者には，決定的な実験を避けようとする傾向が顕著です。臨床試験では特にそうです。臨床試験をデザインする際に，決定的な答えが出るような実験を避けることで，うまい汁が

注：臨床試験で"no-go"の判断がなされることは，必ずしも，提案された介入に効果がないことを意味しない。(1)臨床試験の結果を統計的に有意なものにするのに必要な患者の人数が多すぎて，効力を証明するのに費用がかかりすぎる（結局のところ，彼らがやっているのはビジネスなのだ），(2) 効力を証明するのに時間がかかりすぎる（薬物が効いているかどうかを確認するのに5年も待つわけにはいかない。これはビジネスなのだ），(3) 効力を証明するために，現在の生物学的アセスメント技術では困難な測定を行う必要がある，などの事情を反映していることもあるからだ。これらはいずれも薬物の実際の効力とは関係ないが，薬物の開発を断念させる状況である。

吸える仕事を長く続けられるようにしているのです」。

　コフィンがそのような研究を軽蔑していることは明らかだ。彼は時間を浪費するのを好まない。彼は暇つぶしをしない。前方に壁がある？　低速ギア

> 「会社が小さいと，めんどくさいことなしにパッと方向転換することができるのです」

に切り換えて回れ右だ。"no-go"か？　ブレーキを踏め。「会社が小さいと，めんどくさいことなしにパッと方向転換することができるのです。投資家の支持があるかぎりはね。私たちにはそれがあったのです」。彼らは神経学プログラムを棚上げにして（最終的には打ち切った），HSVを利用した腫瘍溶解性ウイルス療法*に集中することになった。この治療薬は，やがてT-Vecと呼ばれるようになった。

　コフィンは腫瘍溶解性ウイルス療法の実績が芳しくないことは知っていたが，治療反応を高める方法につき，よさそうなアイディアをもっていた。がん細胞がウイルスによって「はじけた」あとに起こることを増強するのだ。この方法がうまくいけば，ワクチンとして使えると考えられた。「科学者は長年がんワクチンを開発しようとしてきましたが，あまりうまくいっていませんでした」とコフィンは言うが，有望そうなアプローチが1つあった。患者自身の腫瘍組織に由来する自家ワクチンだ。コフィンが指摘するように，このアプローチの代表格がGVAXである（「第8章　ドルー・パードル」参照）。

　「そこで私たちは両者を組み合わせることを考えました。局所的に腫瘍を殺す腫瘍溶解性ウイルス療法を，患者の体内で自家ワクチンを作り，全身に作用させるアプローチと組み合わせるのです」。

　これを実現させるためには，ヘルペスウイルスの遺伝子を改変して免疫系を強化する薬物〔この場合は，GVAXで使用されるのと同じ顆粒球マクロファージコロニー刺激因子（GM-CSF）〕を発現させてか

腫瘍溶解性ウイルス療法（oncolytic virus therapy）：「腫瘍」を意味する"onco-"と，「分解する」という意味のギリシャ語"lyein"に由来する"-lytic"から，文字どおり腫瘍を溶解させるウイルスを使ってがん細胞を溶かす治療法である。このアプローチはかなり前から検討されていて，標的細胞に感染し，自分自身を複製したあと，細胞を溶かすタイプの天然のウイルスが調べられてきた。

　HSVはなぜ，健康な細胞よりも腫瘍細胞を好んで標的とするのだろうか？　別に狙っているわけではない。HSVは健康な細胞も腫瘍細胞も同じように攻撃しようとする。ただ，がん細胞は壊れた細胞であるため，正常で健康な細胞がウイルス感染と戦うために用いる天然の防御機構が壊れているのだ。一方，HSVなどのウイルスの側も，細胞がもつ天然の防御機構を乗り越えるための機構を進化させてきた。コフィンが開発したHSVベースの腫瘍溶解性ウイルス治療薬T-Vec〔Talimogene laherparepvec（タリモジーン・ラハーパレプベック）〕は，健康な組織に感染することがないように，天然のHSVが進化させてきた感染戦略を遺伝子操作によって除去してある。このように作られ，がん細胞がもつ機能不全を利用するT-Vecは，効率的かつ選択的に腫瘍を標的とすることができる。

ら，ウイルスを腫瘍に直接注入する。感染した腫瘍細胞はこれにより破裂し，変異した中身（腫瘍抗原を含む）を周囲の組織に放出する。周囲の組織では，GM-CSFに動員された免疫系の樹状細胞がゴミを掃除し，免疫系のほかの部隊に対して，これらの抗原を含む細胞を全身から探し出して殺すようにと指示を出す。

それが，個別化された腫瘍溶解性ワクチンT-Vecだ。

「ほかの自家ワクチンのような体外での処理はありません」とコフィンは説明する。「ウイルスを腫瘍に注入すると，ウイルスが腫瘍を溶かし，溶けた腫瘍が抗原として樹状細胞に取り込まれて，ワクチンとして働くのです」。このように，標準的なワクチンとは異なり，腫瘍溶解性ワクチンの成分は患者の免疫系によって決定される。「患者の腫瘍について知っている必要はありません。T-Vecの本質は，普遍的な腫瘍ワクチンを提供することにあるのです」。この能力は，転移性腫瘍（T-Vecを直接注入されておらず，HSVに感染しなかった腫瘍）を消滅させた臨床試験により，はっきりと証明された。それができるのは，ワクチンのような免疫反応を誘導する方法だけである。

「患者の腫瘍について知っている必要はありません」

臨床試験でしっかりした結果が得られたT-Vecは，2015年，悪性黒色腫の治療薬として承認された。

コフィンが設立した新会社「レプリミューン」は，HSVプラットフォームをほかのがんに使用するために最適化しているところである。

***

好きな科学書は？

「皆さんにお薦めしたいのは，リチャード・ドーキンスの"*The Selfish Gene*"（邦訳：『利己的な遺伝子』日高敏隆，岸由二，羽田節子，垂水雄二訳，紀伊國屋書店，1991年）と"*The God Delusion*"（邦訳：『神は妄想である』垂水雄二訳，早川書房，2007年）ですね」。後者は明らかに哲学的な本だ。「私は，科学者には信仰をもつ余地はないと思います。科学には合理性が求められるからです」。

しかし，世の中にはフランシス・コリンズ（Francis Collins）のような人もいる。彼は有名な科学者で，福音派のキリスト教徒で，ヒトゲノム計画の代表をつとめ，現在は米国国立衛生研究所（NIH）の所長である。「そうですね。どうして宗教の信者が科学者としてやっていけるのか私にはわかりません。しかし私はすべての人が"*The God Delusion*"を読むべきだと思います」。

一方，"*The Selfish Gene*"は完全に科学書である。この本は進化に関する論説を展開し

ている。「生物学の鍵となる概念です」とコフィンは言う。「すべての基礎であり、その概念は単純で、容易に理解することができます。すべてを進化の観念から考えると、生物学もがん研究もよく理解できるようになります」。

後注：科学と宗教が混ざり合う可能性についてのコフィン博士の考察に関して、この問題をさらに掘り下げている本がある。フランシス・コリンズ著 *The Language of God: A Scientist Presents Evidence for Belief*（邦訳：『ゲノムと聖書　科学者、＜神＞について考える』中村昇、中村佐知訳、NTT出版、2008年）である。

セクション 8

制御性Ｔ細胞 (Treg)

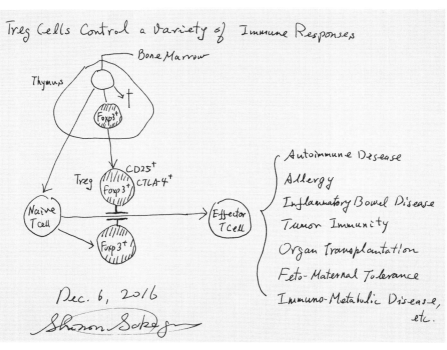

坂口志文
『Tregの仕事』

第20章

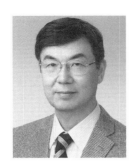

坂口志文 (M.D., Ph.D.)
大阪大学免疫学フロンティア研究センター特任教授

制御性T細胞を発見

「T細胞生物学の全体が瓦解し,全員が抑制性T細胞の研究から手を引きました。悲しいことですが,現実でした」
　　　　　　　　　　　　　　　　　　　　　　　　　　　　——坂口志文

　坂口志文(Shimon Sakaguchi)は1951年に滋賀県の田園地帯に生まれた。京都から東に電車で1時間ほどの場所である。

　「母はまだそこに住んでいます」と彼は言う。「ですから私にとっては特別な場所です」。母親は村の医師の家系の出だったため,志文少年は同じ道を歩むことを期待されていた。けれどもこの伝統は,父親似の少年の興味の対象とは相容れなかった。父親は高校教師で,大学では哲学を専攻し,フランス語を話すことができた。「父は人文学を教えていたので,私も文学や芸術など,人文学に関連した学問を学びたかったのです」。少年時代の坂口は絵を描くのが好きで,芸術家になることを夢見ていた。「画家とか……ロマンチックなものになりたいと思っていました」。

　第二次世界大戦がなかったら,その夢は実現していたかもしれない。けれども,坂口の父親が若き日に大学で学んだ人文学(特にフランス語)は,彼を仏領インドシナの前線に送り込んだだけだった。凄惨な戦いを生き延びてきた父親は,戦後に生まれた息子を次の戦争に行かせないためにはどうすればよいかを第一に考えていた。そうして出たのが,医学でなくてもいいから自然科学を学ばせておけば徴兵されないだろう,徴兵されたとしても戦闘に駆り出されることはないだろうという結論だった。「そこで私はある種の妥協をしました」と坂口は言う。医師にはなる。けれども,もっと面白いタイプの医師,心理学者のようなもの。「精神病理学者とか……そんな感じの医師になろうと考えました。そうすれば父は喜び,たぶん母も喜ぶだろうと思ったのです」。

左の図中から抜粋:Treg細胞はさまざまな免疫応答を制御する (Treg cells control a variety of immune responses), 胸腺 (thymus), 骨髄 (bone marrow), 正常T細胞 (naïve T cell), エフェクターT細胞 (effector T cell), 自己免疫疾患 (autoimmune disease), アレルギー (allergy), 炎症性腸疾患 (inflammatory bowel disease), 腫瘍免疫 (tumor immunity), 臓器移植 (organ transplantation), 母児間免疫 (feto-maternal tolerance), 免疫代謝疾患 (immune-metabolic disease)

坂口は京都大学医学部に入学した。やがて心理学への興味は薄れ，代わりに，（当時は）ほとんど研究されていない免疫学という「問題箱」への興味が芽生えた。とはいえ，人文学への興味が消えたわけではなかった。免疫学には芸術があり，哲学もあったからだ。

坂口は，ここで言う芸術の意味を説明してくれた。彼の趣味は美術館を訪れることで，世界各地で講義を行うたびに，たっぷりと楽しんでくるという。それは，自分を芸術通だと思っているからではなく，ものごとをふつうとは違った視点から眺めることや，ユニークな視点を通じて知識の世界を広げようとする姿勢に強い共感を覚えるからだ。「芸術家は作品にオリジナルな要素を追加します。ほかの人と同じ景色を見ていても，芸術家は違った見方をしています」と坂口は言う。科学も同じだ。「科学者が見ているものは人によって違います。それは芸術と科学，科学者と芸術家で非常に共通しています。そこが魅力的なのです。私は美術館に行き，絵画を見て，作者がどのようにして描いたか，その静物や風景や人物をどのように見ていたかを想像します」。真の芸術や，洗練された科学の成果は，まったく新しいもの，それまで誰も見たことがなかったものを見せてくれる。

哲学についてはこうだ。「私は確実に父のものの見方の影響を受けています。免疫学には哲学的なところがあります」。形而上学的なもの，坂口にとっては，懐かしく，馴染みのあるものだ。陰と陽のバランス，免疫学の用語で言えば，自己と非自己の識別という現象である。「医学生だった私は，そこに強い魅力を感じました」と坂口は言う。「学生は最初に免疫系が病原性微生物の侵入から体を守る仕組みを学び，次に，免疫系が自分自身の組織を攻撃する自己免疫疾患について学びます」。

一見，相対するこれらの力は道理に反しているように思われるが，坂口はすぐにほかの例を知った。「怪我をしたときには，血液はその場で凝固して出血を止めなければなりません。その点は問題ありません。けれども，同じことが血管のなかで起きたら血栓となり，大きな問題になります。これは善と悪の二分法です。これらはどのようにして分けられ，調節され，背景にどのようなメカニズムがあるのでしょうか？」そう問いかける坂口は，真新しいコンパスを携えた探検家のように微笑む。「そのメカニズムは単純なものであるはずがありません。絶対に，精妙なものであるはずです」。そうでなければならない。彼には確信があった。「それが私の免疫学研究の始まりでした」。坂口志文は1976年に京都大学医学部を卒業し，1982年に同大学で医学博士号を取得した。

> 「そのメカニズムは単純なものであるはずがありません。絶対に，精妙なものであるはずです」

皆様！「ザ・ティーレグズ」の登場です！

Tregは「ティーレグ」と読む。バンド名のような響きだが（「ザ・ティーレグズ！」），制御性T

細胞（regulatory T cell）のことである。坂口がこの細胞を発見したときは，がんのことはまった
く念頭になかった。彼が注目していたのは，自己免疫疾患と，それを防ぐ可能性のあるもの
だった。坂口は当時を振り返り，「きっかけは，ある日本人科学者による非常に奇妙な発見
に興味をもったことでした」と言う。それは，非常に奇妙な実験の結果だった。「生後3日の
マウスから胸腺を摘出したところ，卵巣が破壊されたという実験です」。しかし，生後7日の
マウスから胸腺を摘出してみると，卵巣は正常に発育した。

　研究チームのメンバーは内分泌学者であったため，卵巣が破壊されたのは，胸腺が産
生するなんらかのホルモンが失われた結果だろうと考えた。一方，免疫学者である坂口は，
違った見方をした。卵巣が破壊されたのは，胸腺の摘出により誘発された自己免疫疾患
の結果ではないかと考えたのだ。

　「1970年代初頭のことでした。免疫学の観点からは，胸腺はまだ魅力的な臓器でした」
と坂口は説明する。「胸腺はリンパ球を作っています。胸腺の除去によりリンパ球に影響が
及び，自己免疫疾患を引き起こすのです。これを説明するために，私たちは制御性T細胞
の概念を考えました」（つまり，リンパ球集団のなかにあり，免疫反応を抑制する細胞だ）。仮説を
立てた坂口は，このアイディアを裏づけ，擁護する証拠を揃えることにした。このアイディア
はのちに，もっともらしいが間違っていると批判され，坂口を大いに苦労させることになる。

精妙なるものを追いかける

　坂口の仮説を探究するのは大仕事で，その大半が，抑制性T細胞（suppressor T cell）を
研究するには最悪の時期に行われた（この時期についてはあとで詳しく述べる）。論理的な出発
点は，「問題箱」から胸腺を取り除くことだった。坂口は，胸腺が全体像に関係していないこ
とを確信していた。そのことは簡単な実験で証明できた。生まれたばかりのマウスから胸腺
とT細胞を取り除き，除去したT細胞の代わりに，遺伝的に同一で胸腺を除去していない
生後7日以後のマウスのT細胞を移植するのだ。その結果は？　胸腺もT細胞もないが，正
常なマウスのT細胞を移植されたマウスは，自己免疫疾患にはならず，死ぬこともなかった。

　次にするべきことは，どの種類のT細胞がマウスを救ったかを決定することだった。一般
に，T細胞にはCD4$^+$とCD8$^+$の2種類がある。CD8$^+$細胞がいわゆる「キラー」T細胞で，
T細胞の抑制とほとんど関係ないことは，すでにわかっていた。そこで坂口は，CD4$^+$T細
胞を調べはじめた。「私たちはさまざまな細胞表面分子を利用して，CD4$^+$T細胞を詳しく
調べました」。

　まずは，正常なマウスの脾臓からリンパ球懸濁液を作り（哺乳類は脾臓にリンパ球を貯蔵し
ている），CD5というT細胞表面分子（CD5はT細胞受容体シグナルを負に制御すると考えられて
いるが，便利なタグでもある）に対する抗体を使って濾過した。このプロセスにより，試験管に

入ったT細胞から抑制性T細胞をすべて除去できると期待された。自分自身のT細胞をもたないマウスにこれを移植したところ、免疫反応を抑制するT細胞をもたないマウスは数日以内に自己免疫疾患を発症して死んだ。「私たちは、これらのマウスが自然に自己免疫疾患を発症すると予想し、実際にそうなることを確認したのです」と坂口は言うが、このアプローチではTreg以外のものも除去していまっている可能性があることも知っていた。「次の課題は、厳密にTregだけを除去することでした」。

彼らの研究と同じ時期に、オックスフォード大学の別のグループが、CD45RC分子（チロシンホスファターゼという酵素の1種）に対する抗体を使って、同様の細胞分離実験を行い、同様の結果を得た。抑制性T細胞を除去したT細胞の移植により、マウスが死んだのだ。「私はある方法で抑制性T細胞を除去し、彼らは別の方法で抑制性T細胞を除去しました。ですから、私たちが探しているのはCD45RCとCD5をもつ細胞だということになります」。しかし、両方のマーカーを用いて細胞を分離する方法は厄介すぎた。坂口は、より簡単な方法を探した。そこで目をつけたのが、活性化したT細胞のマーカーであるCD25だった。「CD25はCD45RCとCD5をもつ細胞を選択するので、うってつけだったのです」と坂口は言う。「CD25を使うことによって、そうしたT細胞を取り除くことができ、すばらしい結果が得られました。マウスは自然に自己免疫疾患になったのです」。抑制性T細胞は実在し、坂口は、その探し方を明らかにした。「私たちは1995年に、CD25が抑制性T細胞の最高のマーカーであることを示しました。この論文は今でも"Journal of Immunology"で最も多く引用されている論文です」。

この成功には少々皮肉な背景がある。1995年に"Journal of Immunology"のエディターだったイーサン・シェヴァックは(Ethan Shevach)は、Tregの概念を毛嫌いしていたからだ。その上、(抑制性T細胞とは無関係の目的で）CD25抗体を作ったのはシェヴァックの研究室だった。「私の研究を見たイーサンは、『この研究はだめだと思う。彼の実験を再現してみてくれ』とポスドクに指示しました。そこで彼女が実験をすると、同じ結果が出たのです」。それを見たイーサン・シェヴァックは、坂口の論文を出版しただけでなく、Tregの最も重要な支持者の1人になった。

深い闇夜

坂口のひらめきによって最高潮に達したこの研究は約15年がかりで進められたが、その間には抑制性T細胞研究の信用が失墜した時期があった。

坂口は静かにため息をつき、「話せば長くなります」と言う。この物語は非常に専門的で、職業上の配慮と敬意から、ここでは匿名とする1人の著名な科学者がかかわっている。かいつまんで説明すると、ある科学者チームがマウスにT細胞を注入し、その結果の1つとし

て，抗I-J決定基(anti-I-J determinant)という抗体様の可溶性分子の産生が見られた。このような名前が付けられたのは，抗体がT細胞抑制機構の一部と考えられるものに結合しているように見え，抑制性T細胞の研究に大いに役立つことが期待されたからである。しかし，当時の技術はまだ荒削りなものであったため，I-Jの位置と機能に関する情報のほとんどは間接的な観察に基づいて提案されていた。それにもかかわらず，I-Jの信憑性は広く認められ，抑制性T細胞に関する多くの研究の概念的な基礎となった。

　そこまではよかった。基礎科学はよどみなく進んでいて，この分野に関連した研究には安定的に資金が流入していた。1980年代初頭になると，技術面が追いついてきた。細胞を分子や遺伝子のレベルで調べる技術が登場し，これらの技術がもたらした発見のなかには目を見張るようなものもあった。そんな1983年，遺伝子シークエンシング技術に革命を起こしたリロイ・フッド(Leroy Hood)が，I-J決定基の遺伝子があるとされてきたDNA上の位置に，それが存在しないことを示す論文を発表した。

　学界は大混乱に陥った。抑制性T細胞研究への支援は一夜にして吹き飛んだ。助成金は失われ，研究室は消えてなくなり，高い地位にいた研究者は降格の憂き目にあった。「T細胞生物学の全体が瓦解し，全員が抑制性T細胞の研究から手を引きました」と坂口は言う。「悲しいことですが，現実でした」。

　それだけではなかった。坂口のT細胞研究の知見まで疑問視されるようになってしまったのだ。彼は当時を回想して，「一部のノーベル賞受賞者などから，『君がリンパ球を摘出したとき，マウスは免疫不全になって感染症に罹患し，それが原因となって自己免疫疾患になったのだろう』と言われるようになりました。多くの人がそう考えたのです」と言う。「私にとっては困った状況でした」。

　それでも坂口は研究を続けることができた。「奨学金を探していたところ，幸運にも，ルシル・P・マーキー(Lucille P. Markey)生物医学賞を授与されたのです」。名誉ある賞だっただけでなく(授与されるためには所属機関により推薦される必要がある)，気前もよかった。「ポスドクから大学で職を得るまでの8年間も支給されるのです。本当に幸運でした」。奨学金は坂口の渡米と科学的探求の旅を支えた。彼は，ジョンズ・ホプキンズ大学，スタンフォード大学，スクリプス研究所で研究したあと，日本に帰国し，やがて京都大学の教授になった。

原　爆

　少なくとも本書の目的に関しては，Tregの物語はこれでほぼ終わりだが，原爆について少しだけ話をしたい。原爆はTregの科学に2つの重大な寄与をした。1つは，未来の科学者に重要な助言をすることになる坂口の父親を戦地から無事に生還させたこと，もう1つは，テネシー州のオークリッジ国立研究所で，いわゆる「スカーフィー・マウス(scurfy mouse)」が

誕生するきっかけになったことだ（訳注："scurfy"は「フケだらけ」という意味）。

スカーフィー・マウスにつき，坂口はこう説明する。「第二次世界大戦で広島と長崎に原爆が投下され，その後，冷戦が始まりました」。当時は，超大国の間で核戦争になる可能性は低いものの，十分にありえる話だと予想されていた。「米国政府は，放射線が哺乳類に及ぼす影響を調べる必要を感じ，国立研究所で，マウスに放射線を照射して突然変異体を選び出す研究が行われました。スカーフィー・マウスはそうした突然変異体の1つでした」。このマウスには自己免疫疾患の症状が見られる。

現代遺伝学の技術を手にした科学者たちは，速やかに責任遺伝子を追跡することができた。それが*FoxP3*だった。「ただ，この遺伝子が自己免疫疾患を引き起こす仕組みは不明でした」。IPEX症候群の患者の遺伝子にも同じ変異が見られることも明らかになった。坂口は，IPEX症候群の患者の症状がTreg欠損マウスの症状に似ていることに気づいた。坂口のチームはまもなく，*FoxP3*がTregに特有の転写因子であるだけでなく，Tregの機能のマスター調節因子であることを証明した。ナイーブT細胞（まだ活性化して機能したことがないT細胞）の*FoxP3*スイッチを入れると，そのT細胞はTregになる。*FoxP3*の同定はT細胞生物学における大発見であり，この研究に関する坂口の論文は2003年に権威ある科学誌『サイエンス』にて発表された（Hori et al., *Science* 2003;299:1057）。

がん

ちょっと待った。本書は自己免疫疾患ではなくがんについての本ではなかったか？「私にとっては，どちらも同じ問題です」と坂口は言う。「がん抗原は一種の自己抗原です。準自己抗原（quasi-self-antigen）です」。あなたの腫瘍はあなたが変異したものにすぎず，したがってT細胞はあなたを狙うことを躊躇する。あなたががんになり，T細胞が必要な強さでこれに反応しないなら，責任はTregにあることが多い。Tregはあなたを守ろうとしているのであり，結果としてがんを守ってしまっているのだ。「まったく同じ原理が当てはまります」。この6年間，坂口は大阪大学の自分の研究室で，がん免疫療法の研究にこうした原則を適用している。

がん免疫療法のアイディアは坂口のキャリアを救ったと言えるかもしれない。坂口は早口で「お話ししなければならないことがあります」と言うと，しばらく沈黙してから話しはじめた。「私が制御性T細胞を発見し，マウスを使った実験について最初の論文を発表したとき，腫瘍免疫に利用できる可能性を指摘すると，メモリアル・スローン・ケタリングがんセンターのロイド・オールドが，すぐにこの研究に関心を示しました。彼は私をがん研究所の会合に招いてくれ，私はそこで講演をしました」。その頃には，Tregの存在はある程度は受け入れられていたものの，歓迎されていたわけでもなかった。この分野全体の評判が，ひどく損

なわれていたからだ。それにもかかわらず，正しいアイディアを見分ける特異な能力をもつ
ロイド・オールドは全面的に彼を支持し，2004年には坂口博士と仲間のTreg擁護派であ
るイーサン・シェヴァックに，免疫学の基礎研究とがん免疫学の優れた業績に対して授与
されるウィリアム・コーリー賞を贈った。

この賞は，深い傷を大いに癒してくれた。坂
口は科学者らしい落ち着きを保とうとして苦労
しながら，「ロイド・オールドにはどんなに感謝し
ても足りません」と言う。「私にとって，祖父のよ
うな存在でした。彼が私に栄誉ある賞を授与し

> 「ロイド・オールドにはどんなに感
> 謝しても足りません。私にとって，
> 祖父のような存在でした」

てくれたことで，人々が，『こいつの研究している制御性T細胞とやらは，がん免疫療法に
役に立つのかもしれない』と思ってくれるようになったのです」。すべてはオールド博士のお
かげだった。「私が米国で彼に会ったのはたった3回で，いつもがん研究所の会合でした」。
坂口は感に堪えないといった様子で言う。「それなのに彼は私を米国科学アカデミーの会
員に推薦してくれました。外国人が会員になるのは非常に困難で，米国人科学者の5倍か
10倍も難しいのですが，私を推薦してくれたのです」。

坂口志文博士は2012年5月に全米科学アカデミーの外国人会員に選出された。

坂口の庇護者であるロイド・オールド博士は，その前年の11月に死去した。

＊＊＊

坂口の長年にわたる研究がもたらしたのは，学界からの認知だけではない。現在，Treg
を標的とする薬物は，膵がん，肺がん，皮膚がん，卵巣がん，および白血病の治療薬として，
臨床試験が行われている。

科 学 と 禅 問 答

科学者をやっていて最悪なことは？
「最悪なことですか？ 中毒性が強いことですね。やめられないのです」。

科学者をやっていて最高なことは？
「最高なこと……」彼は少し考えてから答えた。「最高なのは，やめたくないと思えることで
す！」

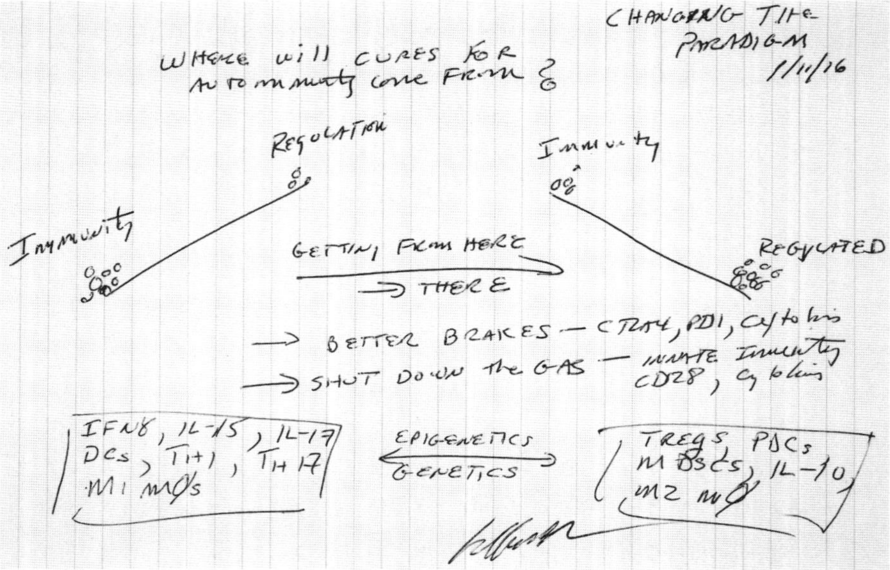

WHERE will CURES FOR
AUTOIMMUNITY COME FROM ?

CHANGING THE
PARADIGM
1/11/16

REGULATION

Immunity

Immunity

GETTING FROM HERE
⇒ THERE

REGULATED

→ BETTER BRAKES — CTLA4, PD1, Cytokines
→ SHUT DOWN the GAS — INNATE Immunity
CD28, Cytokines

IFNγ, IL-15, IL-17	TREGS pDCs
DCs, TH1, TH17	M1 BSCs, IL-10,
M1 MØ's	M2 MØ

EPIGENETICS
GENETICS

ジェフ・ブルーストン
『パラダイムチェンジ』

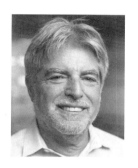

第21章
ジェフ・ブルーストン (Ph.D.)

カリフォルニア大学パーカーがん免疫療法研究所所長兼CEO
代謝学・内分泌学クラウゼン特別教授
サンフランシスコ, カリフォルニア

制御性T細胞を用いた細胞療法を開発

「これはクールだ。この研究をしよう」　　　　　　　　　　　　　　—— J・ブルーストン

　ジェフ・ブルーストン (Jeff Bluestone) は64歳で, ニュージャージー州出身だ。「ガーデン・ステート・パークウェイ (訳注:ニュージャージー州を南北に縦断する有料道路) の131番出口です」。ニュージャージー州の人は皆, この道路の何番出口を使っているかで自己紹介をする。「私は, 人格形成期の最初をコロニアで, その後はエディソンで過ごしました」。どちらも「131番出口:メタッチェン」で降りる地域だ。「メタッチェンは, 発明王トーマス・アルヴァ・エジソンの出身地として知られています。面白いことに, メタッチェンはエディソン (人間ではなく郡区のほう) に完全に取り囲まれています。エディソンがドーナツだとすると, メタッチェンはドーナツの穴です」。かつてエジソンが研究に勤しんだ研究所は, まだ博物館として残されている。「てっぺんに電球がついている塔が有名です」。
　そんな象徴的な土地で育ったにもかかわらず, ブルーストン少年には特にパッとしたところもない, ごくふつうの子どもだった。彼は石を集めていた。石はクールだと思ったからだ。科学もなかなかクールだったが, 彼の言葉を借りるなら「人生を変えるようなもの」とは思えなかった。強い興味を寄せているものもなかった。「両親は私をカウンセラーのところに連れて行き, そこでは, 歯列矯正医などの職業を勧められました。そこで私は獣医になることにしました。『獣医……あれはクールだ。動物や何かを使って科学をすることができる』と思ったのです」。ブルーストンはのんびりしていて, けだるい印象を与えるが, 引退したサーファーのように楽しそうだ。アロハシャツを着た彼がクロックスを履き, 研究室内をぶらぶら歩きまわっている姿を容易に想像することができる。
　ブルーストンの最初の出身校であるラトガース大学ニューブランズウィック・キャンパスは, 131番出口からそう遠くないところにある。彼はこの大学の4年生のときに天啓を得た。「そ

左の図中から抜粋:自己免疫疾患はどうしたら治せるか (where will cures for autoimmunity come from?), 制御 (regulation), よりよいブレーキ (better brakes), アクセルを踏まない (shut down the gas), 自然免疫 (innate immunity), エピジェネティクス (epigenetics), ジェネティクス (genetics)

うです。4年生のときです。私は突然, 悟ったのです」。ブルーストンはボブ・カズンズ (Bob Cousins) という若手教員の研究プロジェクトに参加した。

師が弟子を見出すこともあれば, 弟子が師を見出すこともある。ブルーストンはカズンズを見出した。「私は彼の授業をとっていて,『この人はすごい』と思ったので, 彼の研究室を訪ねて,『ここで無給で働きたいのですが』と言ったのです」。

ブルーストンがカズンズに惹かれたのは, 科学というよりは人間的な魅力だった。カズンズは科学への情熱をもっていた。「私の家族は保険外交員ばかりで, 科学者は1人もいませんでした」とブルーストンは言う。「ですから, 彼のような人……好機を見出し, 情熱を燃やす人が近くにいるのは, 非常に好ましいことでした。当時の私のように, ほかの学生より少しばかり年上で, 自分が何をしているのかよくわかっていない学生には, 火種をくれる人, 自分のなかで眠っている情熱を燃え立たせてくれる人が必要なのです。その鍵になるのが指導者です」。

それまで, ブルーストンが経験した学問のほとんどは骨の折れる反復作業だった。「有機化学を履修したり, 分子を覚えたりすることは……あまりクリエイティブな勉強ではありません。授業はクリエイティブではありません。人間はクリエイティブな存在なのに」。

けれどもときに幸運に恵まれる人がいる。

「ボブはカルシウム結合タンパク質の研究をしていました。私には無茶な研究に思われました。私は農学部の学生で……彼は農学部で栄養学を教えていたからです」とブルーストンは言う。「ところが, 彼が研究していた小さなカルシウム結合タンパク質が, カルシニューリンという非常に重要なカルモジュリン結合タンパク質であることが判明したのです」。

カルシニューリンはT細胞を活性化させる。そのため, T細胞の活性化を阻害するカルシニューリン阻害薬は, 同種異系 (つまり他のヒトからの) 移植において, 命を救うとは言えないまでも非常に重要な役割を果たしている (第8章, GvHD の解説参照)。カルシニューリン阻害薬は, 臓器移植や骨髄移植を容易にすることにより数万人の命を救ってきた。

「私はそのとき, 趣味ではなく人生をかけるものとして, 科学に魅了されました」。

考えること, 疑うこと

絶対的なものについて語る科学者は悪い科学者だ。確信は愚か者の特徴だ。

「以前, ポール・ナース (Paul Nurse) の講演を聴きました。2001年のノーベル賞受賞者で, ロックフェラー大学の学長です」とブルーストンは言う。「彼は疑うことについて話しました」。科学者をユニークな存在たらしめているのは, どんなものでも1回見ただけでは受け入れないことだ。2回, 3回見てもまだ受け入れない。「常に疑いがあるのです……自分たちは本当にすべてを知っているのか……本当に完全に理解しているのか?」

良い科学者は、「私の研究によれば、これこれは真実です」とは言わず、「私の研究によれば、データはこのように示唆しています」と言う。そうなのだ。それは示唆なのだ。仮説を立てることなのだ。データが何かを完全に証明することはないし、何かを語ることもない。データが示唆するのは、「すべての条件を考慮すると、……という解釈ができるかもしれない」ということだ。煮え切らないように思われるかもしれないが、科学的真実がキャッチーなフレーズになることはめったにない。

　ナースが講演を行ったのは2000年代初頭で、ある事の真偽をめぐる問題が世界的な論争になっていた。2001年9月11日のアメリカ同時多発テロ事件の記憶はまだ新しく、社会の敵の筆頭はオサマ・ビンラディンだった。米国政府はイラクが大量破壊兵器を保有しているとまくし立てていた。「ナースは非常にリベラルでした」とブルーストンは言う。「英国人のナースは、米国政府がサダム・フセインが『疑いの余地なく』大量破壊兵器をもっていると主張している[注]と指摘し、そこが政治家と科学者の違いだと言いました。科学者はすべてに疑問を投げかけるのです」。

　もちろん、懐疑的であるだけでは不十分だ。「好奇心は大切です。たぶん想像力も大切でしょう。Xではなかった場合に、それがなんであるかを想像する必要があるからです。けれども私は、大切なのは単純に『私たちは本当にすべてを知っているのだろうか？』と問い続けることだと思っています。答えはいつも『ノー』です」。

　「数年前に、デヴィッド・ドイッチュ（David Deutsch）の"The Beginning of Infinity"（邦訳『無限の始まり：ひとはなぜ限りない可能性をもつのか』熊谷玲美、田沢恭子、松井信彦訳、インターシフト、2013年）という本を読んだのですが、自分がすべてを知っていると思うたびに、自分が何も知らないことに気づくと書いてありました。私にとっては、ものごとに疑義を投げかけること、現実とはなんだろうと考えることなど……疑いがすべての原動力です」。

がん免疫学とCTLA-4

　人は疑い、途方に暮れる。1970年代後半にブルーストンがコーネル大学で博士課程研究を始めたとき、免疫学分野はまさにそんな状態で、名もなきものたちが放し飼いになっていた。「そうなのです。免疫学は現象学で、クレイジーで、まさに私がやりたかったことでした」とブルーストン。彼は、ウイルス学の修士課程研究をしていたときから漠然と免疫系を意識していたものの、より高いところを狙うきっかけになったのはウイルスの研究だった。

　「当時の私のプロジェクトは、滑稽なほど小さいものでした。私たちはメンゴウイルス（mengovirus）というウイルスを調べていて、私の仕事は、メンゴウイルスの末端にアデノシン

注：結局、大量破壊兵器は見つからなかった。

を何個くっつけられるかを解明することでした」。これによりタンパク質への翻訳に影響を及ぼすと考えられたが，ブルーストンにとっては小さな問題で，臨床に役立つかどうかもわからなかった。「おそらく誰かにとっては重要な問題なのかもしれませんが，私には……」ブルーストンは，大きな変化を起こすような研究がしたかった。「がん研究なら，それができると思うようになりました」。

　がん研究に貢献するためには場所を移す必要があった。「現代免疫学の創立者の1人であるスローン・ケタリングのボブ・グッド（Bob Good）のところで一夏を過ごしました」とブルーストンは言う。「免疫系ががんに及ぼす影響の解明は非常に複雑で難しかったので，『これはクールだ。この研究をしよう』と思いました」。その欲望は彼を米国国立衛生研究所（NIH）の実験台へと導いた。「1980年代には，スティーヴ・ローゼンバーグ（第13章）と同じ階でT細胞の研究をしました。彼も私もT細胞受容体のクローニングをしていて，彼はヒトの細胞を使い，私はマウスの細胞を使っていました」。

　この研究の重要な要素の1つは，T細胞受容体を単離し，クローニングする（すなわち，確実に再現する）ことだった。T細胞受容体は，T細胞が敵の抗原を認識し，結合する部位である。これをクローニングすることができれば，科学者は複雑な機能を解き明かすことができる。「やがてスタンフォード大学のマーク・デイヴィス（Mark Davis）がマウスのT細胞受容体のクローニングに成功し，これが非常に役に立ちました」とブルーストンは言う。便利な道具を手にした彼は，多くの問いを投げかけ，答えの過程でさらに多くの事実を明らかにした。

　「私たちの知見をドルー（パードル，第8章）が利用し，1987年に一緒に『ネイチャー』で論文を発表しました（Bluestone et al., *Nature* 1987;326:82）」。彼らはクローニングしたT細胞受容体複合体と反応する抗体を同定した。抗体は外来抗原のようにふるまい，T細胞を活性化させるはずだったが，実際の相互作用ではそうならなかった。「それだけでは不十分だったのです」とブルーストンは説明する。「抗体だけではT細胞を活性化させることができませんでした。抗体のほかに，何かが必要だったのです。第2のシグナルが」。

　第2のシグナルを伝えるのはCD28という分子だった。CD28は，すでにほかの研究室で単離されていたが，受容体と結合するパートナー（リガンド）がまだ見つかっていなかった（受容体は必ずなんらかのリガンドと結合する）。「1980年代後半，NIHのロン・シュウォーツ（Ron Schwartz）とミネソタ大学のマーク・ジェンキンズ（Marc Jenkins）がヒトのCD28を単離し，カール・ジューン（第16章）とクレイグ・トンプソン（Craig Thompson）がマウスのCD28を単離しました」。しかし，CD28分子が何と結合するのかはわからなかった。

　その頃，ベナロヤ研究所のピーター・リンズリー（Peter Linsley）という研究者が，CTLA-4という遺伝子を調べていた。これはもともと，複数の実験を同時進行するために多数の小さなウェルを格子状に並べた培養用マルチウェルプレートの中で培養された細胞傷害性T

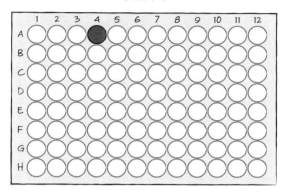

細胞(cytolytic T-cell：CTL)に由来するものだった。問題の分子は、プレートのA行4列のウェルA4にあったため、CTLA-4という名称になった。

すべての数字が出揃っていて、あとは誰かが計算するだけだった。「クレイグ・トンプソン……ではなく、彼の奥さんのトゥリア〔メモリアル・スローン・ケタリングがんセンターのトゥリア・リンドステン(Tullia Lindsten, M.D., Ph.D.)〕が会合に来ていて、CTLA-4を見て、CD28に非常によく似ていることに気づいたのです」。今にして思えば、これは意外なことではない。どちらの分子も受容体で、どちらの受容体も同じリガンドと結合するからだ。トゥリアはこの類似性をピーター・リンズリーに伝えた。「そこでピーターはCTLA-4遺伝子を使って、可溶型CTLA-4であるCTLA-4-Igというタンパク質を作りました」。彼の融合タンパク質は良いプローブになった。「学会でこの研究が取り上げられ、ピーターが講演で『私が作成したCTLA-4-Ig分子は抗原提示細胞に結合し、CD28に似ています』と言うのを聞いた私は、その分子こそ自分が理解できなかった第2のシグナルだと思いました」。

講演後、ブルーストンはリンズリーにところに行った。「そして彼に話しかけました。『ピーター、私はこれこれこういう実験系をもっている。ヒトの膵島細胞*をマウスに移植する実験をしていて……第2のシグナルを調べているんだ。君のCTLA-4-Igをいくらか分けてもらえないだろうか？』とね。1週後には、CTLA-4-Igがブルーストンの研究室に到着した。このやりとりについてブルーストンは「当時は今とは違っていたのです」と言う。当時は、大学の研究者と企業の研究者が研究材料を分け合うのに、今日のように多くの許可をとる必要はな

> 膵島細胞(islet cell)：膵臓にある細胞で、インスリンを産生する。膵島細胞移植は1型糖尿病の治療法の1つとして提案されている。1型糖尿病は、免疫系が間違って膵島細胞を破壊してしまい、生涯にわたりインスリン補充が必要になる自己免疫疾患である。

かった。「MTA[注]も何もありませんでした」。

　ブルーストンはリンズリー[注]のCTLA-4-Igをうまく利用した。「私は研究室に行き，当時，医学博士・理学博士課程の学生だったデビー・レンショウ（Debbie Lenschow）にこう言いました。『デビー，頼みがある。これを１日おきに50mgずつマウスに投与して，どうなるか見てくれ』。　レンショウがその通りにすると，膵島細胞を移植されたマウスは拒絶反応を起こさなかった。CTLA-4-Igが免疫系のスイッチをオフにしたのだ。

　「私は，『よし！ CD28が機能する仕組みがわかったぞ！』と言いました」。それは，次のように考えたからだ。T細胞の活性化には２つのシグナルが必要だ。第１のシグナルはT細胞が抗原に遭遇したときに発生する。このシグナルは抗原提示細胞である樹状細胞から受け取る。第２のシグナルは？ CTLA-4-Ig（すなわち，可溶型CD28の「そっくりさん」）が溶液中で樹状細胞（「第10章　ラルフ・スタインマン」参照）に結合したことから，第２のシグナルも樹状細胞からくる可能性が高いと考えられた。つまり，T細胞が出しているCTLA-4が，樹状細胞上のリガンドと結合することでシグナルを受け取る，と考えるのが妥当だった。そして，共培養系に大量のCTLA-4-Igを加えるとT細胞の活性化が抑制されたのは，CTLA-4-Igが樹状細胞上のリガンドと結合し，その結果として，その第２のシグナルがブロックされたからだと考えられた。

　ブルーストンが最終的に考えたモデルはこうだ。T細胞が抗原に遭遇すると最初のシグナルがくるが，T細胞の表面の受容体分子（CD28分子）が樹状細胞の表面にあるリガンド分子（B7）と結合するまでは完全には活性化しない。しかし，ここが巧妙なのだが，B7分子にはCD28とCTLA-4は非常によく似ているように見え，B7はCTLA-4とも結合できる。ブルーストンの実験は，CTLA-4-Igという「偽物」のCD28でT細胞を騙せることを示唆していた。可溶型CTLA-4-Igを大量に系に投与することにより，樹状細胞表面のB7分子は，T細胞のCD28ではなくCTLA-4-Igと優先的に結合する。このためCD28はB7と結合できなくなり，結果として，T細胞は完全に活性化することができず，移植拒絶が起こらなくなる。この実験から得られた結論は1992年に『サイエンス』で発表された（Lenschow et al., *Science* 1992;257:789）。

　この時点で，ブルーストンのチームの全員が，CTLA-4経路の機能を解明するための研究に着手した。大学院生のテリーザ・ウォラナス（Theresa Walunas，現在はノースウエスタン大

注：MTA（Material Transfer Agreement：試料提供契約書）は，ある研究者が別の研究者から研究材料の提供を受ける際に，互いの権利と責任について定めた契約書である。MTAの目的は，科学者の共同研究の始まりを，手間暇のかかる不快なものにすることにある。

注：ピーター・リンズリーのCTLA-4-Igの現在：免疫系のスイッチをオフにする性質は，科学研究に役立っただけではなかった。さらなる考察と試験の結果，CTLA-4-Igは2011年に自己免疫疾患である関節リウマチの治療薬として承認され，現在オレンシア（Orencia）という商品名で販売されている。2015年のオレンシアの売上高は18億ドルを超えた。

> 抗体(antibody)：あるタンパク質に対する抗体を作るには、まずそのタンパク質を精製する。精製したタンパク質を、それが外来タンパク質となるような動物(ハムスターやウサギなど)に注入すると、やがて動物の体内でそれを攻撃するための抗体が産生される。動物の血液から精製された抗体は、最初に注入したタンパク質と強く結合するように巧妙に作られていて、タンパク質の機能を探究するためのツールとしてさまざまな方法で利用することができる。

学アシスタント・プロフェッサー)は、ハムスターをCTLA-Igで免疫し、ふつうのCTLA-4に対する抗体*を作らせて、その活性を阻害できるようにするという課題を与えられた。できれば、その活性の阻害は観察が容易であるほうがよい。

ウォラナスが新たに作成した抗CTLA-4抗体を使って実験を行うと、非常にはっきりした結果が出た。T細胞は活性化していた。この研究と同時期に、ライバルの研究室も、CTLA-4がT細胞に対して刺激性に作用すると示唆した。興味深い結果だったが、ブルーストンの研究にとって最も重要なニーズは満たしていなかった。「私たちが求めていたのは活性化因子ではなく阻害因子でした」と彼は言う。彼は移植の実験をしていて、T細胞が媒介する拒絶反応を阻止したかった。「そこで私はこう言いました。『テリーザ、頼みがある。この抗体のFabフラグメントを作ってくれ』とね」(Fabは "Fragment, antigen-binding" の略で「抗原結合性フラグメント」という意味)。

一般に、抗体を切り刻んで、標的を認識して結合するフラグメントだけにすると、結合部位がブロックされて、分子/受容体相互作用と関連した反応は生じないはずだ。この事例で言えば、Fabが結合したCTL-4は活性化されないはずだ。

ウォラナスはFabを作成して実験を行った。T細胞は活性化した。「だから私は言ったのです。『違う、違う。Fabは活性化させるのではなく、阻害するんだ』。私たちは黒板の前に座って、議論していました。私は、CTLA-4は自分たちが思っているのとは違った働きをするのかもしれないと言いました。活性化因子ではないのかもしれない。阻害因子なのかもしれない。私たちはFabを用いることで阻害因子を阻害していて、これにより反応が増強したのかもしれない」。

そこには多くの「かもしれない」があった。「けれどもあの日——テリーザと私は何年もたってから、その日のことを話し合いました——私たちは1つの結論に達したのです」とブルーストンは言う。「CTLA-4の機能はT細胞の活動を抑制することにあるという結論に」。

次の挑戦は、自分たちの結論の正しさを人々に納得させることだった。ほかの有名研究室がCTLA-4は刺激性だと考えていたことを思い出してほしい。「私たちは『サイエンス』に論文を投稿して却下され、『ネイチャー』に投稿して却下されました。T細胞に抑制性の調節因子があることを誰も信じてくれませんでした」。

新たな学術誌を創刊したばかりの個人的な友人ローリー・グリムチャー (Laurie Glimcher, ダナ・ファーバーがん研究所) の助力によって、ブルーストンの研究は1994年に『イミュニティ

ー』誌で発表された（Walunas et al., *Immunity* 1994;1:405）。

「約1年後，ジム（アリソン）とカリフォルニア大学サンフランシスコ校のマックス・クランメル（Max Krummel）が，私たちの研究を再現する論文を発表しました」とブルーストン。それから約1年後，ハーバード大学のアーリーン・シャープ（Arlene Sharpe）との研究で作出したCTLA-4ノックアウトマウスが，生後2週間もしないうちに重篤な自己免疫疾患によって死亡した。

スイッチを入れる

CTLA-4のスイッチをオフにすれば，がんを治療することができる。CTLA-4のスイッチをオンにすれば，1型糖尿病を治療することができる。「あらゆることが，ほかのことに関連しています」。それが科学なのだとブルーストンは言う。同じ場所から出発して，まったく別の道を進むことができる（待ち受けている困難の度合いもさまざまだ）。抗体（イピリムマブ）を使ってCTLA-4の活性を阻害するか？ シンプルで良い。膵臓の細胞を攻撃しているT細胞を不活化するために，CTLA-4の活性を選択的に増強してみるか？ うーん。

「消極的な考え方に聞こえるでしょう？ けれども，負の調節因子を活性化させるのは，阻害するよりはるかに難しいのです」とブルーストンは言う。成功するためには，もっと情報が必要だった。まずは，CTLA-4が作用する仕組みを掘り下げなければならない。「私たちはCTLA-4が発現している場所をよく調べて，少数の細胞集合がこの分子を常時発現していることを発見しました」。その細胞が制御性T細胞（Treg）だった。「そこで私は，CTLA-4が生体に必須であるということは——この分子がなくなったら2週間で死んでしまいます——Tregも必須であるにちがいないと考えました」。

Tregの作用機序は不明だったが，それ自体はすでに発見されていた（「第20章　坂口志文」参照）。わかっていたのは，CTLA-4とCD28を両方発現していることだった。より深く調べるため，ブルーストンはポスドクの1人に，遺伝的に自己免疫疾患に罹患しやすいマウスを使って，CTLA-4とCD28の両方をノックアウトし，Tregの運命を観察させた。

ブルーストンは，「私たちが選んだのは糖尿病になるマウスでした」と説明する。「CTLA-4とCD28を除去すると数日以内に糖尿病になることが明らかになりました。マウスに欠けているのは，この少数の細胞だけなのに」。こうして，Tregがなんらかの仕組みで1型糖尿病を予防しているという結論が出た。

「そこで私は研究室の80％にTregの研究をさせました」。目指すのは，臨床への橋渡しだ。「私は，ふつうとは違ったやり方でこれを進めることにしました」とブルーストンは言う。「薬を作るのではなく，細胞を薬にしようと考えたのです」。臓器移植を受ける患者や自己免疫疾患の患者からTregを採取し，体外で細胞を増殖させてから患者の体内に戻し，不適切

な免疫反応を圧倒しようというのだ。本書の執筆時点で，そうした臨床試験が少なくとも6件進められているほか，同種異系幹細胞移植におけるGvHDについてもいくつかの臨床試験が行われている。

もう1つ，1型糖尿病に特異的なTreg免疫療法アプローチの研究も進められている。「ここでは，胚性幹細胞かiPS細胞（「第17章　ミシェル・サデライン」参照）を使って，インスリンを産生する膵島細胞を作ります。これまでに数社と共同研究を行いました」。この手法では，(1)膵島細胞を破壊しているT細胞の除去（今ではそれができる薬物がある），(2)新しいTregの注入，(3)失われた膵島細胞の補充，の3つを成功させる必要がある。「私たちは昨年，"Cell Stem Cell"誌で論文を発表し (Szot et al., Cell Stem Cell 2015;16:148)，ヒトの胚性幹細胞から作った膵島細胞をマウスに投与して，免疫寛容を誘導すると同時に，糖尿病も完治できることを示しました」。

闇 夜

「失敗への恐怖は本当に厄介ですね」。しかし，まともな科学者なら，すべての実験どころかその半分も思いどおりの結果にならないことを知っている。危険なのは，失敗を忘れられないことだ。「学生には，野球の打者を例にとって説明しています。打率が3割あれば野球殿堂入りができるとね。打率が3割ということは，10回のうち7回は失敗するということでしょう？」とブルーストンは言う。「だから私は失敗しても嘆きません。論文を投稿したジャーナルに却下されても，何があってもね。難しくないことならやる価値はないと，いつも思っているからです」。

ときにはつらく感じることもあるが，いつだって光に向かって進むことができる。

「私の研究室には義父が作ってくれたネオンサインが飾ってあるのです。"Club Bluestone"と書いてあります。部屋の明かりを決して，ネオンサインを点灯して，大音量でブルース・スプリングスティーンの曲を演奏します。それから仕事に戻ります」。

また1人，ジャージー・ボーイが救われた（訳注：ブルース・スプリングスティーンもニュージャージー州出身）。

学校で取るべきだったと思う授業は？

「美術史」。ブルーストンは躊躇なく言う。

本当に？

「そうです。科学は途方もなくすばらしいですが，例えばiPhoneを作るなら機能と同じくらい外見が重要でしょう？　だからジョブズは色やフォントなどにこだわったのです。ところが私は科学者として，自分の仕事の審美的な側面について考えることはめったにありませ

ん」。科学は還元の営みであり、系を削ぎ落としていって芯だけにすることで、観察された現象の核心を露出させる。簡単に言うと、科学とは小さく大切なことについて膨大な量の事実を知ることであり、芸術家が大作を製作するときのように大きな作画に取り組むことはめったにない。

「美術史は、美そのものについてだけでなく、何が重要であるかも教えてくれます」とブルーストンは言う。「美の文脈で科学を考えられるようになると、科学について、今までよりもはるかに鋭く、思慮深くなれるのです。クレイジーだと思われるかもしれませんが、これは本当だと思います。私の科学を、単なる数字やグラフの集合ではなく、それにかかわった人々や患者や実験の美しさといった大きな描像の中で捉えることができていれば、ずっとよくなっていたはずです」。

> 「美の文脈で科学を考えられるようになると、科学について、今までよりもはるかに鋭く、思慮深くなれるのです」

科学者が投げかける小さく細かい問いは、その視野を制限するおそれがあるとブルーストンは言う。けれども美術史を取っていれば、「マン・レイからピカソまで、芸術家たちが心に浮かんだことをいかにして作品にするかという問題をどのように受け止め、さまざまな角度からめざす場所にたどり着いた過程を学ぶことができ、もっといろいろな可能性に対して柔軟になれただろうと思うのです」。

美は真実であり、真実は美である。汝らが地上で知ることはそれだけで、知る必要があることもそれだけだ。
——ジョン・キーツ

セクション 9

細胞とシグナル：
良くも悪くも

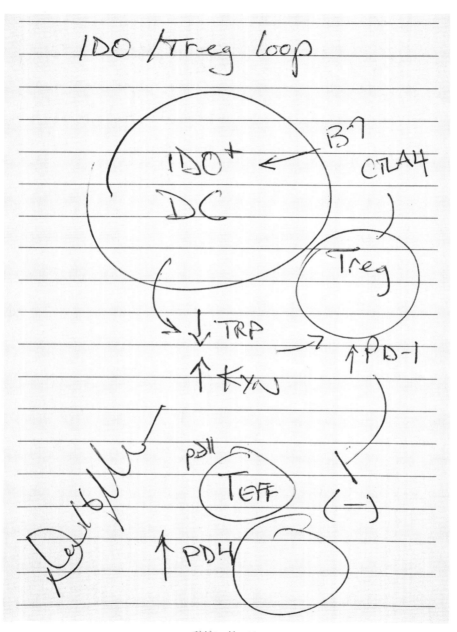

デヴィッド・マン
『IDO/Tregループ』

第22章
デヴィッド・マン (M.D.)
オーガスタ大学(ジョージア州オーガスタ)がん免疫学・炎症・免疫寛容プログラム,
小児科学教授

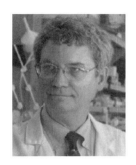

IDOの免疫系での作用を解明

「教科書を書き換えるよりも,自分たちの頭がおかしいと考えるほうが簡単だったと思います」
―― D・マン

　デヴィッド・マン[注](David Munn)は1957年にジョージア州アトランタに生まれた。
　彼は学部で哲学を学んだ後,1984年にジョージア医科大学医学大学院で医学博士号を取得した。ライフワークの中心となる小児がんに出会ったのは,それからすぐのことだった。マンが小児医療に携わるようになった1980年代中頃は,医学がついに小児がんへの反撃を開始した時代で,自分もこの戦いに貢献したいと考えたのだ。「私はおもに臨床的見地から小児腫瘍学に関心をもっていました」とマンは言う。「1960年代には,治療できる小児悪性腫瘍はないと言ってよい状況でした。小児ががんになることは死刑宣告と同じでした。それが今では,小児がん患者の約80％が化学療法によって治るようになりました」(彼はここでは血液のがんについて語っている。小児の脳腫瘍の治療については,今後のさらなる進歩が待たれる)。
　小児の白血病/リンパ腫に対する治療の成功率の高さは印象的だが,代償は大きい。「成功率の向上は,毒性という莫大な対価と引き換えに手にしたものでした」とマンは言う。これらの毒性のなかには,治療が終了して長い年月がたってから現れるものもあり,しばしば胸が張り裂けそうな思いをさせる。「こうした子どもたちは将来再び悪性腫瘍ができるリスクが高く,学業不振や,その他のあらゆるデリケートな問題に苦しめられます。小児に高用量化学療法を行うのは好ましくなく,できれば避けたいものなのです」とマンは言う。「この分野は,新しい研究によって大きな影響を及ぼせる可能性があると思いました」。
　医学部を卒業後の進路は,ニューヨークのメモリアル・スローン・ケタリングがんセンターでのフェローシップに決まった。指導医はナイコン・チェン(Nai-Kong Cheung)博士だった。

左の図中から抜粋:IDO + DC, PD4, B7, CTLA-4, Treg, PD-1
注:マン博士は私生活の詳細について秘密が保たれることを希望しており,本書はその希望を尊重する。

> 「小児に高用量化学療法を
> 行うのは好ましくなく，でき
> れば避けたいものです……
> この分野は，新しい研究によ
> って大きな影響を及ぼせる
> 可能性があると思いました」

ここですぐにがん免疫療法がマンの目に入ったが，はっきり見えていたわけではなかった。ぼんやりとしか見えなかった理由は概念的なところにあった。その頃には小児への骨髄移植が行われるようになっていたが，直接がんを治療するためとは考えられていなかったのだ。「1980 年代初頭には，骨髄幹細胞移植が免疫療法であるという概念は明確になっておらず，小児がんの治療に骨髄移植を用いるのは主として高用量化学療法を補うためだと考えられていました」。化学療法は腫瘍だけでなく患者の免疫系まで破壊するため，命にかかわる感染症に罹患しやすくなってしまうのだ。骨髄移植の目的は患者の免疫系を再構築することにあった。そう，骨髄移植は免疫療法ではなかったのだ。

マンは，「私たちがそれを免疫療法とは思っていなかったことは，修行時代の私が，移植する骨髄移植から T 細胞をすべて除去して純粋な幹細胞を得ることを重視していたことからも明らかです」と言う。このプロトコルはスローン・ケタリングとフレッド・ハッチンソンがん研究センター（シアトル）が T 細胞による移植片対宿主病（GvHD）という副作用を回避するために開発したもので，一流の移植センターがこの方法を採用しているのを見た若きマン博士が，そうするのが正しいと考えたのは無理もなかった。「彼らは，ドナーのすべての T 細胞を厳密に 1,000 分の 1 以下に減らせば患者が GvHD にならないことを明らかにしました」とマンは言う。「問題は，再発により死亡する子どもが増えたことでした」。

骨髄移植に関する十分なデータが集まると，研究者たちはこの現象の説明を求めてこれまでのデータを精査した。データは彼らに，総合的に見ると，移植を受けた患者にとっては少々の GvHD がある（その重症度には幅があった）のは良いことだと告げていた。移植された骨髄は宿主と戦うだけではない。GvHD は，移植された骨髄（すなわちドナーに由来する T 細胞）が宿主のがんと戦っていることのサインだった。実際，軽い GvHD があった患者は明らかに高率に小児がんが治っていた。「私たちはそこで初めて，骨髄移植の成功の多くが実際には免疫療法の効果だったことに気がついたのです」。

しかし，マンはその発見を心の中にとどめておいた。重要な発見であったが，この移植片対腫瘍効果という現象の全体像を説明するために必要な基礎科学的知識の多くが不足していたからである。ただ，この現象の原因と考えられる T 細胞については，わかっていることがいくつかあった。マンは，「私が免疫療法に興味をもつようになったきっかけは，T 細胞が少数の遺伝子しかもたないウイルスの感染を制御することができるという事実でした」と説明する。「小さなウイルスの遺伝子は 10〜20 個しかありません（ヒトの遺伝子は約 2 万個）。けれども，免疫系がウイルス感染細胞を認識し，攻撃し，一掃するには十分なのです。一方，

1つのがんには数百〜数千の突然変異があると推定されているのに，免疫系はこれらを攻撃しません。なぜなのでしょう？ 興味深い問題でした」。

突撃，がん免疫療法？

それに興味深い問題だったが，当時は，医師がこのトピックを追究する理由にはならなかった。「免疫療法の世界に入ったときには，私のキャリアを心配してくれる人々に，免疫療法には近づかないようにと助言されました」。たしかに米国国立衛生研究所（NIH）などでは免疫療法が研究されていたものの，影響を受けた身体部位への具体的な作用を詳細に説明しようとする人さえいなかった。分子レベルでの作用機序の詳細や本質も不明だった。彼らはただ，明白な免疫反応を引き起こす物質が発見されるたびに，それを患者に投与していただけだった。

> 「免疫療法の世界に入ったときには，私のキャリアを心配してくれる人々に，免疫療法には近づかないようにと助言されました」

これらの人体実験は，9回の大失敗につき1回の頻度でささやかな奇跡を起こした。「当時は，『組換えTNF（腫瘍壊死因子）を試してみよう……組換えインターフェロンγを試してみよう……毒性に注意しながら徐々に量を増やしていったら，毒性によって引き起こされる症状がひどくなりすぎないうちにがんに対する免疫反応が起こってくれるかもしれない』という調子で実験をしていました」とマンは言う。「答えはいつも，『患者に毒性を及ぼすだけで，腫瘍への効果はない』でしたが」。

こうした冒険のリーダー格が，NIHのスティーヴ・ローゼンバーグ（第13章）だった。彼は，卓越した研究の才能と臨床的な洞察力のほかに，ソフトな語りで自分を売り込む才能にも恵まれていた。炎症を促進するIL-2に関する彼の研究は，奇跡を起こしただけでなく，大ニュースにもなった。「スティーヴ・ローゼンバーグは，この研究に非常に大きな貢献をしました」とマンは言う。彼はこの分野に，概念上の厄介な障害，すなわち，「免疫系に腫瘍を認識させることはできないから，免疫療法は成功しない」という通説を乗り越えさせた。「彼は，何%かの患者が死ぬのもやむなしというレベルの強力な処置を施した場合には，生き残った患者の中に免疫療法の効果が見られる例があることを示しました」。つまり，がんを治療できるということだ。

治療はおそろしく過酷だったが，数本のホームランも出た。実用という観点からは絶望的だったが，ローゼンバーグはそれが可能であることを証明した。「スティーヴは，免疫系を十分に働かせれば，広範に及ぶ疾患でも治療できることを，人々が納得できるように示したのです」。そこまでやらなければならなかった理由は，免疫系を抑制する機構があるというこ

とがまったく知られていなかったからだ。この分野全体の無知が，今日大成功をおさめているがん免疫療法を長年にわたって遠ざけていた。

可能性に気づいた人々がいなかったわけではない。研究者のなかには，免疫抑制機構は現実に存在すると提案する人もいたが，それを証明することはできずにいた。マンが腫瘍免疫学に関する最初の論文を投稿して，免疫寛容を誘導する経路の存在を提案したときには，にべもなく却下された。「査読者には，『免疫抑制経路などというものが免疫系に存在することを示した人はいないのですよ』と言われました」。

こんにちは，赤ちゃん

こうしたいかにも学者らしい否定に対して，マンは単純にこう問いかけた。赤ちゃんはどうやって生まれてくるのか？

「私たちが初めて『サイエンス』に妊娠についての論文を書いたとき，当時の通説では，母親の免疫系は子宮に移植された体重3.5キロの胎児を認識しないのだとされていました。胎児の血管系は母親の血管系と完全に分離されていますが，胎盤では，母親の免疫細胞は胎児の細胞に出会います。ですから，免疫反応が起こってもおかしくないはずなんです」。胎児の遺伝子の半分を与えた父親は，この文脈では完全に他者だから，胎児も母親にとっては他者である。それでも当時は，抗原提示がないため免疫系は侵入者に気づかないのだろうと考えられていた。

これは完全にナンセンスだ。「私は小児科医だったので，母親と胎児の血液が少し混ざり合うことをよく知っていました。母親の血液循環中に，ごく少数ではありますが胎児の赤血球が見られるのです」とマンは言う。「私たちは，母親が胎児の存在に免疫学的に気づいていることを知っていました。けれども，明白な拒絶反応がなかったこと，そして当時の科学的ツールは限られていたということもあって，母親は胎児の存在に気づいていないという仮説を立てるしかなかったのです」。

そうに違いない。母親の免疫系は，胎児が大きくなってゆく9カ月間，そっぽを向いているのだ。母親の免疫系が胎児の存在を「問題ない」と思っているはずはないが，ヒトという種を保存するため，母と子がなんらかの取引をして，母親のT細胞が胎児を「許容」するのだ。「けれども私が *"Journal of Experimental Medicine"* に論文を書いたときには，『獲得 (acquired)』，『末梢 (peripheral)』，『寛容 (tolerance)』という3つの単語を1つの文の中で使うことは許されていませんでした」。

インドールアミン 2,3 ジオキシゲナーゼ (IDO) の誕生

インドールアミン 2,3 ジオキシゲナーゼ (indoleamine 2,3-dioxygenase : IDO) の物語は，マンのスローン・ケタリングでのフェローシップ時代の現象論的観察から始まる。彼と指導医のナイコン・チェンは，T細胞とマクロファージという2種類の免疫細胞を共培養していた。研究の目的は，がん細胞を飲み込んで殺すことができるマクロファージが，同じくがんを殺すという方向性でT細胞を活性化させることもできるかどうかを調べることにあった。このプロセスは「クロスプレゼンテーション」と呼ばれ，抗原提示細胞(例えばマクロファージ)が腫瘍細胞を食べ，キラーT細胞に対して腫瘍細胞の分子を「吐き戻す」(つまり提示する)と，今度はT細胞がこれを狙うようになるというものだ。「けれども私たちがマクロファージとT細胞を一緒にしてみると，T細胞は活性化されず，強く抑制されていました」。なお，当時はマクロファージについてあまりよく知られておらず，この実験で用いるべきだった樹状細胞がラルフ・スタインマンによって記述されたのは，もっとあとのことだった(第10章)。

「私たちはマクロファージが通常はナイーブT細胞を活性化させる抗原提示細胞ではないことに気づいていませんでした」とマンは認める。それは樹状細胞の仕事だ。だから少々惜しいところもあったのだが，この小さな誤解を除けば，マクロファージがT細胞の活性を抑制するという観察は間違っていなかった。「私たちがそのメカニズムを特定しようとしていたとき，研究室のポスドクの1人が，マクロファージは代謝がさかんな細胞であることに気づきました。それは本当で，よく知られていることでした。彼は，T細胞が抑制されたのは単に栄養が枯渇したからなのではないかと考えました」。それは共培養系だったので，マクロファージが餌を食べ尽くしてしまった可能性は大いにあった。

この仮説を検証するため，勤勉なポスドク(定義上，すべてのポスドクは勤勉である)は，マクロファージの旺盛な食欲を常に上回るために，徹夜で1時間おきに液体栄養を与え続けた。そして朝が来て，ポスドクは，十分すぎるほどの栄養を与えられたT細胞が問題なく活性化していることを確認した。謎は解けた。これまでの実験でT細胞が抑制されていたのは，単に，培地の栄養分が枯渇していたからだったのだ。どんな教訓が得られたか？ マクロファージはとんでもない大食いだということだ。

「私にとっては驚きの結果でした。培地の栄養分の枯渇については自分で検証したつもりでいたからです」とマンは言う。彼は使用済みの培地にT細胞を播いて活性化するかどうかを調べ，活性化することを確認していた。「けれども私の実験デザインはお粗末でした。私が使った培地は使用済み培地100%ではなく，90%でした。10%分，違うものが混じっていたのです。共培養に使うT細胞側の培地を，十分に洗っていませんでした」。つまり，残りの10%の培地にはT細胞を活性化させる「何か」が十分に残っていたのだ。説明として無理があるようにも思われたが，そういうことだった。

234　セクション9　細胞とシグナル：良くも悪くも

　T細胞の好物を探し出すため，マンのチームは，100%使い果たされた培地に成分を1つずつ加えていった。マンは，「培地に欠けているものについて私たちが自信満々に立てた仮説のリストを聞いたら，驚かれると思います」と言う。最初に考えたのは鉄だった。鉄は主要な微量栄養素だろう？　残念，鉄ではなかった。それなら葉酸か？　うーん。なるほど，葉酸ではないと。ではグルタミン酸だ。グルタミン（グルタミン酸の代謝産物）は本当に重要だからね。違うか。「私たちは仮説のリストを順番にあたっていきました。アミノ酸も調べることにし，各種のアミノ酸を1滴ずつ加えていきました。どれも効果がなかったのですが，アルファベット順か何かの順番で終わりに近い『T』に来て，トリプトファンを1滴たらしたところ，T細胞の機能がドーンと復活したのです」。

　シンプルで確実な手がかりをつかんだマンは，それをたどって進んでいった。「当時はアル・ゴアがインターネットを発明したばかりで[訳注]，今のように『ちょっとググる』というわけにはいきませんでした」とマンは言う。「それでも検索エンジンらしきものはありました。メッドライン（Medline）です」。「マクロファージ」と「トリプトファン」というキーワードでメッドラインを検索すると，5件のヒットがあった。「5編の地味な論文でしたが，マクロファージがIDOという酵素でトリプトファンを消費することをはっきりと示していました」。この酵素の機能については，それ以外のことはほとんど何も知られていなかった。マンは，

> 「当時はアル・ゴアがインターネットを発明したばかりで，今のように『ちょっとググる』というわけにはいきませんでした」

IDOのノックアウトマウスを作成した人も，IDOの活性を阻害したらどうなるか調べようとした人もいないことを知った。

　幸い，トリプトファンの機能についてはもっとよくわかっていた。「私たちはラッキーでした。ちょうど，トリプトファン経路が創薬業界の注目を集めていたからです。トリプトファンはセロトニンの前駆物質ですからね」。当時，プロザックをはじめとするセロトニン作動薬は製薬会社に莫大な利益をもたらしていた。そのため，将来の財産にすることも考えて，多くのトリプトファン誘導体が作られていた。マンがそのいくつかを生体外で試してみると，そのうちの1つがIDOの活性を阻害した。

　論理的には，次の段階はマウスの生体内で阻害薬をテストすることになる。どんな種類のマウスモデルなら，はっきりした反応を示すだろうか？　「研究室で議論していたとき，ポスドクの1人が，IDOは胎盤からクローン化したもので，胎盤は獲得された末梢性免疫寛容（acquired peripheral tolerance）の好例だという趣旨のことを言ったのです」。

訳注：米国で広まっていた，政治家のアルバート・ゴアが「インターネットは自分が発明した」と嘘をついたという噂にもとづく皮肉。

これは1つのモデルを提案していた。この情報にもとづき，マンはIDO酵素に対する抗体を作ることに決めた。その抗体は実験のサーチライトになり，IDOが胎盤中のどこにあり，どんな機能をもつかを教えてくれるだろう。「IDOは合胞体栄養膜細胞で特異的に発現していることがわかりました。合胞体栄養膜細胞は，非常に面白い細胞です」とマンは言う。「胎児と母体が出会う部位で，胎児側の最前線の細胞です。胎盤中の母体血液腔の胎児側を覆っています。母体と直接接触している胎児細胞はこれだけです」。

　この点に気づくと，すべてに納得がいった。さらなる検証のため，マンは移植実験を行うマウスモデルを選んだ。移植するのはマウスの胎児だ。それはエレガントな選択だった。「すばらしい実験でした。突然胎児が現れて，明らかに異質な移植抗原であるにもかかわらず許容されたとしたら，それ以上にドラマチックなことはないでしょう？」IDOがトリプトファンを通じて母体のT細胞を抑制することで胎児の死亡を防いでいるなら，IDOの阻害により胎児は死亡するはずだ。これは実験結果として非常にわかりやすい。

　実際，そのとおりの実験結果になった。IDOを阻害すると，胎児は死亡した。

　マンは実験結果を確認した。遺伝的に同一の親同士の交配によってできた胎児の場合，IDOを阻害しても何も起こらない。しかし，父親の遺伝子が1箇所だけ異なっている場合は，IDOの阻害により流産が起こる。この結果はドラマチックで，発見には深い意味があった。1998年，彼らの論文は権威ある科学誌『サイエンス』に掲載された（Munn et al., *Science* 1998;281:1191）。

がんは赤ちゃんのようなもの？

　「腫瘍免疫学の見地から，妊娠モデルは非常に興味深いものでした」とマンは言う。「私たちがあれを選んだのは，全か無か，移植した胎児が生きるか死ぬかという，はっきりした情報が得られるからですが，それ以外にも役に立つことがわかりました。腫瘍が胎児と同じようなことをしているという事実を，人々にはっきり示すことができたからです」。腫瘍は胎児と同じように，宿主の免疫系が除去することのできない小さな細胞塊として始まる。こうした細胞が除去されないのは，免疫系に拒絶されないように積極的に働きかけを行っているからだ。

　「大きく成長しようとする小さな細胞塊が，IDO経路をオンにすることで，自分を攻撃しにくる巨大な免疫系から身を守るという概念です。この概念が，成長中の小さな腫瘍細胞塊から免疫寛容状態を作りだす機構があるはずだという考え方を人々が理解するのを助けたのだと思います」。

　マンが最初の共培養実験で観察したトリプトファンとの関係は，飢餓反応ではなかった。トリプトファンはシグナル伝達分子として利用されていた。この発見は，マンの同僚の多くを

行き詰まらせた。彼らは，多くの食事性タンパク質の成分であるトリプトファンというアミノ酸が，シグナル伝達分子として機能する，という飛躍した概念を受け入れることができなかったのだ。

「私たちはトリプトファンとIDOがシグナル伝達系であると人々に納得させることができたと言いましたが……実際に広く受け入れられるようになったのは，免疫系で，ほかにもいくつかの系が認識されてからのことでした。例えば現在では，低血糖はT細胞の活性化に非常に大きな影響を及ぼすことがわかっています」とマンは説明する。「けれども最初にその結果が出て，ほかに例がなかった頃には，教科書を書き換えるよりも，自分たちの頭がおかしいと考えるほうが簡単だったと思います」。

IDOが人々に受け入れられるまではたいへんだった。IDOは，T細胞を抑制するという概念が確立していなかった時代のT細胞抑制因子であり，七面鳥や豆腐に豊富に含まれるトリプトファンというアミノ酸を利用して，T細胞に指示を出す酵素だったからだ。それでもマンは，この概念を人々に受け入れさせた。ただ，活性化したT細胞が抑制に至るまでのシグナル伝達経路を完全に解明するには，さらに6年かかった。着実にデータを出していったことで，パラダイムは徐々にシフトし，懐疑的だった人々にも受け入れられるようになった。ほかの研究室も彼らの主張を支持して実験を始め，やがてIDO阻害薬の臨床試験が始まり，現在ではチェックポイント阻害薬や化学療法や放射線療法との組み合わせや，その順序を入れ替えた投与法が試されている。

「小児でも成人でも，私たちの臨床試験はすべて，そのようにデザインされています」とマンは言う。「IDO阻害薬の毒性は非常に低いので，化学療法や放射線療法と並行して投与することができるのです」。

本書の執筆時点で，IDOを標的とする20以上の臨床試験が進行中である。

＊＊＊

2015年初頭，マンらの研究に対する重要な信任投票となる動きがあった。大手製薬会社のブリストル・マイヤーズ スクイブ（Bristol-Myers Squibb）は，IDOの研究を専門とするフレクサス（Flexus）社を12億ドル以上で買収した。

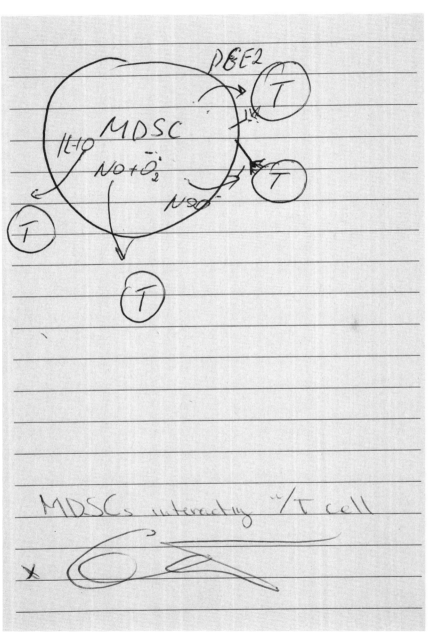

ドミトリー・ガブリロヴィッチ
『MDSCとT細胞』

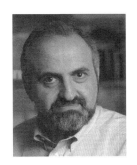

第23章
ドミトリー・ガブリロヴィッチ (M.D., Ph.D.)
ウィスター研究所（米国ペンシルベニア州フィラデルフィア）
トランスレーショナル腫瘍免疫学プログラム長

骨髄由来抑制細胞 (MDSC) の発見

「彼らは陰では，『あれは信じられないよ』と言っていたわけです」——D・ガブリロヴィッチ

　ドミトリー・ガブリロヴィッチ (Dmitry Gabrilovich) は1961年に旧ソ連のミンスクという街（現在のベラルーシの首都）に生まれた。「うちの家系は代々ミンスクに住んでいます」と語る彼の言葉には，いまだに母国語の訛りが強く残っている。「母方の祖父も父方の祖父も科学者でした」。

　ガブリロヴィッチの母方の祖父ボリス・エルバート (Boris Elbert) は，野兎病 (tularemia) のワクチンを開発した功績により受勲した科学者だったが，それは取ってつけたような栄誉だった。ガブリロヴィッチはどこか誇らしげに，「祖父がその研究をした場所は刑務所でした」と言う。「彼は1931年にスターリンによって投獄されました。強制収容所ではありません。彼は大学教授で，パスツール研究所で学んだ経歴の持ち主だったからです」。エルバート博士は特殊な「閉鎖的研究所」に送られた。人民防衛委員会生物工学研究所という愛国的な名のその研究所は，いわば科学者向けの刑務所で，意に反して集められた細菌学者たちが，集中的に研究に取り組まされていた。

> 「祖父は1931年にスターリンによって投獄されました……母はそこで生まれました」

　権力者たちは野兎病ワクチンを非常に必要としていたようだ。野兎病は，病原菌をもつ齧歯類や，これらと関連のある昆虫から感染する疾患で，抗生物質が発明されるまでは，発展途上国での死亡率は50％と非常に高かった。黒い瞳のガブリロヴィッチは当時に思いをはせながら，「祖父はこの研究所で5年間働いたようです」と言う。「母はそこで生まれました」。

　野兎病ワクチンの開発に成功したあと，エルバート博士は釈放された。数年後，スター

左の図中から抜粋：T細胞とMDSCの相互作用 (MDSLs interacting with T cells), NO + O$_2$

リングラードの戦い[訳注]が起きた。「スターリングラードは解放されましたが, 街は壊滅的な打撃を受けました」。破壊はネズミを呼び, ネズミは野兎病の大流行を引き起こした。けれどもそのときにはワクチンがあった。「祖父はスターリングラードを救ったのです」。そして最大の皮肉がやってきた。1948年, ボリス・ヤコフレヴィッチ・エルバート博士の愛国的な努力が評価され, スターリン賞が贈られたのだ。「旧ソ連で最高の科学賞でした」と, その孫は言う。「祖父は一流の研究機関の教授でしたが, 公式にはまだ受刑者でした。名誉を回復されないまま, スターリン賞を授与されたのです」。

政治犯から受賞者へ。人生ではそういう不思議なことが起こる。

恋愛についてもそうだ。エルバート博士は, 科学者としてだけでなく仲人としても優秀だった。少なくともドミトリーの父親を見つけたことについては:「私の父は, 母方の祖父の研究室でいちばん優秀な学生でした」とガブリロヴィッチは言う。「祖父が最初に父に会ったとき, 帰宅するなり母にこう言ったそうです。『ガリーナ。お前のために良い夫を見つけたよ』とね」。イサークという名の知的な好青年だった。「けれども母は, 『ふん, ボーイフレンドなら大勢いるから興味ないわ』と答えたそうです」。ところが実際に会ってみると, いやはや, すぐに結婚したそうです」。

学 校 へ, そ し て HIV と の 出 会 い

ドミトリー・ガブリロヴィッチは, 1984年に旧ソ連のナリチクのカバルダ・バルカル共和国立大学で最初の研修を終えた。専門は感染症だった。その後, 1980年代中頃にモスクワの中央疫学研究所のフェローになった。「モスクワで臨床研修をして, そこで研究を続けました」とガブリロヴィッチ。「その頃, AIDSの流行が始まりました」。

HIVを研究するため, 彼は政府からの助成金で, 小規模だが設備の整った研究施設を立ち上げた。ソ連のHIV研究は, いささか微妙な立場にあった。「当時のソ連にはAIDSはありませんでした」とガブリロヴィッチは説明する。厳密に言うと, 同性愛者のAIDSはなかった。輸血によるHIV感染の存在は認められていたが, 同性愛者間の性的接触による感染の存在は, 公式には認められていなかった。そういうことだ。

> 「当時のソ連にはAIDSはありませんでした(その存在が認められていなかった)」

1988年, ガブリロヴィッチはクリニックで最初のHIV感染者を診た。「アフリカ出身の男性で, たまたまモスクワに滞在していた人でした」。

訳注:第二次世界大戦中, ソ連のスターリングラード(現在のヴォルゴグラード)をめぐってドイツ軍とソ連軍が衝突した激しい戦い。

それならソ連の公式見解の範囲内だ。しかし，公式見解はすぐにナンセンスなものになった。「もちろん男娼が見つかりました」と，彼は指を小さく動かして言った。「彼はソ連軍の士官で，数百人を感染させました」。ソ連のAIDS禍はそんなふうにして始まった。「今日のロシアでAIDSが大問題になっていることは誰でも知っています」。

> 好中球(neutrophil)：免疫系の白血球のなかで最も数が多く，3種類ある顆粒球のうちの1つである。好中球は，食作用(体内に侵入してきた異物を飲み込んで溶解するプロセス)と顆粒消失(異物に接近して細胞を殺す毒素を放出する)によって体外から侵入してきた異物を殺す。化学療法を受けた患者はしばしば好中球が著しく減少した「好中球減少症」になり，感染症にかかりやすくなる。好中球はHIV感染細胞の存在に気づいているが，感染を除去することはできない。

　ガブリロヴィッチはモスクワで精力的に研究を進め，HIV感染者の予後判定因子としての好中球*の有用性に関する論文を数編出版した。彼のこうした業績や，AIDS禍の急速な拡大による脅威にもかかわらず，HIV研究を続けるための助成金は打ち切られ，ほかの研究テーマを探すことを余儀なくされた。

MDSCとの出会い

　本書の多くの物語と同様，ここで彼の恩師が登場して話を前に進めてくれた。「私はステラ・ナイト[訳注](Stella Knight)に手紙を書いて，樹状細胞を勉強したいと打ち明けました。すると彼女は，ウェルカム・トラストの助成金の申請書を書くのを手伝ってくれたのです」。ウェルカム・トラストは英国の慈善財団で，生物医学研究に助成金を出している。製薬業界で巨万の富を築いたサー・ヘンリー・ウェルカム(Henry Wellcome)が設立したこの財団の資産は，現在，200億ポンドを超えている。

　助成金を獲得し，みるみるうちに多くのスキルを身につけたガブリロヴィッチは，ロンドンのナイトの下で，HIVが樹状細胞(「第10章　ラルフ・スタインマン」参照)に及ぼす影響を研究した。その後は，テキサス大学サウスウエスタン・メディカル・センターのデヴィッド・カーボーン(David Carbone)の研究室で，がん患者の樹状細胞の研究に従事した。彼が初めて骨髄由来抑制細胞(myeloid-derived suppressor cell：MDSC)に出会ったのは，このときだった。

　それは，予期せぬ実験結果がもたらした小さなひらめきの瞬間だった，とガブリロヴィッチは回想する。「1995〜96年，私たちはがん患者の樹状細胞に欠陥があることを明らかにして，大切な論文を発表しました」(Gabrilovich et al., *Cell Immunol* 1996;170:101,111)。論理的に考えて，次に行うべき研究は，血管内皮増殖因子*(VEGF)の存在下で樹状細胞を調べることだった。ここで非常に面白いことになった。

訳注：ナイトは英国のインペリアル・カレッジ・ロンドンの免疫学者で，樹状細胞研究の先駆者である。

242 セクション9 細胞とシグナル：良くも悪くも

血管内皮増殖因子(vascular endothelial growth factor：VEGF)：このタンパク質は、新たな血管を形成させる種類の細胞が放出するサイトカインである。VEGFは、胎児の発生時、創傷のあと、激しい運動のあとなどに活性化する。VEGFのシグナルは、腫瘍が増殖を続けるために新しい血管を作らせるときにも利用される。この現象は、複数の薬物開発プログラムの焦点になっている。そうしたプログラムの1つが生み出したベバシズマブ(bevacizumab)という薬物は数十億ドル規模の大ヒットとなり、現在、チェックポイント阻害薬と組み合わせた投与法の臨床試験が行われている。

ガブリロヴィッチは、「私はマウスにVEGFを大量に投与して、樹状細胞に何が起こるか観察しました」と説明する。「その結果、VEGFの存在下では樹状細胞は機能しないことがわかりました。そこまでは予想したとおりでしたが、同時に、見慣れない表現型の細胞が大幅に増殖していました」。

生物学の世界では、細胞の種類は、どのような外見で、どのような機能を果たし、周囲にどのような影響を及ぼすかという表現型によって同定される。ガブリロヴィッチは、これまで見たことがなかった細胞を見ていた。文献を調べてみると、Gr-1$^+$CD11b$^+$細胞への言及を発見し、この細胞が骨髄細胞系列に属している（免疫系の多くの種類の細胞がそうであるように、骨髄から生じた）らしいことがわかった。しかし、彼が観察した細胞の表現型は、好中球のように、数種類ある成熟骨髄由来細胞のどれにも当てはまらなかった。「私はこの点に強い興味をもちました」とガブリロヴィッチ。「VEGFの存在下でそのようなものが生成すると記述されたことはなかったからです」。さらに文献を調べると、シカゴ大学のハンス・シュライバー(Hans Schreiber)のグループと、サウスカロライナ医科大学のリタ・ヤング(Rita Young)の研究で、同じような細胞についての記述を見つけた。これらの細胞は多少似ていたが、完全に同じとは言えず、ガブリロヴィッチが新しい細胞を発見したことを示していた。

「私は1997年にこれを調べて、翌年に『ブラッド』というジャーナルで論文を発表しました(Gabrilovich et al., *Blood* 1998;92:4150)。さらに1年後、（ヴェローナ大学の）ヴィンチェンツォ・ブロンテ(Vincenzo Bronte)が、まったく同じ表現型の細胞に関する論文を『免疫学ジャーナル』で発表しました」(Bronte et al., *J Immunol* 1998;161:5313)。こうして、いくぶん新しく、いくぶん異なる（完全に異なっているわけではない）種類の細胞の存在が確認された。この区別は重要だ。これらの細胞を除去すれば、とガブリロヴィッチは人差し指を空中に向け、やや声を大きくして言った。「ワクチン反応が劇的に改善するからです」。その正体がなんであろうと、これらの細胞には免疫抑制性があった。

名を与えることは理解すること

ガブリロヴィッチはほどなくシカゴのロヨラ大学で最初の独立の研究室を持ったが、すぐ

にフロリダのモフィットがんセンターに移った。彼もブロンテも初期の新奇な観察結果を発展させていたのだが、まもなく問題が明らかになってきた。生まれたばかりの新しい研究分野は、彼らの手に負えなくなってきていた。活動はさかんだったが、秩序がなかった。情報が多すぎた。「誰もが独自の記述と独自の説明を考えていました」とガブリロヴィッチは言う。「私はそんな状況をどうにかしなければと考えるようになりました」。

ガブリロヴィッチは、「名無しの細胞」の専門家全員(当時は世界に7人いた)にメールをして、自分たちが調べている細胞に名前をつけなければならないと強く主張した。「どんな名前でもかまわないから、とにかく名前が必要でした。そうしないと、多くのものの中に埋もれてしまうからです」。

このときガブリロヴィッチから連絡を受けた研究者の1人が、メリーランド大学のスザンヌ・オストランド゠ローゼンバーグ(Suzanne Ostrand-Rosenberg)だった。彼女は「myeloid-derived suppressor cell(骨髄由来抑制細胞)」という名前を提案した。ガブリロヴィッチは、この名前が妥当であるか、サウスフロリダ大学の英語学部に問い合わせをした。「私は言語学科に電話をしました。細胞について『derived(由来)』という言葉を使ってよいのかという議論になり、この言葉の厳密な意味を英語の専門家に聞いてみようという話になったからです」。

なぜそんなに厳密だったのか?「ハンス・シュライバーが名前にうるさかったのです」とガブリロヴィッチは言う。もちろん、細胞の一般的な特徴に関する新たなデータがどんどん得られていたため、文句なしに厳密な命名というわけにはいかなかった。「けれども私たちは皆、おそらくその時点では最善だろうということで同意しました。こうして細胞の名前が決まったのです」。その後まもなく、彼らは2007年の"Cancer Research"誌のコメンタリーで新しい名前を発表した」(Gabrilovich et al., Cancer Res 2007;67:425)。

声は届くか?

コメンタリーの後、この分野はにわかに活気づいた。MDSC関連の研究論文の出版ペースは1年に10〜12編だったのが1カ月に10〜12編になり、やがて1週間に同じくらい出版されるようになった。ガブリロヴィッチは感に堪えないといった様子で、「2008年からはほぼノンストップです」と言う。「最初はがんで、それから多くの感染症で。今ではHIVについて語ろうとすると、あちこちにMDSCが出てきます。あとのことはあなたもご存知のとおりです」。

> 「最初はがんで、それから多くの感染症で。今ではHIVについて語ろうとすると、あちこちにMDSCが出てきます。あとのことはあなたもご存知のとおりです」

244　セクション9　細胞とシグナル：良くも悪くも

　この勝利は，容易に勝ち取られたわけではない。「1999年，2000年頃は，私とヴィンチェンツォ・ブロンテは孤立無援でした」とガブリロヴィッチは言う。最も尊敬され，最も有能な研究者たちでさえ，彼らが観察したことやその意味を理解しなかった。1980年代中頃の論文でこの細胞の存在を示していたハンス・シュライバーでさえ，その重要性に気づいていなかった。「彼はそのとき，MDSCの重要性を信じていませんでした。実際，私は彼から，『参ったね。そんなに重要だとは思っていなかったよ。知っていたらもっと注目していたのに』と言われたことがあります」。

　ほかの人々は，おそらく未熟なマクロファージ*を観察しているのだろうとして，MDSCの文献を片付けていた。「彼らは私の前では何も言いませんでしたが，陰では，『あれは信じられないよ』と言っていたわけです」。

　「私がどれだけ多くの問題を抱えていたか，あなたには想像できないと思います」とガブリロヴィッチは言う。数百編，もしかすると数千編の論文が出版された今でも，この分野には，自分の生涯をかけた研究の核心部分が否定されたことを受け入れられない人々がいる。「私たちは今でも，古い考え方に凝り固まっ

> マクロファージ（macrophage）：骨髄系前駆細胞に由来し，そこから分化してきた細胞である。免疫系の成分で，特に標的を決めておらず，微生物，細胞の破片，がん細胞，外来物質など，免疫系が一般的に異物と判断するあらゆる種類の物質を見つけ出し，飲み込み，消化し，破壊する。その働きを職業に喩えるなら，マクロファージは警察官で，樹状細胞は探偵だ（警察官は容疑者が怪しいということだけで逮捕しようとするが，探偵は確信をもって逮捕するために慎重に証拠集めをする：科学の専門家にはここでお詫びしたい。2種類の細胞の違いは複雑で微妙である。しかし比喩は1000語の説明を省くことができる）。

た年長の研究者たちから中傷されています。特にひどいのはマクロファージ分野の人たちです。マクロファージの研究に一生を捧げてきた人々は，同じ系列の未熟な骨髄系細胞がどっと出てきたことを認められないのです」。MDSCは，一時的な状態，曖昧なものとして否定され続けた。そのうち一人前のマクロファージになるティーンエイジャーだというわけだ。

　しかし，ガブリロヴィッチは主張を続けた。データは否定のしようがなかった。彼は，「MDSCは健康な人には見られず，病的な状態でのみ見られます」と言う。「これらは自己免疫疾患やがんのような慢性の炎症において非常に重要です」。バイオテクノロジー産業も同じ意見だ。本書の執筆時点で，治験プロトコルの要素にMDSCの検出またはターゲティングを含むがん治療薬の臨床試験が20以上も進められている。MDSCを標的とする薬物は，創薬の観点からは簡単な目標と言えるかもしれない。なぜなら，抗MDSC活性をもつ薬物がすでに承認されているからだ。その1つがゲムシタビン（gemcitabine）という化学療法薬で，細胞毒素としてMDSCを減少させているようだ。もう1つは勃起不全治療薬のシルデナフィル（sildenafil）で，MDSCの活性を低下させる。

　MDSC関連の免疫療法をめぐる興奮は本物で，さらに盛り上がっていくだろうと言えば

十分だろう。

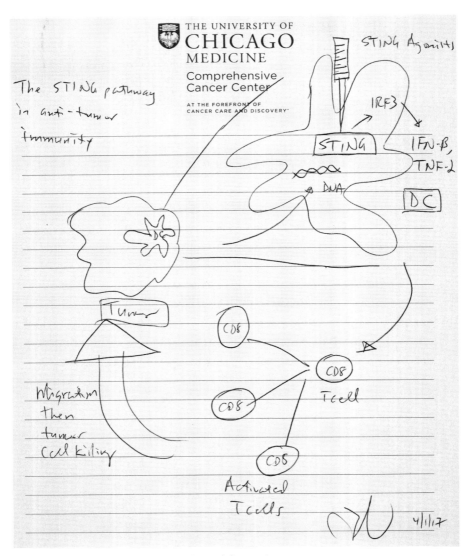

トム・ガジュースキー
『STING』

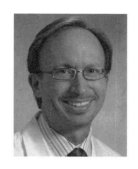

第24章

トム・ガジュースキー (M.D., Ph.D.)

シカゴ大学（米国イリノイ州シカゴ）病理学・内科学教授

インターフェロン遺伝子刺激因子（STING）を がん免疫療法に応用

「私たちは何も作っていません。ただ，自然がうまくやる方法を再現しようとしているだけです。ある意味，東洋的なアプローチです。禅のような」　　——T・ガジュースキー

　トム・ガジュースキー（Tom Gajewski）は55歳だ。生まれも育ちも，教育や研修を受けたのも，職場も生活の場も，愛する家族が住んでいる場所も「スイート・ホーム・シカゴ」である（訳注：『スイート・ホーム・シカゴ』は，本章で登場するバディ・ガイの曲の1つ）。「最近はこの近所でも銃撃事件が頻発しています……ちょっと困りますね」と彼は言う。「でもまあ，大都市なので」。

　シカゴは実にすばらしい街だ。立派な建築物，美術館，川，湖，レストラン，野球場，クラブのほか，個人の邸宅も見事だ。「私たちはシカゴ大学のすぐ近くに住んでいます」。彼と妻のマリサ・アレグレ博士（Marisa Alegre, M.D., Ph.D.）は，それぞれ同大学に研究室をもっている。自宅は庭付き一戸建てで，デッキがあって，天気が良い日にはそこで料理をする。「都会の真ん中で，沈む夕日を眺めながら，花々の香りに包まれてワインを飲める場所です」。庭は彼の避難所だ。

　「ガーデニングをする腫瘍学者の多さを知ったら，きっと驚かれるでしょう」とガジュースキーは言う。それは，ほとんど必要に迫られてのことなのだ。帰宅後に，元気なもの，すくすくと成長するもの，生き生きしたものに触れることは，クリニックでの1日を補完するものとして欠かせない。

　ガジュースキーほどのレベルの科学者が，教育と臨床研修のほとんどすべてを同じ土地で終えているのは異例である。彼が外の世界を旅したいと思わなかった理由は，シカゴの多くの文化的魅力のほかに，彼の感覚に強烈に訴えるものが2つあったからだ。「シカゴ大学を見たことがないときには，進学先としていろいろな大学を考えていました」とガジュースキーは回想する。「けれどもシカゴ大学に来た途端，自分がいるべき場所はここだと強く感

左の図中から抜粋：抗腫瘍免疫のSTING経路（the STING pathway in anti-tumor immunity），STING作動薬（STING agonist），腫瘍（tumor），活性化したT細胞（activated T cell），移住して腫瘍を殺傷（migration then tumor cell killing）

じたのです」。その感覚を与えたのは，大学の物質的な側面（時間を超越したネオゴシック様式の重厚な建物）と，面接の際に出会った，その建物の住民たちだった。彼らは純粋に知識を追い求めているように見えた。科学者志望の青年にとって，そこは考えることだけを求める人々が集う神殿のような場所だった。

ガジュースキーにシカゴにとどまる決意をさせるにはこれでほぼ十分だったが，最後のひと押しをしたものがあった。「1980年当時，私は生のブルース演奏を聞いたことがありませんでした」。シカゴはブルースがさかんな街だ。「大学に入学して最初の週に，キャンパス内の寮でオリエンテーション・パーティーがありました。そこでなんと，バディ・ガイのバンドが演奏したのです」。バディ・ガイはブルース界のレジェンドだ。「偉大で，エネルギッシュで……今ではすっかり有名人です。去年，学会でスイスのモントルーに行ったとき，ちょうどジャズフェスティバルが開催されていて，向こうの人にも大人気でした」。ガジュースキーはそのときの驚きを思い出して微笑んだ。「あの人が寮のパーティーで演奏したのです」。あの人が。バディ・ガイが。

> 「大学に入学して最初の週に，キャンパス内の寮でオリエンテーション・パーティーがありました。そこでなんと，バディ・ガイのバンドが演奏したのです」

ガジュースキーは音楽を聴くだけでなく演奏もする。8歳でギターを始め，今はリズム・アンド・ブルースのバンドに入っている。そしてもちろん，非常にうまい。彼は「ザ・チェックポインツ」のリード・ギタリストである（第1章，第15章参照）。

対 話 に 導 か れ て

建物とバディ・ガイはともかく，本書で紹介した多くの研究者と同じく，彼にも大きな影響を受けた恩師がいた。ガジュースキーの恩師はフランク・フィッチ（Frank Fitch）だった。「彼はこのキャンパスの免疫学の創始者で，T細胞が働く仕組みについて，多くの基礎的な発見をしました」。しかし，彼に強い印象を与えたのは，フィッチが多くの学者のように学生に知識を授けるだけでなく，学生自身に発見させてくれたことだった。

フィッチとの出会いは必修科目の生物学の授業だった。「彼のような一流の学者が，入門レベルの科学を教えていたのです」。生体防御機構という科目で，免疫学に焦点を合わせたものだった。シラバスには多くの情報が書かれていたが，丸暗記で単位をもらう授業ではなかった。フィッチの授業はソクラテス式だった。「彼は学生に自力で勉強させました。授業のなかで答えを発見させるのです」。とはいえ，知識がまったくないところから学べるわけではない。予習は必要だった。ただ，フィッチは学生をつつき回すことなく，その学びを導いていったのだ。

「学期のはじめに，先生はいくつか問題を出しました。それからたっぷり5分間，教室中が静まりかえりました」とガジュースキーは回想する。長く苦痛な時間を，フィッチは辛抱強く待った。「やがて，先生が私たちに答えを教えてくれるつもりはないらしいことが明らかになり，そのことに気づいた学生たちは自分の考えを口にするようになりました」。学生自身に答えを発見させるための伝統的なやり方だ。「そんな授業は受けたことがありませんでした。その後まもなく，私は彼の研究室で研究するようになりました」。彼は学部の研究も大学院の研究も，フィッチの研究室で終えた。

がん免疫学の道へ

　ガジュースキーは，「今のNIH（米国国立衛生研究所）の助成制度では，彼が当時行っていたような研究に必要な資金は得られないでしょう」と言う。「助成金額自体が少なくなった上に，ハイリスクプロジェクトへの助成は激減していますから」。フィッチのハイリスクプロジェクトは，T細胞をクローン化し，培養組織中で増殖させる方法を明らかにするという，他に例のない研究だった。それができれば，T細胞の種類と機能を探るための，価値ある実験材料になるだろう（T細胞はさまざまな機能のために分化し，現時点では少なくとも8種類あることがわかっている）。「抗原を見つけたときに増殖するT細胞もあれば，抗原を見つけたときに標的を殺すT細胞もあります。彼らは1970年代にこのことを発見しました」。当時の技術を考えれば，これは，肉眼で空を見上げて新しい惑星を発見したような話である。

　そうしたプロジェクトが失敗するリスクは高かった。問題に取り組むための道具から製作する必要があった。フィッチは，当時はまだ新しい技術だったモノクローナル抗体を利用し，マウスのT細胞でラットを免疫することで新しい抗体を作らせた。ラットの免疫系は，外来のマウスのT細胞を見た途端，これらを排除するための抗体を産生しはじめる。このプロジェクトの根拠は，T細胞全体で免疫すれば（当時はそんなことは誰もやっていなかった），他の細胞と相互作用するために働く表面タンパク質を認識する抗体が得られるだろうという仮説だった。

　プロジェクトは大成功だった。「CD4，CD8，LFA-1のような接着分子，CD45，T細胞受容体などに対する抗体が得られました」とガジュースキー。いずれも，T細胞上にある非常に重要な細胞表面タンパク質だ。「私たちが今日フローサイトメトリー（細胞を種類によって分類する手法）を行うために企業から購入する抗体の多くは，彼が作ったものです。ですから当時は，T細胞の構造の解明が始まった日々だったと言えるのです」。フィッチはその専門家だった。1995年には，この技術をさらに推進するため，シカゴ大学にフランク・W・フィッチモノクローナル抗体施設が設立された。

ドクター，ドクター

　フィッチのもとでのガジュースキーの卒業研究の成果を記録した論文は，広く注目を集めた。「一介の大学院生である私に講演の依頼が来て……バークレーで講演をしました」。彼を招いたのは，ほかでもないジェームズ・アリソンだ（第1章参照）。

　Ph.D.を取得したガジュースキーは，再び学生として勉強する日々に戻った。彼はM.D./Ph.D.（医学士/医学博士）コースだったので，今度はM.D.を取得しなければならない。ガジュースキーは当時を振り返り，「医学生になることは，降格になることです」と言う。「あなたは特別な存在ではなくなります。医学部で授業を受ける100人の医学生の1人になるのです」。けれども大学院での研究は彼の武器になった。彼はクラスメイトよりいくつか年上で，その分，成熟していた。研究の経験があったので，未知のものに動じなかった。

　「医学生にとって，この期間は，医師になるために乗り越えなければならない障害にすぎません」とガジュースキーは言う。「同じ医学部の学生でも，研究者を志す者は，自分で取り組んでみたい問題を探します。少し違ったファインダー越しに見ているのです」。ガジュースキーは，医学部のローテーションにもそうした姿勢で臨んだ。「どの科のローテーションでも問題を探しました」。例えば精神科のローテーションでは，「『へえ，精神神経免疫学！実に面白そうだ……心身相関？ 研究してみたい！』となりました」。外科のローテーションでの指導医は有名な甲状腺外科医だった。甲状腺がんと免疫系？ いい考えだ。あるいは糖尿病，感染症，リウマチ学。「どの科のローテーションでも免疫学への応用を見つけました」。

　1つのキャリアが見えてきた。「臨床ローテーションをしていると，自分のライフスタイルに合うものと合わないものがわかってきます」とガジュースキー。「私は外科医にも，産婦人科医にも，麻酔科医にも，放射線科医にもなりたくないことがわかりました」。候補を絞ってゆくと内科学全般が残り，ついに腫瘍学のローテーションになった。「指導医の1人だったエヴェレット・ヴォークス（Everett Vokes, 現在は医学部長）と話していたときに，『がんはいちばん難しい問題だ。がんに集中してみてはどうか？』という趣旨のことを言われたのです」。その言葉が釣り針になった。ガジュースキーは取り組むべき問題を求めていた。ドン・キホーテのように，最大の風車に向かって突撃しようではないか？「その瞬間，すべてがカチッとはまりました」。

最近寝ていないという大学院生に

　ガジュースキーの有名な業績であるSTING（インターフェロン遺伝子刺激因子）経路の研究についてお話しする前に，読者諸氏に言っておきたいことがある。

あなたはあなたの人生を生きている。

「私の学生には，人生は生きているうちに楽しまなければいけないと助言しています」とガジュースキーは言う。教育も研修も，耐えなければならない障害物ではない。「新人いじめのような通過儀礼ではないのです」。あなたがそのように見ているなら，やり方を間違えている。「私は35歳で初めて職を得ましたが，M.D./Ph.D.コースを選んだ時点で，そうなることはわかっていました」。M.D./Ph.D.コースでの訓練には10年以上を要する。これだけの時間を，長いブートキャンプのようなものとして扱うべきではない。いや，扱ってはならない。10年と言ったら，あなたが長寿に恵まれた場合でも，この世で過ごせる時間の8分の1にもなる。

「ほとんどの学生は，ズームアウトして全体像を見ることができていないように思われます」とガジュースキー。「私は急ぎませんでした。一歩一歩を楽しんでいました……実験室で研究し，発見することを。単純に，面白かったからです」。それを面白いと思えないなら，それはいわば，森を歩いていて，からみついて自分を脅かしてくる木々しか見えず，豊かな美しい森を見ることができないようなものだ。そんな人は研究者になってはいけない。「ときどき，『ここさえ切り抜ければ』と言う学生がいます。私は，『いやいや，それは違う。いつか学生時代をなつかしく思う日がくるんだよ』と言います」。あなたが正しい選択をしたのなら，いるべき場所にいるのなら，その状況を丸ごと受け入れるのだ。その状況を楽しむのだ。

「あなたの人生なのですから」。

> 「あなたの人生なのですから」

始 ま り

M.D./Ph.D.コースを修了したガジュースキーの次なるステップは腫瘍免疫学の訓練だった。腫瘍免疫学ならシカゴでも勉強できたが，彼には外に出る理由があった。恋をしたのだ。「血液学／腫瘍学のフェローシップ中に，マリサに出会ったのです。今の妻です」。彼女は当時，シカゴ大学のジェフ・ブルーストン（第21章参照）の研究室で研究していた。「彼女は博士課程学生で，私は医師としての研修を終えようとしているところでした」。

マリサはブリュッセルの出身だったので，2人はブリュッセルを拠点にしたいと考えた。「ですから私には，がんの研究をしたいという希望と，ブリュッセルに行きたいという希望がありました」。恩師のフランク・フィッチに，ベルギーで研究するなら誰のところが良いだろうかと相談すると，ティエリー・ブーン（Thierry Boon）という著名ながん免疫学者の名前が挙がった。ガジュースキーはブーンの研究室に受け入れられ，その後2年間ベルギーで研究した。「あそこで本物の腫瘍免疫学と腫瘍抗原を学びました」とガジュースキー。「彼は腫瘍抗原同定の父です」。

ティエリー・ブーンの下で2年間学んだ彼は，がんを治療するという固い決意をもってシカゴに戻ってきた。「同定した抗原と新たなワクチン戦略と共に，すべてが動きはじめた時期でした。私は全力で走り出しました」。

最初の計画は，T細胞の活性化を増強するために，ワクチンの効力を高める物質として，IL-12というサイトカインをワクチン混合液に加えることだった。このアプローチは，ブーンの研究室での研究成果が元になっている。彼らはがん患者からT細胞を採取して培養し，次に，同じ患者から腫瘍細胞を採取して別の培養皿で培養した。同一の患者に由来するこの2種類の細胞を1つの皿に入れると，T細胞はすべての腫瘍細胞を殺した。「どちらの細胞も，腫瘍が増殖している患者から採取したものです」。体の中ではT細胞は腫瘍細胞を殺していないのに，実験室ではT細胞が腫瘍細胞を殲滅した。ここから重要な問題が生まれた。「患者の体内のどこに障害物があるのだろう？」

可能性の1つとして，がん患者の体内では，T細胞が必要とする物質の支援を十分に受けられないことが考えられた。だから，樹状細胞が産生するサイトカインIL-12の添加により，不活性な状態にあったT細胞が，戦いの準備のできたT細胞に変わったのかもしれない。ガジュースキーはこのアイディアを臨床的に検証するため，既知の悪性黒色腫抗原をIL-12と組み合わせたワクチンを進行性悪性黒色腫患者に投与してみた。「血液中に強いT細胞応答を惹起できることがわかりました」。それは良い知らせだった。悪い知らせは，腫瘍が縮小した患者があまりいなかったことだった。「この結果により，問題は次のレベルに進みました。『惹起されたT細胞応答を腫瘍細胞に届かせるためには何をすればいいのか？です』」

それはタイムリーな問題だった。この問題を探るのに必要なDNAチップ（いわゆる「マイクロアレイ」）技術が開発されたところだったのだ。名刺ほどの大きさのDNAチップは，細胞の中のどの遺伝子が活性化しているかを教えてくれる。どの遺伝子が活性化しているかがわかれば，自分がどの種類の細胞を扱っていて，その細胞が何をしているかがわかる。ガジュースキーが行ったマイクロアレイ解析の結果は，多くの患者に，以前から腫瘍に対する免疫反応があったことを示していた。つまり，ここでオンになっている遺伝子はT細胞が活動しているというサインであることになる。「すでにそこで免疫反応があったわけです」とガジュースキーは説明する。「患者の約3分の1に免疫反応が起こっているサインが見られました。ワクチンに対する臨床反応があったのは，この患者たちでした。T細胞が浸潤できる腫瘍をもつ患者たちです。これが私たちのブレイクスルーになりました」。この発見は，ワクチンなどによって抗腫瘍活性を引き起こそうとする治療が，すでに免疫反応が起きている患者に対してだけ効果があることを意味していた。さらにそれは，腫瘍微小環境中で，免疫反応の活性化因子間の相互作用がなんらかの仕組みで障害されており，そのためそこで免疫療法に対する耐性が生じることを示唆していた。

第24章　インターフェロン遺伝子刺激因子（STING）をがん免疫療法に応用　　253

　ガジュースキーはこれらの観察から以下の4つの問題を立て，この10年間，忙しく取り組んでいる。

・免疫系が病原体の存在を感知していないのに（腫瘍は病原体ではなく自分自身である），効果の有無にかかわらず，免疫反応はどのようにして生じるのだろうか？

・（病原体ではない）腫瘍中にT細胞がある場合，T細胞はなぜそこにあるのだろうか？

・T細胞が腫瘍を検知してその中に入ってきたとき，効果を生じないことが多いのはなぜなのか？

・一部の腫瘍は，どのようにしてT細胞を完全に排除しているのか？

　ガジュースキーは，第1の問題に取り組んでいたときにSTINGと出会った。第1の問題は，「腫瘍の存在は，どのようにして体の免疫反応の警報を鳴らすのか？」と言い換えることができる。1つのヒントは，ワクチンに対して臨床反応を示した少数のがん患者に1型インターフェロンのシグナル伝達（免疫反応を示唆する）が見られたことだった。このシグナル伝達は，獲得免疫反応と対置される自然免疫反応*を示していた。

死よ，汝のSTING（針）はいずこに？

　自然免疫系が病原体の感知に用いる探知機はよく知られていて，そのうちの1つがToll様受容体（Toll-like receptor：TLR）というタイプの分子である。TLRは微生物やウイルスの構成要素（RNAやDNAなど）を感知する。TLRは種類によって細胞内小胞や細胞表面のさまざまな場所に存在しており，異なる標的を感知する。樹状細胞は，侵略者と遭遇したときにTLRを用いて侵略者を感知し，侵略者に関する情報を収集して，追跡して殺すべき相手をT細胞に教える。

　ガジュースキーは，それまでに得た知識と実験ツールを総動員して，侵略者を感知することがわかっているすべての分子について遺伝子を改変したマウスを作ったうえで，それらのマウスにがん細胞を植えつけた。「これらの経路のノック

> 自然免疫反応（innate immune response）：第7章の定義を拡張すると，自然免疫反応を誘導する免疫系の成分は，DAMP（damage-associated molecular pattern：傷害関連分子パターン）やPAMP（pathogen-associated molecular pattern：病原体関連分子パターン）と一般に呼ばれる分子構造を認識することにより，潜在的な脅威を感知することができる。PAMPやDAMPは，病原体があなたの体に侵入したことの証拠だ。自然免疫系には，細胞内に不具合があることを示す1つまたは複数のパターン（シグナル）に対応する受容体分子がある。例えば，Toll様受容体（Toll-like receptor：TLR）には少なくとも9種類あり，それぞれの分子が特定のPAMPやDAMPを認識する。TLR系のほかにはSTINGがある。STINGは細胞質中にあるDNAを認識できる受容体だ（DNAは細胞質中にあってはならない）。

アウトマウスを揃えたら，あとは，がんに対するT細胞の自発的な反応がなくなったものがないかを調べるだけでした」。反応しなくなった唯一のマウスは，STING経路に欠損があった。STINGは，細胞の細胞質にある異常なDNAを感知していることがわかった〔念のために言っておくと，STINGの発見者はガジュースキーではない。その名誉はマイアミ大学のグレン・バーバー (Glen Barber) のものである。ガジュースキーの功績は，STINGをがんとの戦いに投入したことにある〕。

　ガジュースキーは，「STINGは異物を感知するレセプターではなく，おそらく単なるアダプターです」と説明する。細胞質中のDNAを直接感知する分子としてはcGAS (cyclic GMP-AMP synthase：サイクリックGMP-AMPシンターゼ) が知られている。cGASが細胞質中の外来のDNAを感知すると，その細胞は細菌やウイルスに感染されている可能性があるため，cGAMPというセカンドメッセンジャーを産生する。cGAMPがSTINGのスイッチを入れ，STINGがIRF3 (interferon regulatory transcription factor 3：インターフェロン制御因子3) にメッセージを送り，IRF3が細胞に1型インターフェロンを作るように指示を出す。「STINGノックアウトマウスでは腫瘍に対する自然免疫反応が失われていることがわかりました」。

　だから，STINGはこの反応を起こすための部品の1つなのだ。ガジュースキーはそこから次の問題を提起した。「この経路を後押しする薬物を開発したら，免疫反応を劇的に強化したり，免疫反応がなかった場所で免疫反応を開始させたりすることができるのだろうか？」。この問いへの答えと考えられるものは，現在，バイオテクノロジー業界による投資の対象になっている。投資を行っているのはメルク (Merck) 社とアデュロ (Aduro) 社だ。「彼らはワクチンアジュバントとしてSTINGアゴニストを開発しています」とガジュースキーは言う。「私たちのデータを彼らに見せたところ，STINGアゴニストが直接的ながん治療薬になることに気づいたのです」。アデュロ社との共同研究により，いくつかのSTINGアゴニストが同定され，現在，臨床試験中である。「動物モデルでの試験では，どの免疫療法よりも強い抗腫瘍活性が見られました」。

> 「私たちのデータを彼らに見せたところ，STINGアゴニストが直接的ながん治療薬になることに気づいたのです」

症 例 報 告

　上述の薬物については，2016年5月から悪性黒色腫患者を対象とする第1相臨床試験が行われている。通常，第1相臨床試験では，人間に対する安全かつ有効な投与量を見きわめるために，低用量から高用量まで量を変えて投与する，用量範囲探索試験が行われる。「まだ初回投与量です」とガジュースキーは言う。つまり最小の投与量だ。けれども最近，

ある進行性悪性黒色腫患者の治療を行い，この薬物の効力について大いに期待できそうな結果を得たという。「彼女はすでにイピリムマブと抗PD-1薬での治療に失敗しています。つまり彼女は，私たちが進めている新たな免疫反応を惹起できるかという臨床試験の対象となる患者集団に属しています。彼女の腫瘍を調べてみると，T細胞はまったく見られませんでした。これは，がん免疫療法にとっていちばん高い障壁です。内因性の免疫反応がまったくなく，新たな免疫反応を惹起しなければなりません」。

　患者の脚には触知できる病変があった。臨床試験のプロトコルに従い，STING薬が腫瘍に直接注射された。「たった今，彼女から電話があって，発熱があるほか，脚の小瘤がどれも赤くなり，温かくなっているという報告を受けました」とガジュースキーは言う。「私は彼女に写真を撮っておいてほしいと頼みました。来週の火曜日に彼女がクリニックに来るときには，赤みがひいてしまっているかもしれませんからね。私の携帯電話には彼女が送ってくれた写真が入っています。薬を注射した病変はどれも赤くなっていましたが，注射していない病変も赤くなっていました」。このワクチンの働き方として予想したとおりの反応だ。進行がん患者の腫瘍は数が多すぎたり，小さすぎたり，到達しにくい場所にあったりするため，すべての腫瘍を治療することはできない。脚の小瘤が赤くなっていたのは，注射をした部位だけでなく，全身で強い炎症性免疫反応が起きていることを意味する。胸が踊った。

　「臨床試験は始まったばかりです」とガジュースキーは言う。「うまくいくかどうかはわかりませんが，私たちはそう考えています。自然はどのようにして自然免疫反応を作ったのでしょうか？　私たちは何も作っていません。ただ，自然がうまくやる方法を再現しようとしているだけです。ある意味，東洋的なアプローチです。禅のような」。

ギタリスト

　科学の話はこのへんにして，ロックの話を。
　愛用のギターはギブソン？　フェンダー？
　「どんな曲にも合うのでギブソン・レスポールを愛用しています。重いギターですが，硬い木でできているので，音に深みがあります。レスポールを愛用するもう1つの理由は，自分にぴったりの1本をもっていることです。自分の感覚や手にこれほどしっくりくるギターは，ほかにありません。とはいえ，最近はほかのギターにも目移りしています。先日，ある基金募集に関連したイベントで，何人かの歌手のサイン入りのフェンダー・ストラトキャスターを手に入れました。その中には，歌手のスティングのサインも入っていました」。
　スティングのサイン入りギターが，STINGの研究者に。なんともクールな話ではないか。

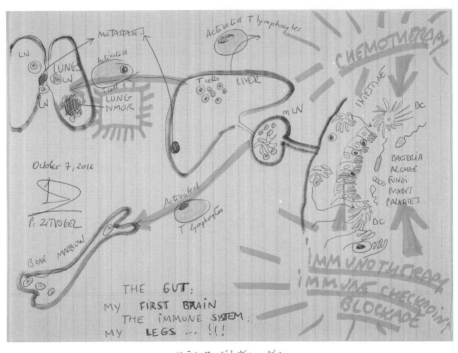

ロランス・ジトヴォーゲル
『私の最初の脳』

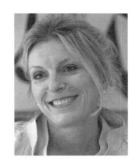

第25章

ロランス・ジトヴォーゲル (M.D., Ph.D.)

ギュスターヴ・ルシィがんセンター (フランス・ヴィルジュイフ)
腫瘍免疫学・免疫療法リサーチ・ディレクター

マイクロバイオーム(腸内細菌叢)を用いて がん免疫療法を強化

「たくさんの……英語ではどう言うのかしら……*des grains de sable dans les rouages*……をもっている人は,優れた科学者になれます」
——L・ジトヴォーゲル

ロランス[注]・ジトヴォーゲル(Laurence Zitvogel)は,1963年にパリの西に接するシュレンヌというコミューン(自治体)に生まれた。彼女は共産党員が好んで着用した紺色の作業着があちこちで見られた当時を思い出して,「嫌な場所でした。共産主義者の街でした」と言う。この地域は,近くのナンテール(1968年の五月革命の発端となる学生運動が起きたことで知られる)と同様,政治的に不安定だった時期があった。

ジトヴォーゲルの両親は職人気質の画家だった。生活は質素だったが,愛のある家庭で幸せに育った。周囲の人々は,彼女ほど恵まれていなかった。特に,移民が多いナンテールは悲惨だった。「両親とバカンスに出かけることができた私は非常に恵まれていました」とジトヴォーゲルは言う。「ナンテールの子どもたちは,どこにも出かけられませんでした」。なかでも恵まれない子どもたちは,どこにも逃げ場がなかった。「友人の1人に,とても利発な男の子がいました。アルジェリア出身の子でした。彼のお兄さんは白人に射殺されました」。

政治的・人種的な対立があったのは確かだが,一方でしっかりと教育を受け,中核となる価値観をはぐくむこともできた。「白人とアルジェリア人という2つのグループがあり,共産主義者という背景があり,これらが混ざり合って,熱気のある社会状況を作り出していました」とジトヴォーゲルは言う。「精神を鍛錬するには非常に良い環境でした。私は多くの勇気ある人々,ひとかどの人間になるのだという強固な意志をもつ人々と出会いました」。それは公正さの問題ではなく,戦いだった。「自分の人生が自分の手のなかにあること——そし

左の図中から抜粋:肺(lung),転移(metastasis),T細胞(T cell),肝臓(liver),活性化したTリンパ球(activated T lymphocyces),化学療法(chemotherapy),免疫療法(immunotherapy),免疫チェックポイント阻害薬(immune checkpoint blockade)

注:名前を見て混乱する人がいないように最初に言っておくと,ロランス・ジトヴォーゲルは女性である。本書のためにインタビューした大勢の研究者の証言によると,彼女はフランス人らしいフランス人だ。

て自分の遺伝子のなかにあること——を理解するには良い場所でした。ただ，最初に幸運に恵まれていないと，人生はさらに過酷なものになるかもしれません」。大胆でなければならない。とうてい受け入れられないような状況に置かれることになるかもしれない。ジトヴォーゲルの身には，実際にそれが起きた。そのようなときは，決然と行動しなければならない。

絶 対 に 医 師 に な る

　考えが変わることはなかった。「幸い，私には天職の意識がありました。6歳か7歳のときにはすでに医師になりたいと思っていました」。親族に医師は1人もいなかった。両親は芸術家だったし，叔父たちは商人だった。祖母は靴職人だった。「医師は1人もいませんでした。生物学者もいませんでした」。ではなぜ，そんなに幼いときから医師になりたかったのか？ 彼女自身にもわからない。「自分でも説明できません。ただ，一人で，誰にも頼らずに生きてゆける，人の命を救える人間になりたいと思ったのです。私は固く決心していました。シュレンヌから出たいと思っていました。何事も成し遂げずに死んでゆくのは嫌でした。考えるのも恐ろしいことです。シュレンヌにいたら，自分だけのために生きること，自力で楽しく生きることができません。そんな人生は考えられませんでした。私は人生の一歩一歩を，目標を達成するために進んでいます。私の目標は医学を発展させることです。医学を発展させるためには科学を発展させる必要があります。なぜなら，私たちはいまだに自分がなにをしているかわかっていないからです」。

　彼女は医師になるためにパリに出た。そしてまもなく免疫反応という現象に強い興味をもつようになった。「私は感染症予防のためのワクチン接種に魅了されていました。がんに対するワクチンは，かなり早いうちから考えていました」。それは，医師として正式な訓練を受けるよりも前のことだった。「がん化した細胞をワクチンで治療したいと思っていました。どこかでそんな本を読んだのでしょう（おそらくスティーヴ・ローゼンバーグの『ガンの神秘を扉をひらく』だろう）。大学で『抗体，B細胞，T細胞』という授業を最初に受けたときから免疫学に夢中になりました」。

　彼女が免疫学に惹かれたのは，フランス人としての誇りも関係していたかもしれない。彼女が勉強をはじめた頃の1980年，ベネズエラ生まれのアメリカ人バルフ・ベナセラフ（Baruj Benacerraf），アメリカ人のジョージ・スネル（George Snell），フランス人のジャン・ドーセ（Jean Dausset）の3名にノーベル生理学・医学賞が贈られた。授賞理由は「免疫反応を調節する，遺伝的に決定された細胞表面構造に関する発見」だった。つまり，T細胞に何を殺すべきかを教える分子を明らかにしたのだ。この発見は，免疫系の働く仕組みの理解にとって重要なブレイクスルーとなった。

がん免疫学への開眼

　ジトヴォーゲルがローテーションで最初に選んだのは内科学で，これも彼女が免疫学に強く惹きつけられた理由の1つになった。「私にとって，非常に重要な経験でした。エリテマトーデスの扱いの難しさを学びました」。エリテマトーデスは，死に至ることもある自己免疫疾患だ。これに関連して，ほかの自己免疫疾患についても学ぶことができた。

　そして腫瘍・血液学のローテーションになった。ここではB細胞やT細胞ががん化して起こるリンパ腫や白血病を扱う。「血液学を知ったとき，私の免疫学の探求に必要なのはこれだと思いました」とジトヴォーゲル。当時の彼女は，あふれるほどの好奇心と，燃えるような希望と，名声を得たいという強い意欲をもっていた。ところがクリニックに配属された途端，熱意は壁にぶち当たった。

　がん患者の治療法の選択肢について説明を受けたジトヴォーゲルはあっけにとられた。「がん専門医たちは，あの馬鹿げた薬を，化学療法を，毒を，行き当たりばったりに患者に投与していました。自分が投与する薬物の作用機序さえ知りませんでした」。科学的な治療とは思えなかった。「プロドラッグの代謝産物の濃度を測定しているだけなら薬理学者と一緒です」。愚かなやり方だった。副作用は深刻だった。「患者は苦しんでいました。がん専門医たちの無知や愚かな考え方は耐えがたいものでした」。彼らがBではなくAという治療法を選ぶとき，そこに科学的根拠はなかった。薬物名を書いたサイコロを振っても同じだったかもしれない。「私が見たのはそんな状況でした。腫瘍学の教育は本当にお粗末でした。すべてに嫌気がさしてしまいました」。

　1980年代中頃には，米国国立がん研究所のスティーヴ・ローゼンバーグの研究活動が大きなニュースになっていた。免疫系を刺激するインターロイキン2（IL-2）は最新の特効薬だった。「スティーヴ・ローゼンバーグとIL-2の話や，腫瘍浸潤リンパ球を用いたがんに対する免疫反応を再活性化させる

> 「私が見たのはそんな状況でした。腫瘍学の教育は本当にお粗末でした。すべてに嫌気がさしてしまいました」

方法について聞いたときには，『ああ，すばらしい着想だ。これこそがビジョンだ。これなら信じられる』と思いました」。しかし，腫瘍免疫学という研究分野は，まだ本当には存在していなかった。その科学はまだ創始期にあり，当時明らかになっていたことは多くはなく，そしてとんでもなく複雑だった。

　それでもジトヴォーゲルは腫瘍免疫学の可能性に賭けた。「私は腫瘍免疫学に飛び込むために医学の勉強を中断することにしました。学ぶには一生かかるというなら，自分もその覚悟でいかなければなりません。この決心をしたとき，私は25歳でした」。ジトヴォーゲルはパリのフランス国立保健医学研究所（INSERM）で，IL-2とLAK（lymphokine-activated killer：リンホカイン活性化キラー）細胞研究の第一人者であるウォルフ＝ハーマン・フリドマン（Wolf-Herman Fridman）の下で学びはじめたが，この関係はわずか1年で終わりを告げた。「私たちの関係は良好とは言えませんでした。私には自分のアイディアがあり，彼の提案に必ずしも同意しなかったからです。きつい1年でした」。

　衝突の多い人間関係とプロジェクトの失敗に行き詰まりを感じたジトヴォーゲルは，この分野の出発点にもっと近いところ，すなわちローゼンバーグから近いところに移ることにした。ピッツバーグ大学のマイク・ロッツェ（Mike Lotze）の研究室だ。彼女の言葉を借りるなら，ロッツェはローゼンバーグ研究室が「転移」したもので，NIHのあの特別な場所から巣立って世界中に散らばっていった（その流れは今も続いている）才能ある研究者の1人である。「マイクはとても感じの良い人です。情熱にあふれ，数えきれないほどのアイディアをもっています」とジトヴォーゲルは言う。「彼はなんでも試したがりました。それは私の考え方とよく合っていました。私も自分の知識を増やすためにはなんでも試したいと思っていましたし，免疫系をがんと戦わせる方法については，あらゆる可能性に心をひらいていました」。彼らが試した「なんでも」のなかには，サイトカインIL-4と白血病，樹状細胞を用いた治療，レトロウイルスベクターを用いた遺伝子治療，IL-12，B7.1シグナルなどがあった。可能性は無限にあるように思われ，彼らは精力的に研究を進めていった。

　彼らの研究を問題視する人々もいた。問題視されたのは方法ではなく，その基礎にある哲学だった。彼らの哲学は，ロッツェの恩師であるローゼンバーグ博士の哲学だった。ローゼンバーグもありとあらゆる免疫学実験をしていた。彼が最先端の研究をしていることは誰もが認めていたものの，最先端の技術をできるだけ早く（もしかすると早すぎたかもしれない）クリニックに持ち込もうとする医師たちは「カウボーイ」と揶揄され，一部のカウボーイは「向こう見ず」と非難された。

　ジトヴォーゲルは違った見方をする。「スティーヴは外科医で，おそらく私と同じように，患者を死なせるのが嫌なのです」。だから，成功の可能性が小さくても，できることはすべて試そうとする。挑戦し，失敗したら，また挑戦する。それはひどくつらい道だが，進まなければならない。「助けを求めてきた人々のために，何もしてあげられないときもあります。若い人，家族がいる人，人生の危機に立たされた人たちが，私たちなら何か知っているのではないかと期待してくるのです」とジトヴォーゲルは言う。「裸でベッドに横たわり，苦しみながら死んでゆく患者の前に，私たちは白衣を着て立っているのです」。

　がん免疫療法を安全かつ幅広い効力のあるものにするためには，まだまだ多くのことを学ばなければならない。けれども，その日がまだ来ていなくても，何かをしなければならない。カウボーイハットをかぶり，馬に鞍をつけて，挑戦しなければならないのだ。

二人三脚から一人旅へ

「次に惚れ込んだのは樹状細胞（「第10章 ラルフ・スタインマン」参照）でした」。その愛はジトヴォーゲルのワクチンへの興味と直結していた。マイク・ロッツェとともに始めたこの研究は5年間続き、多くの成果が得られた。やがて彼女はフランスに帰国したが、その後もグイド・クレーマー（Guido Kroemer）を新たなパートナーとして樹状細胞の研究を続けた。2人は科学だけでなく人生においてもパートナーになった。2人が出会った1990年代中頃には、クレーマーはすでにフランスでは有名な研究者だった。「彼はアポトーシス*研究の第一人者でした」。

細胞死の様式は、樹状細胞に効果的にがん抗原を提示させるのに重要である。だからクレーマーの研究は、ジトヴォーゲルとロッツェとの研究から自然に導かれるものだった。目標は、ある種の細胞死（免疫原性細胞死）と、樹状細胞による細胞の死骸の効果的な処理（これにより分子情報がキラーT細胞による探索・破壊命令へと変換される）との結びつきを明らかにすることだった。

研究は12年続いた。多くの発見があった。「化学療法の種類が異なれば、誘導される細胞死の性質も異なることがわかりました」とジトヴォーゲルは言う。「私たちは免疫原性細胞死の概念と、この概念の基礎にある分子的・代謝的な開始点を発見しました」。彼らの発見はこの分野を一変させ、科学者のパワーカップルは、その業績で有名になった。

> アポトーシス（apoptosis）：プログラム細胞死の過程である。一般論としては、秋に木の葉が落ちるような現象だと言える。冬が近づいて葉が不要になると、葉を枯死させる遺伝子プログラムが作動して落葉させる。同じプロセスは、病気になった葉や傷ついた葉を落とすのにも利用される。木は意図的に葉を枯死させて落葉させる。同様のプロセスが動物の体で起こるとき、これをアポトーシスと呼ぶ。体がなんらかの理由でその細胞は死ぬべきだと判断すると、細胞に死ぬように指示を出し、細胞はそれに従う。死を命じられた細胞は唐突に弾けたりせず、整然と分解されてゆく。ある種の化学療法薬は、このような整然とした細胞死を誘導するが、この細胞死には免疫原性があり、細胞が分解した副産物を免疫系が感知することができる。だから私たちは、がん細胞にはこのような免疫原性細胞死を起こしてほしいのだ。

ところが、この名声が仇になった。「私はヨーロッパの助成金に申請しました。競争率が非常に高い助成金です」。彼女は研究のために本当にその資金を必要としていたのだが、獲得することはできなかった。「それまでの12年間、夫のグイドと一緒に研究をしてきたため、私は独立の研究者ではないと非難されたのです。ほかの研究はすべて私1人でやっていたというのに」。彼女の言う「ほかの研究」も、この分野になくてはならないものだった。樹状細胞やNK（ナチュラルキラー）細胞のほか、近年脚光を浴びているエキソソーム*の研究もあった。

エキソーム(exosome)：エキソームは小胞だ。細胞内の物質を包んだ小さな袋で，健康な細胞からもがん細胞からも連続的に放出される。これらの袋は実際には泡に似ていて，細胞を包む外側の膜から形成され，代謝産物，シグナル伝達分子，RNA，DNA，細胞断片など細胞内の物質が詰まっている。荷造りがすんだエキソームは血流中に放出され，しばらくの間，体内を循環する。現在，これらの泡の中の物質が提示する情報について，さかんに研究されている。エキソームは細胞——特にがん細胞——に関する情報の宝庫である可能性があり，ワクチン開発に利用できるかもしれないからだ。

マイクロバイオーム(microbiome, 微生物叢)：ある特定の環境で見られる微生物の多様なコミュニティーである。その環境は人間の大腸でも樹木の根系でもよい。マイクロバイオームを研究することは，微生物コミュニティーのメンバー間や環境全体と相互作用するしくみを理解することにある。

ジトヴォーゲルは，「私の申請は2回続けて却下されました。いずれも，私が研究者として自立していないという理由でした」と言う。彼女は，自分が女性であることが，研究者として自立していないと言われた原因だったと感じている。「聡明な女性は男性に依存していなければなりません」。世の中はそういうふうにできている。少なくとも，世間の人々はしばしばそのように見ている。「実際は逆なのです。人目につかないところで重要な役割を担う女性に依存している男性は多いのです」。助成金の審査員がジトヴォーゲルの申請を却下したのは，彼女の貢献が見えていなかったからだ。許しがたいことだ。

「私はガイドに言いました。『ねえ，信じられないわ。これが私たちの社会なのよ。完全におかしいわ。私は今や，私たちの関係と成功の犠牲者なのよ。あなたとは独立の研究テーマを見つけなければ。私はゼロから始めるから，あなたは指一本触れてはだめよ』とね」。それが，ジトヴォーゲルの最も有名な研究の出発点だった。マイクロバイオーム*と，それががんに及ぼす影響についての研究だ。「私は世間の人々に，自分が自立した研究者であるだけでなく，それまでなかったものをゼロから作り出せる人間であることを証明しようと心に決めました。そして，抗がん剤治療への反応における腸内細菌叢の重要性を明らかにしたのです」。

> 「私は世間の人々に，自分が自立した研究者であるだけでなく，それまでなかったものをゼロから作り出せる人間であることを証明しようと心に決めました」

文句なしの大発見だ。

細菌理論

化学療法が免疫系に及ぼす影響を調べていたジトヴォーゲルはシクロホスファミドに注目するようになった。シクロホスファミドは昔からある薬物で，多くの化学療法レジメンの骨

格になっている。「今後，多くの化学療法薬が姿を消すでしょう」と彼女は言う。「1つだけ残ると思われるのはシクロホスファミドです。多くの効能があるからです」。しかし，シクロホスファミドの具体的な作用機序はほとんど解明されていない。ジトヴォーゲルは，この薬物が免疫系に及ぼす影響の解明にのりだした。

研究チームが最初に気づいたのは，シクロホスファミドが免疫系にTh17というT細胞を配備させたことだった。「当時，Th17はほとんど知られていませんでしたが，この細胞について記載した初期の論文には，これらは炎症を誘発する細胞で，自己免疫疾患に関与すると書かれていました」。Th17細胞が腸と関係があることも知られていた。「そこで私は，シクロホスファミドの投与によってTh17細胞が（腸内ではなく）循環血中に現れたのはなぜかと考えたのです」。

次の手がかりをもたらしたのは，がん患者を治療した彼女自身の経験だった。「私はがん専門医として30年間患者を診てきました」。彼女はしばしばシクロホスファミドを処方してきた。「こういう相談をよく受けました。『どんな感じですか？』と尋ねると，『ええ，お腹がこれこれ，こんな調子なのです』という答えが返ってくるのです。お腹が，お腹が，お腹が。消化器の不調は繰り返し起こります。嘔吐，下痢，無食欲，食欲不振。腸障害。そう考えたとき，私は『わかった！』と叫びました。私たちが投与していた薬物は，腸を攻撃していたのです」。だからTh17細胞が活性化していたのだ。次の重要な問題は，薬物が腸内細菌叢に働きかけていることと，免疫系に関する臨床成績との間に関連はあるのだろうかということだった。

それを愚かな問いだと考える人もいた。グイド・クレーマーもその1人だった。「彼は，とんでもない考えだ，幻想だと決めつけました」。ジトヴォーゲルは批判をものともせずに研究を進めた。「最初の実験では，マウスに抗生物質を投与してから，まだシクロホスファミドの効果があるか調べました」。もう1つのアプローチでは，無菌マウスで同じ実験を行った。どちらのアプローチの結果も，これ以上ないほどはっきりしていた。無菌マウスではシクロホスファミドの効果は見られなかった。「何が起きているのか理解するには，しばらく時間がかかりました。けれども，腸内細菌叢の重要性の発見に向けた一歩を踏み出すことはできました」。腸内細菌が薬物の作用を助けていたのだ。

チェックポイント阻害薬も

上述の実験で原理は証明された。次の段階は，その観察をどこまで拡張できるかだ。「腸内細菌叢がシクロホスファミドに非常に大きな影響を及ぼしていることを確信した私たちは，次にイピリムマブに目を向けました」。イピリムマブで最も多い副作用は大腸炎と皮疹である。大腸炎は，深刻で，命にかかわることもある疾患だ。イピリムマブとマイクロバイオーム

264 セクション9 細胞とシグナル：良くも悪くも

との関連は，少し見ただけで容易にわかった。ジトヴォーゲルは説明する。「副作用が起こる場所を考えてみてください。大腸炎が起こる大腸には腸内細菌叢があり，微生物の入り口になっています。皮疹が生じることは皮膚微生物叢の関与を示唆しています。肝臓ではトランスアミナーゼ濃度の上昇が見られます。これは炎症による肝機能障害の徴候ですが，ご存知のとおり，肝臓と腸の間には腸肝循環があります……すべてがマイクロバイオームで説明できます」。

ジトヴォーゲルはイピリムマブについて，シクロホスファミドのときとほぼ同様のマウスを使った実験をした。結果は同じだった。微生物がいなければイピリムマブは効果がなかった。別の研究グループ（Silvan et al., Science 2015;350:1084）が，抗PD-1薬について同様の結果を得た。微生物がいなければ治癒はない。

どうしてそう考えられるのだろう？「いくつかの機序が考えられます」とジトヴォーゲルは言う。「1つは，有名なリーキー・ガット（leaky gut：腸管透過性亢進）理論です」。これは，ある種の状況（化学療法など）では腸管の透過性が亢進し，微生物が血流に漏れ出すことがあるとする理論だ。「もう1つの機序には，微生物と腫瘍抗原の分子的な類似が関わってきます」。

この最後の部分を理解するためには，私たちの腸内の生物相が非常に長い間共にあることを理解する必要がある。T細胞は微生物の存在に慣れている。彼らは慣れるように訓練されているのだ。さらに，ヒトと微生物は共進化してきたため，分子レベルでは微生物の一部はしばしばヒトの一部によく似ている。この機序の詳細はまだ明らかになっていないが，免疫系ががんを含む疾患に対応する能力を獲得する上で，微生物が非常に重要な役割を果たしているのではないかと推定されている。

微 生 物 を 薬 に

ジトヴォーゲルは科学を愛してはいるが，その目標は臨床応用，つまり，患者を治療することにある。だから当然，次の段階は，免疫療法を有効なものにするためにどの微生物が必要なのかを明らかにすることだった。そのためにはまず，基準となる腸内細菌叢（健康な腸に典型的に生息している微生物群集）を明確にする必要がある。この基準となる微生物群集を，免疫療法への反応がよくなかった患者の腸内細菌叢と比較する。ジトヴォーゲルはパスツール研究所の充実した微生物資源を活用し，イピリムマブでの治療がうまくいかないマウスの腸内細菌叢にはバクテロイデス・フラジリス（*Bacteroides fragilis*）という細菌が欠けていることを発見した。微生物のいないマウスに胃管栄養法で *B. fragilis* を投与したり，*B. fragilis* の断片の注射によって免疫したり，*B. fragilis* 特異的T細胞の養子T細胞移入を行ったりすると，イピリムマブの効果は回復した。こうして原理は証明された。「細菌は薬になる」。

実際，細菌療法には先例がある。例えば現在，難治性のクロストリジウム・ディフィシル

(*Clostridium difficile*) 感染症の治療法として便微生物移植の効果を探る臨床研究がいくつも進められている。クロストリジウム・ディフィシル感染症は，長期入院や抗生物質の過剰使用によって起こる慢性の消耗性疾患だ。健康なドナー（患者の配偶者が多い。理由はご想像にお任せする）からの便微生物移植は腸内細菌叢の乱れを修正するため，*C. difficile* の異常増殖と，それに伴う病原作用を修正することができる。ジトヴォーゲルは，がん患者の腸内細菌叢の乱れの治療法として，便微生物移植を1つの選択肢として考えている。「健康なドナーの『良い便』に含まれる微生物を移植するのです。想像できるでしょう？」。

　第2のアプローチは，欠けている微生物を特定し，その微生物が入った錠剤を投与することだ。その概念を洗練させると，欠けている微生物が供給していた分子だけ投与すればよいことになる。免疫系に影響を及ぼすのは微生物の全体ではなく，その成分か副産物であると考えられているからである。第3のアプローチはもっと一般的で，プロバイオティクスを利用することだ。ジトヴォーゲルは現在，特定の微生物と微生物の副産物を利用した治療法に注目していて，こうしたアイディアの確認と臨床開発を支援するために会社を設立しようとしている。

科学と芸術と人生

　「卓越した科学者は，たくさんの……英語ではどう言うのかしら……*des grains de sable dans les rouages*……をもっています」とジトヴォーゲルは言う。フランス語の部分を直訳すると「機械の中の砂」である。1つのアイディアが頭にこびりついて離れないこと。問題を，悩みを，解明できない焦燥を抱えていること，それを手放したくないこと。「シャワーを浴びていても，車を運転していても，何をしていても，実験のこと，データのこと，新しいデータのこと，それが仮説とどのように一致し，どのように一致しないかということしか考えられません」。問題に取り憑かれ，没頭する。

　けれどもジトヴォーゲルは，ロボットになってはいけないとも警告する。「私は絵を描くのが好きです。残念ながら才能には恵まれませんでしたが，それでも好きなのです。サックスを吹き，ピアノを弾きます。若いときにはダンスもやりました……バレエです。ほかにも好きなことはたくさんあります。芸術家気質なのだと思います。科学にかかわる一切が芸術的です。つまり，『創造と逃避』です。判で押したような日常から逃れ，好ましくないものから逃れるのです」。それは意図的な行為，意識的な選択，創造の種をはぐくむ庭への戦略的な退却だ。「夢を見られる場所への逃亡です」。

　　　　　　　Tout commence par un rêve（すべては夢から始まる）。

エピローグ

　本書に書かれていることのすべてが, 今では過去のものになっている。人々についてはもちろん, 科学についてもほとんどの部分が古くなっている。本書の執筆に2年近く要したことも理由の1つだが, たとえ数週間で執筆できたとしても, 最新の内容にはならないだろう。がん免疫学の歩みはそれほどまでに速いのだ。この分野では毎月100編の新しい論文が科学誌で出版され, 毎日1,000の新たな実験が行われている。また, 2週間に1回は関連ニュースが新聞の一面トップの見出しを飾っているようだ。

　がん免疫学は新しい知識の「つむじ風」であり, 専門家でもついていけないほどである(彼らが新しい知識を求めてお互いの講演を聴きに行くのを見るのは非常に愉快だ)。

　ビジネス面では, 論文の投稿と出版の合間に, がん免疫学関連のバイオテクノロジー企業が急成長したりはじけ飛んだりし, 投資家は数億ドルの資金を倍賭けしたり手を引いたりしてきた。本書が印刷される頃には, セクション4で説明したCAR構築物の1つが, このタイプの薬物としては初めてFDAから承認を受けている可能性が高い。ある科学者は, この薬物を「生きた薬」と呼ぶ。

　逆に, 本書で強調した技術のどれかに疑問が投げかけられ, 関連企業が消滅したとしても, まったく意外ではない。ハイリスク科学を用いたイチかバチかのビジネスではよくあることだ。

　ただ, 免疫療法がなくなることはないと思われる。本書で紹介した科学者は全員, そして, この分野の知識がある科学者は全員, その可能性はないと言うだろう。過去に提案されたがんの「特効薬」はどれも狙ったような効果はなかったが, 免疫療法は——免疫系の元締めの発見と利用は(これを批判する余地などあるだろうか?)——私たちがもって生まれた自然の力のバランスを取り戻させる。道を誤った生理機能につらくあたる放射線療法や化学療法とは違い, 免疫療法は既存の秩序を回復させ, 増強するだけである。

　考えるまでもない。免疫療法は科学的に理にかなっていて, データもそのことを裏づけている。

　今後, 患者ががんの告知を受けるときには, 最初に免疫療法が話題になるのはほぼ確

実だ。これは未来ではなく現在の話である。

acurewithin.orgは，がん免疫療法について理解を深めようとする人々のニーズに応えるためのウェブサイトだ。

このサイトに興味をもつ人がいるかぎり，少なくとも来年いっぱいは，本書で取り上げた科学的内容をアップデートし，紹介できなかった重要人物や次世代の新星など，新しい研究者のプロフィールも投稿する。

率直に言って，本書はベータ版である。アップデートやパッチや，もっと多くの人物紹介が必要だ。

プロジェクトは続く。すべての人に，治癒する価値があるから。

用語解説

用語は欧文，和文の順に並べた。

■Ⅰ型インターフェロン（type Ⅰ interferon）
ウイルス感染に応答して白血球から放出されるタンパク質。感染を受けた細胞を殺すために，NK細胞やマクロファージの活性化を促進する。

■1型糖尿病（type 1 diabetes）
膵臓のインスリン産生細胞（膵β細胞）が壊されて高血糖になる疾患。膵β細胞の傷害はおもに自己免疫反応によるものと考えられている。本疾患は糖尿病のうち5％を占め，小児期に発症することが多い。

■B細胞（B cell）
骨髄で作られるリンパ球の一種。抗体を産生する能力がある。

■CD4
ヘルパーT細胞として知られる種類のT細胞上に発現している表面マーカー。標的細胞上のMHCクラスⅡ分子に結合して，T細胞受容体の共受容体として働く。

■CD8
細胞傷害性T細胞として知られる種類のT細胞上に発現している表面マーカー。標的細胞上のMHCクラスⅠ分子に結合して，T細胞受容体の共受容体として働く。

■CD19
B細胞上に発現している表面マーカー。B細胞受容体の共受容体として働き，B細胞受容体を介したシグナル伝達を減少させる。

■CD28
T細胞上に発現している表面マーカー。ナイーブT細胞の活性化には，T細胞受容体が抗原提示細胞上のMHCクラスⅠ/Ⅱ分子に結合するだけでなく，CD28が抗原提示細胞上の標的分子（B7リガンド）に結合する必要がある。

■cDNAライブラリー（cDNA library）
相補的DNA（cDNA）断片のライブラリーで，その生物が発現している遺伝子の総体を表している。cDNA断片をベクターに挿入し，ライブラリーを作成する。

■CRISPR–Cas9
標的遺伝子の改変操作を可能にする遺伝子編集技術。

■CTLA-4
CD28の抑制性ホモログ。共通のリガンドであるB7にCD28よりも高い親和性で結合し，T細胞の活性化を抑制する。

■Fab領域（fragment, antigen-binding）
Y字型の抗体分子の上半分にあたる，可変領域を含む部位。特定の抗原に特異的に結合する。

■Fc受容体（Fc receptor）
ある種の細胞の表面に発現している受容体で，Y字型の抗体分子の下半分にあたるFc（fragment, crystallizable）領域に結合することができる。

■*in vitro*
「ガラスの中で」という意味のラテン語。生物の体外，例えば試験管や培養皿の中で実験をすること。

■NF-κB
サイトカインの産生や細胞の生存に関与する転写因子。免疫反応において中心的な役割を果たす。

■RECIST基準〔RECIST (response evaluation criteria in solid tumors) criteria〕
腫瘍に対する治療効果を判定するための基準の1つ。

■T細胞（T cell）
リンパ球の一種。

■T細胞受容体〔T-cell receptor (TCR)〕
T細胞上に発現している受容体で，T細胞の活性化に必要。別の細胞上のMHCクラスⅠ/Ⅱ分子とペプチドの複合体に結合して，T細胞活性化のシグナル伝達の出発点となる。

■Th17細胞（Th17 cell）
サイトカインであるインターロイキン17（IL-17）の産生を特徴とするヘルパーT細胞。獲得免疫反応に関与している。おもに上皮細胞に働きかけて，好中球を呼びよせる反応を誘導する。

■Toll様受容体〔Toll-like receptor (TLR)〕
免疫細胞上に発現している一群のタンパク質で，病原体が有する構造的に保存された分子パターンを認識することができる。自然免疫反応の活性化に重要な役割を果たすと共に，獲得免疫反応を始動する役割も果たす。

■*V (D) J*組換え〔*V (D) J* recombination〕
V (variable)，*D* (diversity)，*J* (joining) の各遺伝子は，ランダムに組み合わされる（組換え）ことで多彩な抗原受容体（T細胞受容体とB細胞受容体）を生み出すことができる。この組換えのおかげで，B細胞やT細胞は無数の抗原を認識して攻撃することが可能となる。Dに「カッコ」がついているのは，V-D-Jというタイプ（TCRβ鎖，TCRδ鎖，IgH鎖）と，V-Jというタイプ（TCRα鎖，TCRγ鎖，IgL鎖）が存在するからである。

■アミノ酸（amino acid）
タンパク質の構成単位であり，アミノ基（–NH₂）とカルボキシ基（–COOH）と側鎖（–R）からなる。多数のアミノ酸がペプチド結合で連結してタンパク質ができる。少数のアミノ酸が連結したものはペプチドと呼ぶ。

■アルサス反応（Arthus reaction）
皮内注射した抗原に対する過敏反応。注射した箇所に炎症と浮腫が生じる。

■移植片対宿主病〔graft-versus-host disease (GvHD)〕

遺伝的に異なる人の組織を別の人に移植したときに起こりうる合併症。移植した組織片に含まれるドナーの免疫細胞がレシピエントの細胞を非自己と認識して攻撃を始めることによる。骨髄移植や臍帯血移植の際によく発症する。

■遺伝子 (gene)

特定のタンパク質の遺伝情報を含むDNA領域。遺伝子発現の過程で, DNAに書き込まれている遺伝情報は転写されてRNAとなり, これが遺伝情報とタンパク質合成の橋渡しをするメッセンジャーとして働く。

■インターフェロン γ (interferon γ)

細胞が病原体やウイルスに感染すると放出されるサイトカインで, 免疫細胞にシグナルを伝達して免疫反応を起こさせる。

■インターロイキン 2〔interleukin 2 (IL-2)〕

ヘルパーT細胞から放出されるサイトカインで, T細胞の増殖, 活性化, 成熟などの反応を誘導する。

■炎症 (inflammation)

病原体, 外来異物および損傷した自己組織に対する免疫系の応答。病原体/異物の排除および組織の損傷の治癒を促進するために起こる。

■オートクリン (autocrine)

細胞のシグナル伝達様式の1つ。細胞が産生したホルモンや化学伝達物質が同じ細胞の受容体に結合し, その細胞に作用を及ぼすことをいう。

■獲得免疫反応 (adaptive immune response)

病原体と接触したあとに特異的に起こる免疫反応。適応免疫ともいう。これに対して自然免疫反応は常に準備ができていて, 迅速に対応できる。

■活性化誘導シチジンデアミナーゼ〔activation-induced cytidine deaminase (AICDA)〕

ヌクレオチド塩基のシトシンからアミノ基を除去してウラシルに変換する反応を触媒する酵素。抗体分子のクラススイッチ組換え, 体細胞超変異, 遺伝子変換に関与する。

■顆粒球マクロファージコロニー刺激因子
〔granulocyte-macrophage colony-stimulating factor (GM-CSF)〕

免疫細胞から放出されるサイトカインで, マクロファージ, 顆粒球, 樹状細胞の増殖と成熟を促進する。

■がん遺伝子 (oncogene)

過剰発現や変異によりがんのリスクが高くなる遺伝子。

■幹細胞 (stem cell)

未分化な細胞で, 自分と同じ幹細胞を作る能力と, 特定の種類の細胞に分化する能力をもつ。

■がん免疫編集 (cancer immunoediting)

免疫系が腫瘍の増殖と戦いながら対応を変えていく過程であり, 次の3つの段階からなる。1) 排除相：腫瘍細胞のほとんどが免疫系の働きで排除される段階。2) 平衡相：生き残った腫瘍細胞が免疫系と

共存している段階。3) 逃避相：腫瘍細胞が免疫系の監視から逃れて腫瘍塊を形成しはじめる段階。

■キナーゼ (kinase)
タンパク質に (ATP由来の) リン酸基を付加することができる酵素。

■キメラ抗原受容体〔chimeric antigen receptor (CAR)〕
抗原受容体 (T細胞受容体あるいは抗体分子) の一部を他のシグナル伝達分子などと人工的に合成した分子。一般には抗体分子の可変領域とCD3ζ鎖の細胞内領域，および共刺激受容体分子 (CD28, 4-1BB, ICOSなど) の細胞内領域を結合したものが使われている。

■筋萎縮性側索硬化症〔amyotrophic lateral sclerosis (ALS)〕
脳と脊髄の運動ニューロンが冒される疾患。随意筋の機能がしだいに失われてゆく。

■組換え (——DNA, ——タンパク質)〔recombinant (DNA, protein)〕
体外で操作されたDNAやタンパク質などの分子を指す。

■クロスプライミング (cross-priming)
抗原提示細胞がクロスプレゼンテーションによりCD8⁺細胞傷害性T細胞を活性化すること。

■クロスプレゼンテーション (cross-presentation)
抗原提示細胞が，取り込んだ抗原をMHCクラスI分子に乗せてCD8⁺細胞傷害性T細胞に提示すること。通常はクラスI分子には細胞質内の抗原が提示されるが，一部の抗原提示細胞は外部から取り込んだ抗原を提示できるという特殊な能力を有している。

■クローン化/クローニング (cloning)
ある物の複製物の総体をクローンという。日本語では遺伝子を単離して増幅する場合はクローニング，細胞を1個から増やし細胞集団とすることはクローン化，として使い分けられている。

■血漿 (plasma)
血液中の液体成分。血液量全体の50〜60%を占め，酸素，グルコース，タンパク質などの溶存物質を含んでいる。

■ケモカイン (chemokine)
シグナル伝達分子のサイトカインファミリーに属するメッセンジャータンパク質。細胞に作用して標的部位に導くことができる。

■抗原 (antigen)
T細胞受容体あるいはB細胞受容体 (抗体) の認識の対象となる分子。

■抗原提示細胞〔antigen-presenting cell (APC)〕
病原体を取り込み，その破片を抗原として表面に提示する能力をもつ免疫細胞。抗原は細胞上のMHCクラスII分子に結合した形で提示される。一部の抗原提示細胞は，取り込んだ抗体をMHCクラスI分子に結合した形で提示することができる (「クロスプレゼンテーション」)。

■抗体 (antibody)
特定の抗原に応答してB細胞がつくるY字型のタンパク質。病原体が産生する有害物質などと結合す

る能力がある。

■好中球 (neutrophil)
骨髄系共通前駆細胞から生じる白血球の一種で，白血球の中で最も数が多い。傷害にいち早く反応して，侵入した病原体を旺盛に貪食する。

■サイトカイン (cytokine)
おもに免疫細胞から分泌されるシグナル伝達分子のファミリーで，他の免疫細胞に増殖，分化，活性化，抑制，細胞死などの指令を伝える。

■細胞質 (cytoplasm)
細胞内で核以外の部分をいい，細胞小器官のほかタンパク質やグルコースなどの栄養素を含んでいる。

■細胞傷害性T細胞 (cytotoxic T cell)
CD8$^+$（CD8を発現している）T細胞で，活性化されると感染した細胞やがん細胞を殺すことができる。キラーT細胞とも呼ばれる。

■サブトラクティブ・ハイブリダイゼーション (subtractive hybridization)
異なる組織や異なる増殖期に由来する細胞，あるいは薬物による処理前後の細胞に含まれるcDNA配列間の差異を同定し特徴づけるための手法。

■シクロスポリン (cyclosporine)
真菌が産生する抗生物質で，免疫抑制作用がある。臓器移植で起こる拒絶反応の抑制や自己免疫疾患の治療に使われている。

■自己免疫 (autoimmune)
免疫系が自己物質（自己抗原）に対して免疫反応を起こすこと。

■自己由来 (autologous)
自分自身から単離された細胞や組織。

■自然免疫反応 (innate immune response)
常に攻撃に対する準備ができていて，広範な病原体／異物に即座に対応できる免疫反応。獲得免疫反応とは異なり，特定の標的を選んで対応することはない。

■樹状細胞 (dendritic cell)
病原体や死んだ細胞を取り込んで処理する免疫細胞。抗原提示細胞としてT細胞を活性化し，獲得免疫反応を始動する役割を果たす。

■腫瘍浸潤リンパ球〔tumor-infiltrating lymphocyte (TIL)〕
血流中から腫瘍組織に移住したT細胞。

■主要組織適合遺伝子複合体〔major histocompatibility complex (MHC)〕
T細胞に対する抗原の提示に関与するタンパク質。この分子の上にペプチド抗原が結合してT細胞に提示される。個体ごとにアミノ酸配列が大きく異なる（多型性）。臓器移植の際はドナーとレシピエントでMHCの型が一致してないと拒絶反応が起こりやすい。ヒトのMHCをHLAと呼ぶ。

■受容体 (receptor)
細胞表面または核内に存在するタンパク質で，リガンドが結合すると細胞内のシグナル伝達が開始する。

■腫瘍微小環境 (tumor microenvironment)
腫瘍の周囲の細胞環境。多くの細胞種，間質，免疫細胞，血管が含まれる。腫瘍の増殖に支持的である一方で，免疫系に対しては抑制的に働くことが多い。

■人工多能性幹細胞〔induced pluripotent stem cell (iPS細胞)〕
分化した細胞に特定の遺伝子(山中因子と呼ばれる転写因子)を過剰発現させることで多能性幹細胞の状態に戻した細胞。

■膵島細胞 (islet cell)
膵臓のランゲルハンス島に見られる細胞。インスリンという，グルコースの取り込みを促進し血糖値を調節する重要なホルモンを産生する。

■造血幹細胞 (hematopoietic stem cell)
骨髄に少数見られる幹細胞で，あらゆる種類の免疫細胞や赤血球，血小板を生み出す。

■相補的 (complementary)
一方の鎖のヌクレオチドが他方の鎖のヌクレオチドと塩基対を形成できる適切な配列になっていること。アデニン(A)はDNAのチミン(T)またはRNAのウラシル(U)と塩基対を形成する。グアニン(G)はシトシン(C)と塩基対を形成する。例えば，一方の鎖のヌクレオチド配列が–AGCTGCTTAC–である場合，相補鎖の配列は–TCGACGAATG–となる。

■ダーウィン，チャールズ (Darwin, Charles)
英国の科学者。種の進化を説明する自然選択説を提唱した。

■タンパク質 (protein)
多数のアミノ酸が連結して複雑な構造をとるようになった高分子。遺伝子の指示にしたがって作られる。

■中和抗体 (neutralizing antibody)
タンパク質に結合し，そのタンパク質がもつ生理活性を阻害する抗体。通常はリガンドと結合し，その受容体との結合を阻害する。

■デオキシリボ核酸〔deoxyribonucleic acid (DNA)〕
遺伝情報が書き込まれており，遺伝子の発現，ひいては細胞が持つすべての特徴はDNAによって規定されている。DNAの2本の鎖はヌクレオチドを構成単位としている。ヌクレオチドは糖(デオキシリボース)，リン酸，そして4種類のヌクレオチド塩基(アデニン，グアニン，シトシン，チミン)のいずれかからなる。

■転移 (metastasis)
腫瘍細胞が体内を移動して別の部位に二次腫瘍を形成する過程。

■転写因子 (transcription factor)
核内に存在する一群のタンパク質で，標的遺伝子の転写活性を促進または抑制することができる。

■**同種異系**(allogeneic)
種は同じだが遺伝的に異なる個体に由来する細胞や組織。

■**ナチュラルキラー細胞**〔natural killer cell（NK細胞）〕
リンパ球の一種。病原体に感染した細胞やがん細胞に直接結合して殺すことができる。

■**ノックアウト**(knockout)
置換や破壊によって遺伝子を不活性化させること。

■**バイオマーカー**(biomarker)
体内で起きている病的変化の指標として測定される生体物質。

■**ハイブリドーマ**(hybridoma)
モノクローナル抗体を作るための技術。特定の抗原に対する抗体を産生するB細胞を骨髄腫細胞と融合させて作った不死化細胞で，抗体を無限に産生できる。

■**配列**(DNA ——，アミノ酸——)〔sequence（DNA, amino acid）〕
DNAやタンパク質の構成単位（それぞれヌクレオチド，アミノ酸）の特定の並び。

■**橋渡し**(臨床への——)〔translation（clinical）〕
実験室から生まれた基礎研究の成果を，臨床現場で利用できる実用的なものにしていく過程。

■**白血球除去療法**(leukapheresis)
血液から白血球を除去したうえで輸血する手法。

■**発現配列断片**〔expressed sequence tag（EST）〕
cDNAクローンから得られた部分的な配列情報。

■**パラクリン**(paracrine)
細胞のシグナル伝達様式の1つ。細胞が産生した化学伝達物質が近傍の細胞の受容体に結合し，その細胞に作用を及ぼすことをいう。

■**ヒト型抗体**(humanized antibody)
ヒトに投与した際の免疫拒絶反応を抑制する目的で，ヒト抗体遺伝子を導入したマウスを免疫して作成した抗体。

■**ピペット**(pipette)
少量（通常0.1〜1,000μL）の液体を正確に測りとるのに使われる器具。

■**ヒーラ細胞**(HeLa cell)
ヘンリエッタ・ラックス(Henrietta Lacks)という女性から得られた子宮頸がん細胞に由来する不死化細胞株。ヒトの細胞生物学やがんの生物学の研究に古くから使われている。

■**ファゴサイトーシス**(phagocytosis)
細胞が病原体や異常な細胞を取り込み，細胞内で分解することで無害化する過程。

276 用語解説

■ファージライブラリー (phage library)
バクテリオファージ（細菌に感染するウイルス）を用いてスクリーニングされるタンパク質のライブラリー。目的の遺伝子をウイルスに挿入し，その遺伝子にコードされるタンパク質がウイルスの表面に提示されるようにする。提示されたタンパク質は，別の遺伝子やタンパク質との相互作用を検出するためのプローブとして使うことができる。

■副経路 (alternative pathway)
3つの補体経路のうちの1つ。病原体や異物の存在下で補体第3成分 (C3) の加水分解により活性化される。活性化には抗原-抗体複合体の形成を必要としない。

■不死化細胞株 (immortalized cell line)
変異のために無限に分裂し増殖することができるようになった細胞。

■負の選択 (negative selection)
胸腺において自己と強く反応するT細胞が排除される過程。

■ベクター (ウイルス——)〔vector (viral)〕
有害な領域を除去したウイルスDNAで，細胞に外来の遺伝物質を送り込むための乗り物として使われる。

■ヘルパーT細胞 (helper T cell)
CD4$^+$（CD4を発現している）T細胞で，B細胞に抗体を作らせるほか，病原体を取り込んだマクロファージを活性化する役割を果たす。また，細胞傷害性T細胞の活性化にも重要。

■変異体 (mutant)
通常見られる野生型の個体とは異なる異常な表現型を持つ個体。

■マイクロバイオーム (microbiome)
ある環境中に存在する微生物が持つ遺伝物質のすべて。

■マクロファージ (macrophage)
白血球の一種。全身の組織に存在し，病原体，異物，死細胞などを貪食する。また，抗原提示細胞としても働く。多くは発生過程で固有の前駆細胞から生成するが，一部は血流中の単球に由来する。

■マスト細胞 (mast cell)
骨髄系共通前駆細胞から生じる白血球の一種。内部に顆粒を持ち，顆粒に含まれるヒスタミンを放出することでアレルギー反応に関与する。

■メセルソン–スタールの実験 (Meselson–Stahl experiment)
マシュー・メセルソンとフランクリン・スタールがDNAの半保存的複製を実証した実験。半保存的複製とは，DNAの二重らせんが複製されるときに，新たにできた2つの二重らせんのそれぞれが，元の二重らせんの一方のDNA鎖と新たに合成されたもう一方のDNA鎖からなることをいう。

■免疫監視 (immune surveillance)
免疫系ががん細胞を感知し殺傷する機構。

■免疫グロブリン（immunoglobulin）
抗体の別名。

■モノクローナル抗体（monoclonal antibody）
単一のB細胞に由来するクローンから得られる抗体。ハイブリドーマの技術を用いて量産される。

■薬物動態学（pharmacokinetics）
薬理学の一分野で，体が薬物の投与にどのように反応するか，どのように分解／排泄されるかを研究する。

■ラマルク，ジャン＝バティスト（Lamarck, Jean-Baptiste）
フランスの生物学者。無脊椎動物の重要性を強調して生物学の領域を広げ，また獲得形質が遺伝すると主張した。

■リガンド（ligand）
受容体に結合して細胞内のシグナル伝達を開始させる分子。

■リボ核酸〔ribonucleic acid（RNA）〕
RNAはヌクレオチドを構成単位としている。ヌクレオチドは糖（リボース），リン酸，そして4種類のヌクレオチド塩基（アデニン，グアニン，シトシン，ウラシル）のいずれかからなる（チミンの代わりにウラシルが使われている点がDNAとは異なる）。核内のDNAに書き込まれている遺伝情報は，転写されて相補的な配列を持つRNAとなり，細胞質へ移行して細胞が合成するタンパク質を規定する。これが遺伝子発現である。

■リン酸化（phosphorylation）
分子（通常はタンパク質）にリン酸基を付加する反応。細胞内のシグナル伝達の手段の一つとして働く。

■リンパ球（lymphocyte）
白血球の一種で，B細胞，T細胞，NK細胞，自然リンパ球が含まれる。B細胞とT細胞は獲得免疫反応に，NK細胞と自然リンパ球は自然免疫反応に関与している。

■リンホカイン活性化キラー細胞〔lymphokine-activated killer cell（LAK細胞）〕
サイトカインであるインターロイキン2（IL-2）によって活性化され，腫瘍細胞を標的として殺すキラーT細胞とNK細胞。

■ループス（lupus erythematosus）
免疫細胞が体内の別の細胞（例えば，皮膚や関節の細胞）を攻撃する疾患の1つ。非常に特徴的な徴候として，顔面に蝶の形をした紅斑が現れる。

■レトロウイルス（retrovirus）
RNAを遺伝物質とするウイルスで，RNAから一本鎖cDNAを合成できる逆転写酵素を持っている。ウイルスの一本鎖cDNAは感染した細胞の機構を利用して二本鎖DNAに変換され，宿主細胞のゲノム中に組み込まれて，プロウイルスと呼ばれる状態になり，ウイルス遺伝子が発現する。

索　引

人名, 欧文(数字, アルファベット), 和文の順に収載。

人名索引

アーセノー, フレーヴィン　44
アリソン, ジェームズ　3, 16
ウォルコック, ジェド　13, 25
エシュハー, ジーリグ　137, 141
オールド, ロイド　65
ガジュースキー, トム　11, 160, 247
ガードン, ジョン　112
ガブリロヴィッチ, ドミトリー　239
キアペッタ, ジャクリーン　104
岸本 忠三　171
グリーンバーグ, フィリップ　119
コフィン, ロバート　199
コリンズ, フランシス　205
坂口志文　209
サデライン, ミシェル　175
シェヴァック, イーサン　212
ジトヴォーゲル, ロランス　257
シャープ, アーリーン　50
ジャフノー, エリザベス　83, 105
シュウォーツ, ロン　75
シュライバー, ロバート　61
シュレジンジャー, サラ　93
ジューン, カール　163, 171
スタインマン, ラルフ　93
スタットマン, オシアス　66
スタール, フランクリン　73
スピッツァー, ダーク　11
セラ, マイケル　144
チェン, リーピン　50, 55

ツィーグラー, モーリッツ　52
ツル・ハウゼン, ハラルド　25
ティマーマン, ジョン　11
ドーキンス, リチャード　205
ドダプカール, マダヴ　104
トパリアン, スザンヌ・L　51
トーマス, E・ドナル　122
ナース, ポール　218
ネルソン, ウィリー　127
野口英世　35
バウエル, パトリック　189
パードル, ドルー　57, 73, 104
早石 修　36
バンシェロー, ジャック　98
ハンフリー, レイチェル　11
フー, パトリック　11, 151
フィッチ, フランク　248
フース, アクセル　23
フットナー, ヴィーラント　191
ブランケンシュタイン, トーマス　67
フリーマン, ゴードン　41, 43
ブルーストン, ジェフ　7, 217
ホディ, スティーヴン　19
ホートン, アラン　14, 25
ボルティモア, デヴィッド　177
本庶 佑　35
マクリントック, バーバラ　145
マッカロー, アーネスト　111
マック, タック　109

マリガン，リチャード　76, 177
マン，デヴィッド　229
湊 長博　39
ムール，リンダ　53
ライクリン，モリス　62
ラッチマン，デヴィッド　203

ルイス，ジョナサン　26
ローゼンバーグ，スティーヴ（スティーヴン）　52, 129, 152, 231, 259
ロッツェ，マイク　260
ワイツマン，ハイム　142

Allison, James P.　3
Baeuerle, Patrick　189
Baltimore, David　177
Banchereau, Jacques　98
Blankenstein, Thomas　67
Bluestone, Jeff　217
Chen, Lieping　50
Chiappetta, Jacqueline　104
Coffin, Robert　199
Collins, Francis　205
Eshhar, Zelig　141
Fitch, Frank　248
Freeman, Gordon　43
Gabrilovich, Dmitry　239
Gajewski, Tom　247
Greenberg, Philip　119
Gurdon, John　112
Hodi, Stephen　19
Honjo, Tasuku　35
Hoos, Axel　23
Huttner, Wieland　191
Hwu, Patrick　151
Jaffee, Elizabeth　83
June, Carl　163
Latchman, David　203
Lewis, Jonathan　26
Lotze, Mike　260
Mak, Tak　109

McClintock, Barbara　145
McCulloch, Ernest　111
Mulligan, Richard　76, 177
Munn, David　229
Muul, Linda　53
Nurse, Paul　218
Old, Lloyd　65
Pardoll, Drew　73
Reichlin, Morris　62
Rosenberg, Steven　129
Sadelain, Michel　175
Sakaguchi, Shimon　209
Schlesinger, Sarah　93
Schreiber, Robert　61
Schwartz, Ron　76
Sela, Michael　144
Sharpe, Arlene　50
Shevach, Ethan　212
Steinman, Ralph　93
Stutman, Osias　66
Thomas, E. Donnall　122
Topalian, Suzanne L.　51
Weizmann, Chaim　142
Wolchok, Jedd　13
Ziegler, Moritz　52
Zitvogel, Laurence　257
zur Hausen, Harald　25

欧文索引

1型糖尿病　224
Ⅰ型インターフェロン　269

acquired peripheral tolerance　234
ACT (adoptive T-cell transfer)　124
activation-induced cytidine deaminase
　(AICDA)　36
acute lymphoblastic leukemia (ALL)
　170
adaptive immune system　64
adaptive immunity　64
adoptive T-cell transfer (ACT)　124
Agenus　26
AICDA (activation-induced cytidine
　deaminase)　36
ALL (acute lymphoblastic leukemia)　170
ALS (筋萎縮性側索硬化症)　15
anergy　181
antibody　5, 223
antigen　5
Antigenics　26
antigen-presenting cell (APC)　47
anti-I-J determinant　213
APC (antigen-presenting cell)　47
apoptosis　261
Argos　102
Avastin　49

B7-1　7, 45
B7-2　7, 45
B16細胞　76
Bacteroides fragilis　264
beet pseudo-yellow virus (BPYV)　201
BioVex　203
BiTE (bispecific T-cell engager)　194
blinatumomab　195
B細胞　269

C4 (補体第4成分)　63

CA Ⅸ (carbonic anhydrase Ⅸ)　168
cancer immunoediting　68
Cancer Immunotherapy Consortium
　(CIC)　27
CAR (chimeric antigen receptor)　139,
　166
CAR-T細胞 (chimeric antigen receptor T
　cell)　146, 156, 182
CAR-T療法　180
carbonic anhydrase Ⅸ (CAIX)　168
CD3　195
CD4　269
CD5　211
CD8　269
CD19　195, 269
CD19 CAR療法　168, 181
CD25　212
CD28　7, 45, 220, 269
CD28受容体　165
CD45RC　212
cDNAライブラリー　269
Cell Genesys　77
chimeric antigen receptor (CAR)　139
chimeric antigen receptor T cell (CAR-T
　細胞)　146
CIC (Cancer Immunotherapy Consortium)
　27
cloning　45
Clostridium difficile 感染症　265
CMV (cytomegalovirus)　124
complement　63
CRISPR-Cas9　183, 269
CRS (cytokine release syndrome)　170
CTLA-4 (cytotoxic T-lymphocyte-
　associated protein number 4)　7, 220,
　269
CTLA-4-Ig　221
CTLA-4受容体　45
cytokine　53

cytokine release syndrome (CRS)　170

cytokine storm　125

cytomegalovirus (CMV)　124

cytotoxic T-lymphocyte-associated
　protein number 4 (CTLA-4)　7

dendritic cell　95

EST (発現配列断片)　47

exosome　262

Fab 領域　6, 270

Fc 受容体　270

Fc 領域　6

FoxP3　214

garbage in, garbage out (GIGO)　67

gemcitabine　244

GenBank　115

GIGO (garbage in, garbage out)　67

Gleevec　47

GM-CSF (顆粒球マクロファージコロニー
　刺激因子)　77, 87

graft-versus-host-disease (GvHD)　74

GVAX　77, 87, 101, 168

GvHD (graft-versus-host-disease)　74,
　165, 230

hematopoietic stem cell　111

herpes simplex virus (HSV)　202

Hippi-limumab　10

HIV (ヒト免疫不全ウイルス)　125, 240

HSV (herpes simplex virus)　202

hybridoma　98

IDO (indoleamine 2,3-dioxygenase)　233

IL-2 (interleukin-2)　76, 134

immortalized cell line　157

indoleamine 2,3-dioxygenase (IDO)
　233

induced pluripotent stem cell (iPS 細胞)
　183

innate immune response　253

innate immune system　64

interferon regulatory transcription factor
　3 (IRF3)　254

interleukin-2 (IL-2)　134

ipilimumab　10

iPS 細胞 (induced pluripotent stem cell)
　183

IRF3 (interferon regulatory transcription
　factor 3)　254

islet cell　221

Juno Therapeutics　180

knockout　38

LAK 細胞　53

leaky gut　264

library　201

lymphocyte　53

macrophage　244

MDSC (myeloid-derived suppressor cell)
　241

Melan-A/MART-1　127

microbiome　262

Micromet　194

mixed lymphocyte reaction (MLR)　96

myeloid-derived suppressor cell (MDSC)
　241

negative selection　38

NeuroVax　203

neutrophil　241

NF-κB　192, 270

"on-target/off tumor" 効果　168

oncolytic virus therapy　204

Oncophage　27

parabiosis　184

PD-1　37, 54

PD-L1　46, 55
PD-L2　79
pmel マウス　154
prodrug　126
programmed cell death-1　38
proprotein　201
pseudoprogression　17

quasi-self-antigen　214

rapid expansion protocol　124
RECIST (response evaluation criteria in
　solid tumors)　16, 270
recombinant cytokine　98
regulatory T cell (Treg)　210
response evaluation criteria in solid
　tumors (RECIST)　16
Ring-a-Levio　83

sildenafil　244
Somatix　77
src　113
stem cell　183
STING (インターフェロン遺伝子刺激因子)
　250
subtractive hybridization　113
suppressor T cell　211

T cell　270
T-cell receptor (TCR)　6, 109, 270
Th17　263, 270
TIL (腫瘍浸潤リンパ球)　154, 176
TIL養子細胞療法　156
TLR (Toll-like receptor)　253
TNF (tumor necrosis factor)　156
Toll様受容体 (TLR)　253, 270
Treg (regulatory T cell)　211
Treg免疫療法　225
tumor infiltrating lymphocyte (TIL)
　154
tumor necrosis factor (TNF)　156
T-Vec　204
T細胞　270
T細胞受容体 (TCR)　6, 109, 270
T細胞受容体複合体　116
T ボディー　146

vascular endothelial growth factor
　(VEGF)　242
V (*D*) *J* 組換え　270
vector　157
VEGF (vascular endothelial growth factor)
　242
virus　201

和文索引

【あ行】

悪性黒色腫　16, 40, 48, 55, 76, 254
アジェナス　26
アナジー　181
アバスチン　49
アポトーシス　261
アミノ酸　270
アルゴス　102
アルサス反応　270
アンティジェニクス　26

移植片対宿主病(GvHD)　74, 122, 165, 230, 271
遺伝子　271
遺伝子銃　26
遺伝子ノックアウト法　38
イピリムマブ　10, 16, 23, 54, 263
インターフェロン　271
インターフェロン遺伝子刺激因子 (STING)　250
インターフェロン制御因子3(IRF3)　254
インターロイキン2(IL-2)　134, 270
インドールアミン2,3ジオキシゲナーゼ (IDO)　233

ウイルス　201

エキソソーム　262
炎症　271

オートクリン　271
小野薬品　40
オンコファージ　27

【か行】

獲得免疫　64
獲得免疫反応　64, 271
活性化誘導シチジンデアミナーゼ

(AICDA)　36, 271
顆粒球マクロファージコロニー刺激因 子(GM-CSF)　77, 87, 271
がん遺伝子　271
幹細胞　183, 271
ガンシクロビル　125
がん免疫監視機構　61, 276
がん免疫編集　68, 271
がん免疫療法コンソーシアム(CIC)　27
がん免疫療法薬　19

偽増悪　17
キナーゼ　271
キメラ抗原受容体(CAR)　139, 271
キメラ抗原受容体発現T細胞(CAR-T 細胞)　146, 156
急性リンパ性白血病(ALL)　170
急速増幅法　124
共刺激シグナル　7
筋萎縮性側索硬化症(ALS)　15, 272

組換えサイトカイン　98
グリベック　47
グレイトフル・デッド　119
クロストリジウム・ディフィシル感染症　264
クロスプレゼンテーション　233, 272
クローニング　45, 272

血管内皮増殖因子(VEGF)　242
血漿　272
結晶化可能フラグメント　6
ゲムシタビン　244
ケモカイン　158, 272

抗I-J決定基　213
抗PD-1薬　40, 48
抗原　5, 272

抗原結合性フラグメント　6
抗原提示細胞（APC）　47, 272
口唇ヘルペス　202
抗体　5. 223, 272
好中球　241, 273
骨髄由来抑制細胞（MDSC）　241
混合リンパ球反応（MLR）　96

【さ行】
サイトカイン　53, 273
サイトカイン・ストーム　125
サイトカイン放出症候群（CRS）　170
サイトメガロウイルス（CMV）　124
細胞質　273
細胞傷害性T細胞　273
細胞傷害性Tリンパ球関連タンパク質
　4（CTLA-4）　7
ザ・チェックポインツ（バンド名）　10,
　160
サブトラクティブ・ハイブリダイゼーショ
　ン　112, 273

シクロスポリン　165, 273
シクロホスファミド　155, 262
自己免疫　273
自己由来　273
自然免疫系　64
自然免疫反応　253, 273
ジャーカット細胞　157
樹状細胞　94, 273
ジュノー・セラピューティクス　180
腫瘍壊死因子（TNF）　156
腫瘍浸潤リンパ球（TIL）　154, 176, 273
主要組織適合遺伝子複合体　273
受容体　274
腫瘍微小環境　274
腫瘍溶解性ウイルス療法　204
準自己抗原　214
シルデナフィル　244
進化論　3
腎がん　48
人工多能性幹細胞（iPS細胞）　183, 274

膵がん　89, 100
膵島細胞　221, 274

制御性T細胞（Treg）　210
セル・ジェネシス　77, 166
前駆タンパク質　201

造血幹細胞　111, 274
創造科学　4
ソマティクス　77

【た行】
対照　37
炭酸脱水酵素Ⅸ（CA Ⅸ）　168
単純ヘルペスウイルス（HSV）　202
タンパク質　274

チェックポイント仮説　8
チェックポイント阻害薬　19
中和抗体　274
腸管透過性亢進　264

デオキシリボ核酸（DNA）　274
転移　274
転移性悪性黒色腫　16
転写因子　274

同種異系　275
トシリズマブ　171
トリプトファン　234
トレメリムマブ　17, 29, 55

【な行】
ナチュラルキラー細胞　275

二重特異性T細胞エンゲージャー
　（BiTE）　194
二重特異性抗体　195
ニボルマブ　39, 48

ヌードマウス　66

ノックアウト　38, 275

【は行】
バイオマーカー　275
肺がん　48
ハイブリドーマ　98, 275
パーキンソン病　202
バクテロイデス・フラギリス　264
白血球除去療法　275
発現配列断片（EST）　47, 275
パラクリン　275

微小環境　77
微生物叢　262
ヒッピリマブ　10
ビート・シュード・イエロー・ウイルス　201
ヒト型抗体　275
ヒトパピローマウイルス　24
ヒト免疫不全ウイルス（HIV）　125
ヒーラ細胞　275

ファイザー　17, 29
ファゴサイトーシス　275
ファージライブラリー　276
副経路　276
不死化細胞系　157, 276
負の選択　38, 276
ブリストル・マイヤーズ スクイブ　10, 16, 28
ブリナツモマブ　195
フルダラビン　155
ブルックリン・ウインド・オーケストラ　21
プロドラッグ　125

並体結合　185
ベクター　157, 276
ヘモグロビン　62
ヘルパーT細胞　276
変異体　276

補体　63
補体第4成分（C4）　63

【ま行】
マイクロバイオーム　262, 276
マイクロメット　194
マクロファージ　94, 244, 276
マスト細胞　276
末梢性免疫寛容　234

メセルソン‐スタールの実験　276
メダレックス　10, 16, 40
メチルコラントレン　66
免疫監視機構, がん──　61, 276

モノクローナル抗体　277

【や行】
養子T細胞移入（ACT）　125
抑制性T細胞　211

【ら行】
ライブラリ　201
ラウス肉腫ウイルス　113

リガンド　277
リーキー・ガット理論　264
リボ核酸（RNA）　277
リンガリーヴィオ　83
リンパ球　53, 277
リンパ球凝集体　88
リンパ球枯渇法　155
リンホカイン活性化キラー細胞　277

ループス　277

レトロウイルス　277
レプリミューン　205

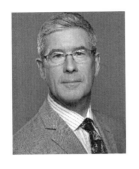

著　ニール・キャナヴァン (Neil Canavan)

科学・医学分野を20年以上にわたり取材してきた経歴をもつベテランジャーナリスト。この5年間は特に抗がん剤開発に関するテーマに強い関心を寄せている。

***

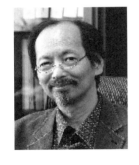

監訳　河本 宏 (かわもと ひろし)

京都大学ウイルス・再生医科学研究所 副所長，再生組織構築研究部門再生免疫学分野 教授。血液内科医から免疫学研究者に転向。2012年より現職。造血過程の研究と再生T細胞を用いたがん免疫細胞療法の開発研究を進めている。

***

訳　三枝 小夜子 (みえだ さよこ)

東京大学理学部物理学科卒業。翻訳家。『医の知の羅針盤　良医であるためのヒント』(メディカル・サイエンス・インターナショナル，2017年)，『世界のしくみまるわかり図鑑』(柏書房，2017年)，『植物たちの救世主』(柏書房，2018年)など訳書多数。

がん免疫療法の誕生
科学者25人の物語　　　　　　　　　定価：本体 2,500 円＋税

2013 年 11 月 27 日発行　第 1 版第 1 刷 ©

著　者　ニール　キャナヴァン

監訳者　河本　宏
　　　　かわもと　ひろし

訳　者　三枝　小夜子
　　　　みえだ　さよこ

発行者　株式会社　メディカル・サイエンス・インターナショナル

　　　　代表取締役　金子　浩平

　　　　東京都文京区本郷 1-28-36
　　　　郵便番号 113-0033　電話(03)5804-6050

　　　　　　　印刷：日本制作センター／装丁・ブックデザイン：文京図案室

ISBN 978-4-8157-0141-3　C 3047

本書の複製権・翻訳権・上映権・譲渡権・貸与権・公衆送信権(送信可能化
権を含む)は㈱メディカル・サイエンス・インターナショナルが保有します。
本書を無断で複製する行為(複写，スキャン，デジタルデータ化など)は，「私
的使用のための複製」など著作権法上の限られた例外を除き禁じられています。
大学，病院，診療所，企業などにおいて，業務上使用する目的(診療，研究
活動を含む)で上記の行為を行うことは，その使用範囲が内部的であっても，
私的使用には該当せず，違法です。また私的使用に該当する場合であっても，
代行業者等の第三者に依頼して上記の行為を行うことは違法となります。

JCOPY　〈㈳出版者著作権管理機構　委託出版物〉
本書の無断複写は著作権法上での例外を除き禁じられています。
複写される場合は，そのつど事前に，㈳出版者著作権管理機構
(電話 03-3513-6969，FAX 03-3513-6979，info@jcopy.or.jp)
の許諾を得てください。